Ansgar Gerhardus

Henriette Schleberger

Brigitte Schlegelberger

Friedrich Wilhelm Schwartz (Hrsg.)

BRCA – Erblicher Brust- und Eierstockkrebs

Beratung – Testverfahren – Kosten

Ansgar Gerhardus
Henriette Schleberger
Brigitte Schlegelberger
Friedrich Wilhelm Schwartz (Hrsg.)

BRCA – Erblicher Brust- und Eierstockkrebs

Beratung – Testverfahren – Kosten

Mit 6 Abbildungen und 32 Tabellen

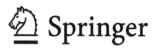 Springer

Dr. med. Ansgar Gerhardus, M.A.
Abteilung Epidemiologie, Sozialmedizin
und Gesundheitssystemforschung
Medizinische Hochschule Hannover
Carl-Neuberg-Str. 1
30625 Hannover

Henriette Schleberger, Ärztin, MPH
Abteilung Epidemiologie, Sozialmedizin
und Gesundheitssystemforschung
Medizinische Hochschule Hannover
Carl-Neuberg-Str. 1
30625 Hannover

Prof. Dr. med. Brigitte Schlegelberger
Abteilung für Zell- und Molekularpathologie
Medizinische Hochschule Hannover
Carl-Neuberg-Str. 1
30625 Hannover

Prof. Dr. med. Friedrich Wilhelm Schwartz
Abteilung Epidemiologie, Sozialmedizin
und Gesundheitssystemforschung
Medizinische Hochschule Hannover
Carl-Neuberg-Str. 1
30625 Hannover

ISBN 3-540-24441-7
Springer Medizin Verlag Heidelberg

Bibliografische Information der Deutschen Bibliothek
Die Deutsche Bibliothek verzeichnet diese Publikation in der Deutschen Nationalbibliografie;
detaillierte bibliografische Daten sind im Internet über http://dnb.ddb.de abrufbar.

Springer Medizin Verlag.
Ein Unternehmen von Springer Science+Business Media
springer.de
© Springer Medizin Verlag Heidelberg 2005
Printed in Germany

Planung: Elisabeth Narciß
Projektbetreuung: Ute Meyer-Krauß
Design: deblik Berlin
Titelbild: deblik Berlin

SPIN 11380948
Satz: Camera ready – Daten vom Herausgeber

Gedruckt auf säurefreiem Papier   2122 – 5 4 3 2 1 0

Vorwort

1996 erteilte der damalige Bundesminister für Gesundheit dem „Sachverständigenrat für die Konzertierte Aktion im Gesundheitswesen" den Auftrag, darzulegen, welche Lösungsmöglichkeiten der Rat sehe, den durch den medizinischen Fortschritt, die demografische Entwicklung sowie den tiefgreifenden sozialen und gesellschaftlichen Wandel bedingten zunehmenden Finanzdruck in der gesetzlichen Krankenversicherung mit einer angemessenen Versorgung in Einklang zu bringen. Daraufhin befasste sich der Rat unter der Überschrift „Fortschritt und Wachstumsmärkte, Finanzierung und Vergütung" (Sondergutachten 1997, Kurzfassung) eingehend mit dem medizinischen Fortschritt. Er konstatierte zunächst einen offensichtlichen Mangel an gesundheitssteigerndem und gleichzeitig kostensparendem Fortschritt im Gesundheitswesen – in einem deutlichen Gegensatz zu anderen Bereichen in Wirtschaft und Dienstleistung. Als Ursache dafür sah er auch eine Reihe von Anreiz- und Strukturproblemen in der medizinischen Forschung und deren Ergebnisbeurteilung bzw. -verwertung. Er forderte deshalb eine verstärkte Rolle der gesetzlichen Krankenversicherung bei der Forschungsfinanzierung, um Richtung, Inhalte und Ergebnis von fortschrittsgenerierender Forschung nicht ausschließlich der Industrie oder dem individuellen Interesse einzelner Forscher oder Forschungsgruppen anheim zu stellen.

In diesem Zusammenhang befasste er sich auch erstmals eingehend mit „Health Technology Assessment". Er erkannte dieses als eine Evaluierungsmethode von zunehmender Bedeutung, um in einem liberalen Anbietermarkt den Entscheidungsträgern in der Krankenversicherung und in den Organen der gemeinsamen Selbstverwaltung die Möglichkeit einer eigenständigen Erkenntnisgewinnung und einer umfassenden, gültigen und zuverlässigen Urteilsbildung zu gestatten, um Entwicklung von und Entscheidung über Fortschritt nicht ausschließlich einem akzidentellen Förderprozess, Industrieinteressen und erfolgreicher Selbstvermarktung von technischen Entwicklungen zu überlassen.

Er hob im Gutachten auch als ein zentrales Problem hervor, dass das Interesse der deutschen Entscheidungsinstanzen im Gesundheitswesen an derartigen „HTA-Informationen" wenig entwickelt, eine systematisch aufgebaute wissenschaftliche Infrastruktur an den Universitätsklinika oder in verwandten wissenschaftlichen Bereichen noch nicht vorhanden sei und es auch an bereitgestellten Mitteln fehle, um diese Aufgabe wirksam voran zu treiben.

Es ist seit damals in Deutschland einiges geschehen. Mehrjährig förderte das Bundesgesundheitsministerium den Aufbau universitärer Forschungsgruppen im Bereich von Health Technology Assessment und bediente sich dabei einer Reihe von neu entstandenen Arbeitsgruppen an den Universitäten, darunter auch der Medizinischen Hochschule Hannover. Dieser wurden u.a. Aufgaben der technischen Abwicklung und der Publikation der Ergebnisse übertragen. Diese Förderung ist inzwischen nach Abschluss des Projektes eingestellt worden, die Aufgaben sind auf das Deutsche Institut für Medizinische Dokumentation und Information (DIMDI) übertragen worden – mit einem sehr viel geringeren Finanzrahmen, als dies in den ersten Jahren der Fall sein konnte.

Umso erfreulicher und begrüßenswerter ist es, dass eine der bedeutendsten Organisationen der gesetzlichen Krankenkassen in Deutschland, der AOK-Bundesverband, sich mit einer direkten Förderung einer – da auf dem genetischen Gebiet liegend – weit in die Zukunft weisenden HTA-Fragestellung engagiert hat und mit Weitblick dafür sorgte, dass

– auch von der finanziellen Seite her trotz Fördermittelknappheit – die Fragestellung in angemessener Gründlichkeit bearbeitet werden konnte. Auch die beteiligten Institutionen der Medizinischen Hochschule haben diesen Auftrag ernst genommen, waren von der Fragestellung inspiriert und haben sich daher über das Auftragsvolumen im engeren Sinne hinaus engagiert und mit wissenschaftlicher Freude ein beispielhaft nutzbares Ergebnis erarbeitet. Besonders zu danken ist dem AOK-Bundesverband, dass er auch für eine angemessene Publikation und Verbreitung in der hier vorgelegten Form sorgt. Möge dieses Beispiel Anerkennung und gemeinwohlorientierte Wirkung im „regulierten Wettbewerb" des deutschen Gesundheitswesens entfalten.

Prof. Dr. med. F.W. Schwartz

Geleitwort

Die gesetzlichen Krankenkassen stehen vor der Herausforderung, die solidarische Krankenversicherung als qualitativ hochwertiges und evidenzbasiertes Versorgungssystem auf Dauer zu erhalten und auszubauen. Die AOK sieht sich in diesem Prozess als gestaltende Kraft, die aktiv für die Interessen ihrer Versicherten und der Solidargemeinschaft eintritt. Die frühzeitige Bewertung von Innovationen und ihrer möglichen Auswirkungen auf die Versorgung spielt dabei eine wesentliche Rolle.

Am Beispiel der genetischen Diagnostik, Beratung und medizinischen Versorgung von Frauen mit erblich erhöhtem Brustkrebsrisiko lassen sich wesentliche Merkmale und Probleme der wissenschaftlichen Entwicklung und der flächendeckenden Implementierung von Innovationen in Deutschland aufzeigen. Der Anstoß kam wie so häufig aus dem Bereich der Universitätskliniken. Zwischen 1997 und 2004 hat die Deutsche Krebshilfe deutschlandweit zwölf Zentren gefördert, die die Diagnostik, Beratung und Betreuung von betroffenen Frauen organisiert und durchgeführt haben. Mit dem Auslaufen der Verbundförderung durch die Deutsche Krebshilfe Ende 2004 besteht nun die Notwendigkeit, eine Überführung in die Regelversorgung und damit in die Finanzierung der gesetzlichen Krankenversicherung zu prüfen. Um zu vermeiden, dass erst nach Auslaufen der Drittmittelfinanzierung die vertiefte wissenschaftliche Aufarbeitung der Ergebnisse des Verbundprojekts anläuft und damit eine erhebliche zeitliche Lücke bis zur Prüfung der Übernahme in die Regelversorung entsteht, hat die AOK frühzeitig eine wissenschaftliche Aufarbeitung initiiert.

Grundlage für diese Veröffentlichung ist eine Studie, die im Auftrag des AOK-Bundesverbandes von der Abteilung Epidemiologie, Sozialmedizin und Gesundheitssystemforschung der Medizinischen Hochschule Hannover (MHH) erstellt wurde. Dabei kooperierten die Wissenschaftler der MHH eng mit Humangenetikern, dem Verbundprojekt „Familiärer Brust- und Eierstockkrebs" der Deutschen Krebshilfe sowie dem Max-Planck-Institut für Bildungsforschung. Beteiligt waren u.a. Ärzte, Epidemiologen, Ökonomen und Psychologen. Die Autoren der Studie haben dabei auf die Methodik der evidenzbasierten Medizin und der medizinischen Technologiebewertung (Health Technology Assessment) zurückgegriffen, um eine solide Grundlage für weitere Entscheidungen zu schaffen.

Das Buch enthält einen Überblick zur Epidemiologie, eine Bewertung der genetischen Testverfahren zur Erkennung von BRCA1/BRCA2-Mutationen und ein Konzept zur genetischen Beratung, das u.a. auf die Erfahrungen im Verbundprojekt der Deutschen Krebshilfe zurückgreift. Damit liegt nun für den deutschsprachigen Raum eine umfangreiche Analyse der Beratungs- und Diagnostikkonzepte vor, die als Planungsgrundlage für weitere Aktivitäten dienen kann. Außerdem wurden auf der Basis einer umfangreichen Erhebung Kostendaten gesammelt, die hilfreich für die konkrete Ausgestaltung der Leistungen sein können, und eine gesundheitsökonomische Analyse von Test- und Beratungsaktivitäten durchgeführt.

Angesichts einer noch weitgehend unklaren Rechtslage zur Gendiagnostik kann das vorliegende Buch auch deshalb als richtungsweisend angesehen werden, weil es detailliert über die Möglichkeiten und Grenzen der Anwendung molekulargenetischer Testverfahren am Beispiel des erblichen Brust- und Eierstockkrebs Auskunft gibt. Das geplante Gesetz über genetische Untersuchungen beim Menschen (Gendiagnostikgesetz) wird in Zukunft einen gesetzlichen Rahmen für genetische Untersuchungen zu medizinischen Zwecken vorgeben. Es ist zu erwarten, dass das Gesetz die Autonomie von Betroffenen hoch bewertet. Auch der

AOK-Bundesverband hat Standpunkte zur Gentechnik und zur Gendiagnostik formuliert, die auf Information und Transparenz für mündige Bürger zielen (siehe www.aok-bv.de/ politik/standpunkte/index.html). Die in diesem Buch skizzierten Prinzipien der genetischen Beratung weisen einen Weg, der den Ratsuchenden bei der Entscheidungsfindung behilflich ist, ohne sie zu bevormunden.

In Zukunft werden sich aufgrund des medizinischen Fortschritts immer häufiger Fragen nach diagnostischen und therapeutischen Optionen für spezielle Zielgruppen stellen. Molekulargenetische Verfahren, Pharmakogenetik, die Weiterentwicklung und Verfeinerung bildgebender Verfahren u.a.m. werden die diagnostischen Möglichkeiten zur Erkennung und Quantifizierung von Risiken zunehmend erweitern. Ob die Entwicklung wirksamer Interventionen zur Verminderung oder Beseitigung erkannter Erkrankungsrisiken damit Schritt halten wird, bleibt fraglich. Wir werden deshalb nicht umhin können, den medizinischen Fortschritt – wie hier geschehen – weiterhin kritisch zu begleiten.

Bernhard Egger
Matthias Perleth
Stabsbereich Medizin des AOK-Bundesverbandes, Bonn

Danksagung

Wir möchten uns sehr herzlich bei den folgenden Personen bedanken, die uns bei der Erstellung dieses Health Technology Assessment mit ihrer Expertise unterstützt haben:

Bernd Haermeyer (MTA)
Abteilung für Zell- und Molekularpathologie
Medizinische Hochschule Hannover

Dr. med. Susanne Jonas
Institut für Technikfolgen-Abschätzung
Österreichische Akademie der Wissenschaften
Wien

Dr. med. Rüdiger Kläs
Institut für Humangenetik
Universität Heidelberg

Prof. Dr. rer. nat. Alfons Meindl
Institut für Humangenetik
Ludwig-Maximilians-Universität
München

Priv.-Doz. Dr. med. Matthias Perleth
Stabsbereich Medizin
Bundesverband der AOK
Dependance Berlin

Prof. Dr. med. Rita Schmutzler
Abteilung Molekulare Gynäko-Onkologie
Klinik für Frauenheilkunde und Geburtshilfe
Universität zu Köln

Autorenverzeichnis

Christ, Monika
Ärztin
Maaßstr. 6
69123 Heidelberg

Gadzicki, Dorothea
Dr. med.
Abteilung für Zell- und
Molekularpathologie
Medizinische Hochschule Hannover
Carl-Neuberg-Str. 1
30625 Hannover

Gerhardus, Ansgar
Dr. med., M.A.
Abteilung Epidemiologie,
Sozialmedizin und
Gesundheitssystemforschung
Medizinische Hochschule Hannover
Carl-Neuberg-Str. 1
30625 Hannover
Seit 1.1.2005: Institut für
Gesundheits- und Medizinrecht,
Universität Bremen, FB 6
Postfach 33 04 40
28334 Bremen

Haverkamp, Alexander
Dipl.-Volksw.
Abteilung Epidemiologie,
Sozialmedizin und
Gesundheitssystemforschung
Medizinische Hochschule Hannover
Carl-Neuberg-Str. 1
30625 Hannover

Hoffrage, Ulrich
Prof. Dr. phil.
Zentrum für Adaptives
Verhalten und Kognition
Max-Planck-Institut für
Bildungsforschung, Berlin
Seit 1.9. 2004: Ecole des Hautes
Etudes Commerciales (HEC)
Université de Lausanne, BFSH 1
CH-1015 Lausanne

Krauth, Christian
Dr. rer. pol.
Abteilung Epidemiologie,
Sozialmedizin und
Gesundheitssystemforschung
Medizinische Hochschule Hannover
Carl-Neuberg-Str. 1
30625 Hannover

Schleberger, Henriette
Ärztin, MPH
Abteilung Epidemiologie,
Sozialmedizin und
Gesundheitssystemforschung
Medizinische Hochschule Hannover
Carl-Neuberg-Str. 1
30625 Hannover

Schlegelberger, Brigitte
Prof. Dr. med.
Abteilung für Zell- und
Molekularpathologie
Medizinische Hochschule Hannover
Carl-Neuberg-Str. 1
30625 Hannover

Schwartz, Friedrich Wilhelm
Prof. Dr. med.
Abteilung Epidemiologie,
Sozialmedizin und
Gesundheitssystemforschung
Medizinische Hochschule Hannover
Carl-Neuberg-Str. 1
30625 Hannover

Inhaltsverzeichnis

Abkürzungsverzeichnis

ApreS	Aromasin Prevention Study
ASCO	American Society of Clinical Oncology
BIC	Breast Cancer Information Core
CCOHTA	Canadian Coordinating Office for Health Technology Assessment
cDNA	complimentary DNA
CFLP	Cleavase Fragment Length Polymorphism
CSGE	Conformation Sensitive Gel Electrophoresis
DCIS	Duktales Carcinoma in Situ
DDF	Didesoxy Fingerprinting
DGGE	Denaturing Gradient Gel Eletrophoresis
DHPLC	Denaturing High Performance Liquid Chromatography
DNA	Deoxyribonucleid Acid (Desoxyribonukeinsäure)
DS	Direkte Sequenzierung
EMD	Enzymatic Mutation Detection
EMQN	European Molecular Genetics Quality Network
FAMA	Flourescent Assisted Mismatch Analysis
F-CSGE	Flourescence-Conformation Sensitive Gel Electrophoresis
gDNA	genomic DNA
GISS	Goserelin Ibandronat Screening Study
GnRH	Gonadotropin Releasing Hormone
HA	Heteroduplex Analysis
HBOC	Hereditary Breast and Ovarian Cancer
HIV	Human Immunodeficiency Virus
HNPCC	Hereditary Non-Polyposis Colorectal Cancer
HPLC	High Pressure Liquid Chromatography
HTA	Health Technology Assessment
IAB	Institut für Arbeitsmarkt- und Berufsforschung
IBIS	International Breast Intervention Study
INAHTA	International Network of Agencies for Health Technology Assessment
INT	Instituto Nazionale Tumori
ISO	International Organisation for Standardization
ITA	Institut für Technikfolgen-Abschätzung der Österreichischen Akademie der Wissenschaften
LOH	Loss of Heterozygocity
MD-CFLP	Multiple Dye – Cleavase Fragment Length Polymorphism
MLPA	Multiplex Ligation-dependent Probe Amplification
MN-Test	Mikronukleus-Test
MRM	Magnetresonanzmammographie
mRNA	messenger RNA
MRT	Magnetresonanztomographie
MTA	Medizinisch-technische/r Assistent/in
n.b.	nicht bekannt
NCCHTA	National Coordinating Centre for Health Technology Assessment
NGC	National Guideline Clearinghouse
NICE	National Institute for Clinical Excellence
NMD	Nonsense-mediated RNA decay
NPV	Negative Predictive Value (Negativer Prädiktiver Wert)
OECD	Organization for Economic Co-operation and Development
PCR	Polymerase Chain Reaction
PPV	Positive Predictive Value (Positiver Prädiktiver Wert)
PTT	Protein Truncation Test
REF-SSCP	Restriction Endonuclease Fingerprinting-SSCP
RNA	Ribonucleid Acid
ROC	Receiver Operator Characteristics
RT-PCR	Reverse Transcriptase-PCR
Sens	Sensitivität
SC	Stop-Codon
SIGN	Scottish Intercollegiate Guidelines Network
SNP	Single Nucleotide Polymorphism
SOP	Standard Operating Procedure
Spez.	Spezifität
SSCP	Single-Strand-Conformation-Polymorphism
TDGS	Two Dimensional Gene Scanning
UICC	Union Internationale Contre le Cancer
UV	Unclassified Variant

Glossar

Allel

Ein Allel ist eine der möglichen Ausprägungen eines → Gens. Da Menschen einen doppelten, d.h. einen mütterlichen und einen väterlichen Chromosomensatz haben, kann jeder Mensch auf den beiden homologen Chromosomen am betreffenden Genort entweder zwei unterschiedliche Allele eines Gens (*Heterozygotie*) oder aber zwei gleiche Allele (*Homozygotie*) des betreffenden Gens besitzen

BRCA

BReast CAncer ist der Name für zwei →Gene, bei denen pathogene →Mutationen Brust- und/oder Eierstockkrebs auslösen können

Codon

s. DNA

Chromosom

Die Erbinformation ist in 46 Chromosomen gespeichert. Chromosomen bestehen aus →DNA und Proteinen und sind während der Zellteilung (Mitose) mikroskopisch sichtbar. Die Lage einzelner Gene auf dem Chromosom ist bekannt

Deletion

Verlust genetischer Information, z.b. einzelner Basen, größerer DNA-Abschnitte oder bestimmter Chromosomenregionen

DNA

Anhand der in der DNA (deutsch: Desoxyribonukleinsäure) gespeicherten Information werden Proteine produziert. Es gibt in der DNA vier verschiedene Nukleobasen: Adenin, Thymin, Guanin und Cytosin. Jeweils drei solcher Basen bilden ein *Codon*, das eine von 20 Aminosäuren bzw. den Start und Stopp der Eiweißsynthese determiniert

Duplikation

Verdopplung genetischer Information, z.B. einzelner Basen, größerer DNA-Abschnitte oder bestimmter Chromosomenregionen

Exon

Teil eines Gens, der bei der Proteinbiosynthese in Aminosäuren übersetzt wird

Gen

Ein Gen beinhaltet die Information zur Bildung eines, manchmal auch mehrerer Proteine. Auf molekularer Ebene besteht ein Gen aus zwei unterschiedlichen Komponenten: 1. Ein →DNA-Abschnitt, von dem durch →Transkription eine einzelsträngige →RNA-Kopie hergestellt wird und der bei der Translation in ein bestimmtes Protein übersetzt wird. 2. Alle DNA-Abschnitte, die an der Regulation dieses Kopiervorgangs beteiligt sind

Homozygotie

s. Allel

Heterozygotie

s. Allel

Indexpatientin

Als Indexpatientin wird im Kontext der →BRCA-Diagnostik eine erkrankte Verwandte bezeichnet, bei der als erste nach einer →Mutation gesucht wird

Insertion

s. Mutation

Intron

Teil eines Gens, das bei der Reifung der mRNA (→Spleißen) entfernt wird

Mutation

Eine Mutation ist eine Veränderung der DNA, die eine Erkrankung verursacht (pathogene Mutation) oder, wie beim erblichen Brust- und Eierstockkrebs, zu einer Prädisposition für eine Erkrankung führt. Veränderungen in der DNA, die als Varianten in der Bevölkerung vorkommen und wahrscheinlich nicht krankheitsauslösend sind, werden als Polymorphismen bezeichnet, Veränderungen mit unklarer Funktion als Unclassified variants. Mutationen können spontan auftreten oder vererbt werden. Es werden mehrere Mutationsformen unterschieden: Punktmutation, Deletion, Insertion und Duplikation

Nukleotid

Ein Nukleotid ist der kleinste Baustein der Nukleinsäuren. Es ist aus drei Bestandteilen aufgebaut: einer Phosphorsäure, einem Zucker und einer Nukleobase (→DNA)

PCR

Die Polymerase Chain Reaction (deutsch: Polymerase-Kettenreaktion) ist eine (künstliche) Methode, um → DNA zu vervielfältigen

Primer

Ein Primer ist ein kurzes →DNA- oder →RNA-Stück. In der PCR werden Primer von DNA-replizierenden Enzymen wie der DNA-Polymerase als Startpunkt benötigt

Spleißen
Vorgang bei dem im Anschluss an die →Transkription die →Exons zusammengefügt und die →Introns herausgeschnitten werden

Transkription
Vorgang bei dem →DNA in „messenger RNA" (mRNA) überschrieben wird

Translation
Vorgang bei dem die Information der mRNA in die Abfolge der Aminosäuren übersetzt wird

Polymorphismus
s. Mutation

Punktmutation
Austausch einzelner Basen, der entweder zum Austausch einer Base (Missense-Mutation) oder zur Generierung eines vorzeitigen Stoppcodons (Nonsense-Mutation) führt

RNA
Vom Aufbau her ist die RNA der →DNA ähnlich. RNA-Moleküle üben unterschiedliche Funktionen aus, u.a. bei der Proteinbiosynthese

Unclassified variant
s. Mutation

1 Einführung

Monika Christ

In Deutschland erkranken jährlich etwa 47 500 Frauen an Brust- und 10 000 Frauen an Eierstockkrebs. Brustkrebs ist damit die häufigste Krebserkrankung der Frau in Deutschland (Arbeitsgemeinschaft 2004). Bei einer Gruppe der Patientinnen lässt sich eine familiäre Häufung von Krebserkrankungen nachweisen, ein Teil dieser Fälle geht auf bekannte ererbte Gendefekte zurück. Seit 1994 bzw. 1995 sind zwei Gene bekannt, BRCA1 und BRCA2, bei denen Defekte krankheitsverursachend sind. Die Gendefekte sind mit einem sehr hohen Risiko verbunden, im Laufe des Lebens an Brust- oder Eierstockkrebs zu erkranken, charakteristisch sind auch früher Erkrankungsbeginn und ein hohes Rezidivrisiko. Schätzungen für Deutschland zur Häufigkeit der BRCA-Mutationen in der allgemeinen Bevölkerung liegen bei etwa 1:345 Personen oder 115 000 Frauen (Schmutzler et al. 2003).

Im Rahmen des Verbundprojekts „Familiärer Brust- und Eierstockkrebs" wurden von der Deutschen Krebshilfe zwischen 1997 und 2004 zwölf universitäre Zentren gefördert, die eine Beratung und ggf. Testung von Personen mit einem familiären Risiko für eine BRCA1/2-Mutation vornahmen. In dem Projekt sind in acht Jahren über 10 000 Personen beraten und über 3000 molekulargenetisch getestet worden. Mit dem Auslaufen der Förderung und der möglichen Übernahme in die Regelversorgung wurde eine Bewertung der Beratung, der diagnostischen Strategie, der Testverfahren und der Kosten notwendig. In Form eines interdisziplinären Health Technology Assessment werden daher die Bereiche „Beratungsprozess", „Diagnostische Genauigkeit verschiedener Testverfahren", und „Kosten von Beratung und Testung" betrachtet.

In dem einführenden Kapitel werden zunächst die Epidemiologie und der Krankheitsverlauf des familiären Brust- und Eierstockkrebs beschrieben. Anschließend werden die Besonderheiten in der Früherkennung, Prävention und Therapie bei Personen mit erhöhtem Risiko dargestellt. Nach einem kurzen Einblick in die genetischen Grundlagen folgt die Vorstellung der Testverfahren. Die quantitative Zusammenfassung der Leistungsbilanz des Verbundprojekts leitet zu dem Kapitel über die Implikationen des Beratungsprozesses über. Im dritten Kapitel werden die verschiedenen Testverfahren systematisch miteinander verglichen und Bedingungen für ein qualitätsgesichertes Diagnosekonzept aufgestellt. Daran schließt die Berechnung der Kosten für Beratung und Testung an. Im Schlusskapitel erfolgt eine integrierende Bewertung mit Vorschlägen zu Bedingungen und Strategien für das diagnostische Vorgehen in Deutschland.

1.1 Epidemiologie, genetische Hintergründe und Verlauf des familiären Brust- und Eierstockkrebs

1.1.1 Epidemiologie genetisch bedingter Brust- und Eierstockkrebserkrankungen

Für das Jahr 2000 wurde von der Dachdokumentation Krebs des Robert-Koch-Instituts aufgrund der Daten regionaler Krebsregister für die Bundesrepublik eine Neuerkrankungsrate (Inzidenz) an Brustkrebs von 47 500 Frauen angegeben (Arbeitsgemeinschaft 2004). Es handelt sich damit um die häufigste Krebserkrankung der Frau in Deutschland. Das Lebenszeitrisiko, bis zum 74. Lebensjahr an Brustkrebs zu erkranken, beträgt 8,5% (Engel et al. 2003). Das mittlere Erkrankungsalter liegt bei 63 Jahren, die durchschnittliche Fünfjahresüberlebensrate beträgt 76% (Arbeitsgemeinschaft 2004).

Etwa 5% der Brustkrebsneuerkrankungen lassen sich auf eine autosomal dominante Vererbung zurückführen. 1-2% neuer Mammakarzinome werden durch eine Mutation eines BRCA-Gens verursacht. Weitere prädisponierende Gene sind das P53-Gen (Li-Fraumeni-Syndrom), das ATM- und das PTEN-Gen (Kiechle et al. 2003). Ursprünglich wurde das Lebenszeitrisiko für Mutationsträgerinnen auf der Basis von Hochrisikofamilien mit zahlreichen Erkrankten ermittelt (Easton et al. 1993). Die ermittelten hohen Penetranzen gelten jedoch auch nur für solche Hochrisikofamilien. In populationsbasierten Studien, in denen auch Mutationen in weniger belasteten Familien berücksichtigt werden, ergeben sich niedrigere Werte (Antoniou et al. 2003; Begg 2002). Abhängig von der untersuchten Population und der Familienanamnese wird eine BRCA1-Mutation bei 15-45% der Frauen mit familiärem Brustkrebs gefunden. Tritt in der Familie auch Eierstockkrebs auf, lässt sich eine BRCA1-Mutation in 45-80% nachweisen (Chang-Claude 2003). Das Brustkrebsrisiko bei BRCA2 ist vergleichbar, das Risiko für Eierstockkrebs dagegen niedriger (Ford et. al 1998).

Eierstockkrebs ist in Deutschland der siebthäufigste Tumor der Frau und nach dem Endometriumkarzinom der zweithäufigste Genitaltumor. Jährlich erkranken etwa 9670 Frauen, das durchschnittliche Erkrankungalter beträgt 66 Jahre. Das Lebenszeitrisiko bis zum 74. Lebensjahr wird mit 1,2% angegeben (Engel et al. 2004). Die Prognose ist mit einer mittleren Fünfjahresüberlebensrate von 39% eher schlecht (Arbeitsgemeinschaft 2004).

Bei 5-10% der Ovarialkarzinome gibt es einen erblichen Hintergrund. Die hereditären Ovarialkarzinome lassen sich zu 90% auf ein durch eine BRCA1- oder BRCA2-Mutation verursachtes familiäres Brust- und Ovarialkrebssyndrom zurückführen. Die verbleibenden erblich bedingten Ovarialkarzinome gehen auf Mutationen im Zusammenhang mit dem HNPCC-Syndrom und dem Li-Fraumeni-Syndrom zurück. Weitere bisher nicht identifizierte Gene werden vermutet (Kuschel et al. 2004). Das Lebenszeitrisiko, bis zum 70. Lebensjahr am Ovarialkarzinom zu erkranken, beträgt durchschnittlich 39% für BRCA1 und 11% für BRCA2, wenn populationsbasierte Studien zugrundeglegt werden (Antoniou et al. 2003). Noch nicht endgültig geklärt ist die Vermutung, ob das Risiko für ein Ovarialkarzinom in Abhängigkeit von der Lokalisation der Mutation variiert (Gayther et al. 1997). Nach dem 40. Lebensjahr steigt das Erkrankungsrisiko steil an (Kuschel et al. 2004).

In Hochrisikofamilien mit mehr als vier Betroffenen mit Brustkrebs oder Eierstockkrebs kann die Mutation eines BRCA-Gens bei 45-80% der Betroffenen nachgewiesen werden. Neben der Zahl der Betroffenen spielt auch das Alter bei Diagnose eine Rolle: Waren bei Diagnose mindestens zwei Brustkrebspatientinnen in der Familie prämenopausal, so lässt sich in 37% eine Mutation von BRCA1 oder BRCA2 nachweisen. War dagegen nur eine oder keine bei Diagnose prämenopausal, gelang der Mutationsnachweis nur bei 10%. Bei einer Mammakarzinompatientin unter 35 Jahre ohne weitere Familienanamnese kann mit einer Wahrscheinlichkeit von 8% eine Mutation nachgewiesen werden, dagegen ist in Familien, in denen Brustkrebs ausschließlich nach der Menopause auftritt, nur selten eine Mutation zu finden (German Consortium 2002). Männlicher Brustkrebs tritt hauptsächlich in Familien mit BRCA2-Mutation auf (Ford et al. 1998).

Anhand der Familienkonstellationen sind unterschiedliche Modelle entwickelt worden, mit deren Hilfe sich das Risiko einer Mutation abschätzen lässt. Eine ausführliche Beschreibung findet sich in Kapitel 2.

1.1.2 Bekannte Genveränderungen

BRCA1

Mit Hilfe von Koppelungsanalysen gelang 1994 und 1995 die Identifikation von zwei Tumorsuppressorgenen, BRCA1 (Miki et al. 1994) und BRCA2 (Wooster et al. 1995). BRCA1 ist ein sehr großes Gen mit 7365 kodierenden Nukleotiden, die auf über 81 000 Basen genomischer DNA verteilt sind. Es liegt auf dem langen Arm von Chromosom 17 (17q21) und besteht aus 24 Exons, von denen 22 kodierend sind. (Morrison et al. 2002). Das BRCA1-Gen kodiert ein komplexes Protein mit 1863 Aminosäuren, mit Funktionen in der Tumorsuppression. Das von BRCA1 kodierte Protein ist Teil eines Komplexes, der für die Reparatur von DNA-Doppelstrangbrüchen zuständig ist. Zellen, in denen BRCA1 fehlt, sammeln vermehrt chromosomale Abnormitäten an (Chang-Claude 2003). Bisher wurden bereits über 500 verschiedene Mutationen des BRCA1-Gens gefunden. Von diesen ändern 80% das Leseraster oder führen zu Proteinverkürzungen (Morrison et al. 2002). Gefundene Sequenzvarianten werden in einer Datenbank des Breast Cancer Information Core gespeichert (http://research.nhgri.nih.gov/bic), einer Institution der National Institutes of Health.

BRCA2

BRCA2 liegt auf dem Chromosom 13q12-13. Es besteht aus 10 987 Nukleotiden, die auf 84 190 Basen genomischer DNA verteilt sind. Es weist 27 Exons auf. Das resultierende Protein besteht aus 3418 Aminosäuren (Morrison et al. 2002). Es wurden etwa 250 verschiedene Mutationen des BRCA2 Gens gefunden, die über das ganze Gen verteilt sind. In der Regel verursachen diese Mutationen eine Proteinverkürzung (v. Minckwitz 2004). Das BRCA2-

Protein ist ebenfalls an der Reparatur von DNA-Brüchen beteiligt (Chang-Claude 2003) und gehört damit wie BRCA1 zu den Tumorsuppressorgenen (Holinski-Feder et al. 1998).

Andere Genveränderungen

Zu den erblichen Syndromen mit gehäuftem Auftreten von Brustkrebs und Eierstockkrebs gehört das Li-Fraumeni-Syndrom mit einer Mutation des TP53-Gens, welches zu zahlreichen Krebserkrankungen bereits im Kindesalter führt. Das Cowden-Syndrom, mit einer Mutation im PTEN-Gen, führt außer zu Brustkrebs auch zu Schilddrüsen- und Darmkrebs. Das HNPCC-Syndrom erhöht das Risiko für Darmkrebs, Endometriumkrebs und Ovarialkrebs. Weitere extrem seltene, hoch penetrante Gene mit einer Erhöhung des Brustkrebsrisikos sind bekannt. Es wird vermutet, dass diese seltenen Gene zusammen für weniger als 1% der erblich bedingten Brustkrebserkrankungen verantwortlich sind (Chang-Claude 2003).

Aus den Ergebnissen von Untersuchungen an Brustkrebsfamilien wurde auch gefolgert, dass neben Genen wie BRCA1 und BRCA2, die das Risiko für Brustkrebs stark erhöhen, eine größere Anzahl niedrig penetranter Gene existiert (Ford et al. 1998; Chang-Claude 2003). In diesem Modell würde ein niedrig penetrantes Gen z.b. die Empfänglichkeit für Brustkrebs bei Mutationsträgerinnen nur in Zusammenwirkung mit bestimmten Umweltfaktoren modifizieren. Dieses multifaktorielle Modell würde auch die nicht durch BRCA-Mutationen verursachten familiären Brustkrebsfälle erklären (Antoniou et al. 2002).

Frequenz und geographische Verteilung der Mutation in unterschiedlichen Bevölkerungen

Das Auftreten von BRCA1- und BRCA2-Mutationen wird regional in unterschiedlicher Häufigkeit gefunden, was auf die Existenz von Gründermutationen (founder mutations) hinweist. Solche Mutationen sind wahrscheinlich vor Generationen erstmalig neu aufgetreten und werden innerhalb einer räumlich oder kulturell homogenen Bevölkerung vermehrt weitervererbt. In Bevölkerungsgruppen mit bekannten häufigen Gründermutationen ist es sinnvoll, bei einer genetischen Diagnostik zunächst diese häufigen Mutationen zu suchen.

Ein Beispiel dafür ist die Bevölkerung Islands: Für drei häufige Mutationen ist die Allelfrequenz in der allgemeinen Bevölkerung mit jeweils 0,6-1,5% bestimmt worden. Eine bestimmte häufige Gründermutation im BRCA2-Gen führt zu einem insgesamt hohen Anteil an BRCA2-Mutationen in Island (Chang-Claude 2003). Erkrankungsalter und Erkrankungshäufigkeit variieren jedoch auch bei ein- und derselben Mutation, was am Beispiel einer isländischen Gründermutation gezeigt werden konnte (Thorlacius et al. 1996). Zusätzliche Faktoren bei der Realisierung des Erkrankungsrisikos sind daher anzunehmen. Ein anderes Beispiel für eine Bevölkerungsgruppe mit häufigem Vorkommen von Gründermutationen sind die Ashkenazi-Juden, bei denen zwei bestimmte BRCA1- und eine BRCA2-Mutation zwei Drittel aller frühen Brustkrebsfälle in Familien mit familiärem Brust-Ovarialkrebssyndrom verursachen. Die Frequenz dieser Mutation liegt bei 1:50 in dieser Bevölkerungsgruppe (Morrison et al. 2002; Roa et al. 1996). Spezifische Gründermutationen wurden in verschiedenen Ländern gefunden, unter anderem in Russland, den Niederlanden, Belgien und Großbritannien (Morrison et al. 2002).

Für Deutschland gibt es erste Hinweise auf die Existenz von Gründermutationen. In einer Untersuchung an 989 Patienten aus Brustkrebsfamilien wurden 14 Mutationen gefunden, die auf einen Gründereffekt hinweisen. Allerdings wurden in dieser Studie insgesamt 140 verschiedene krankheitsverursachende Mutationen und 50 Mutationen unklarer Relevanz bei 302 Patienten gefunden, so dass der Anteil der möglichen Gründermutationen nicht die gleiche Bedeutung hat wie in den beschriebenen Populationen (German consortium 2002).

Angaben zur Häufigkeit der BRCA-Mutationen in der allgemeinen Bevölkerung sind abhängig von der untersuchten Bevölkerungsgruppe, der jeweiligen Mutation und der geographischen Region. Die Frequenz von Mutationen in der Bevölkerung Großbritanniens wurde auf 1:780 für BRCA1 und 1:580 für BRCA2, entsprechend für beide zusammen auf 1:330 geschätzt (Antoniou et al. 2000). In der gleichen Größenordnung bewegt sich die Schätzung für Deutschland mit 1:345 Personen oder 115 000 Frauen, die von einer der beiden Mutationen betroffen sind (Schmutzler et al. 2003).

1.1.3   Erkrankungsrisiko und –verlauf

In Deutschland müssen 8,5% der Frauen damit rechnen, bis zum 74. Lebensjahr an Brustkrebs zu erkranken. Das Risiko ist altersabhängig und steigt nach dem 50. Lebensjahr kontinuierlich an (Engel et al. 2003). In den ersten Stammbaumanalysen von Brustkrebsfamilien wurde für Trägerinnen einer BRCA1-Mutation zunächst von einem Risiko von 80% ausgegangen, bis zum 70. Lebensjahr an Brustkrebs zu erkranken. Das entsprechende Risiko für BRCA2-Patientinnen wurde mit 84% vergleichbar hoch berechnet (Easton et al. 1993; Ford et al. 1998). Das Risiko für Eierstockkrebs bis zum 70. Lebensjahr wurde mit 44% für BRCA1 (Ford et al.1994) bzw. 27% für BRCA2 (Ford et al. 1998) angenommen. Diese Untersuchungen beruhten auf Stammbaumanalysen von Familien mit mehr als vier Betroffenen. Wenn der Risikoberechnung Mutationsträgerinnen zugrundegelegt werden, die nicht nach ihrer Familienanamnese selektiert worden sind, ergeben sich niedrigere Prävalenzzahlen. Die so ermittelten Zahlen können in der Beratung für Frauen, die keine so ausgeprägte Familiengeschichte haben oder die sich aufgrund eines in jungem Alter aufgetretenen Brustkrebs vorstellen, angemessener sein. Antoniou et al. (2003) führen eine Metaanalyse von 22 Studien mit insgesamt 289 BRCA1- und 221 BRCA2-Mutationsträgerinnen, die nicht nach der Familienanamnese ausgewählt worden waren, durch. Das Lebenszeitrisiko bis zum 70. Lebensjahr wurde für BRCA1 mit 65% (95%-Konfidenzintervall: 51%-75%) und für BRCA2 mit 45% (33%-54%) berechnet, das Ovarialkarzinomrisiko mit 39% (22%-51%) bzw. 11% (2%-19%). Je jünger eine Brustkrebsbetroffene bei Erkrankungsbeginn war, desto höher war das Lebenszeitrisiko in der Familie.

Es gibt Hinweise, dass der Ort der Mutation das Krankheitsmuster beeinflussen kann. So wird berichtet, dass das Risiko für Ovarialkrebs in der betroffenen Familie höher ist, wenn die Mutation in einer bestimmten Region des BRCA2 liegt, der „Ovarian Cancer Cluster Region". In diesen Fällen ist das Brustkrebsrisiko dagegen niedriger (Gayther et al. 1997; Antoniou et al. 2003). Eine ähnliche Region mit geringerem Risiko für Brustkrebs wurde im zentralen Anteil des BRCA1-Gens gefunden. (Gayther et al. 1995). Insgesamt vermittelt sich das Bild von unterschiedlichen, für eine spezielle Familie und deren Mutationsmuster typischen Risikokonstellationen.

Charakteristisch für hereditären Brustkrebs ist das Auftreten in jüngerem Alter und in der Prämenopause. Das mittlere Erkrankungsalter bei sporadischem Brustkrebs liegt bei 63 Jahren (Arbeitsgemeinschaft 2004), beim hereditären Brustkrebs dagegen mit 40 Jahren deutlich darunter (Chang-Claude 2003). Am häufigsten fallen Neuerkrankungen mit Eierstockkrebs bei BRCA1-Mutationsträgerinnen in die Altersgruppe 40-49, während Eierstockkrebs bei BRCA2 fünf bis zehn Jahre später auftritt (Breast cancer linkage consortium 1999).

Das Risiko für einen zweiten Brustkrebs in der anderen Brust ist bei Patientinnen mit einer BRCA1- oder BRCA2-Mutation erhöht. Bei sporadischem Brustkrebs liegt das Risiko für eine kontralaterale Zweiterkrankung nur bei 6%. Nach stammbaumbasierten Analysen von hochbelasteten Familien wurde das Lebenszeitrisiko eines zweiten Brustkrebses für BRCA1 mit 64% angenommen (Ford et al.1994). Neuere Studien kommen bei BRCA2 zu einem kumulativen Lebenszeitrisiko für einen zweiten Brustkrebs von etwa 52% (Breast Cancer Linkage Consortium 1999). In einer Studie an 336 Brustkrebspatientinnen aus Familien mit nachgewiesener Mutation wurde ein 5-Jahresrisiko für einen kontralateralen Brustkrebs von 17% und ein 10-Jahresrisiko von 30% errechnet. Für BRCA1-Patientinnen war das Risiko etwas höher als für BRCA2-Patientinnen (32% vs. 24%) und für Patientinnen, die bei Erstdiagnose unter 50 Jahre alt waren, höher als für Patientinnen über 50 Jahre (31% vs. 23%) (Metcalfe et al. 2004).

Assoziation zu anderen Erkrankungen

In Familien mit BRCA1- oder BRCA2-Mutation treten weitere Krebserkrankungen gehäuft auf. Es wurden Assoziationen von BRCA-Mutationen zu Kolon-, Pankreas-, Gallengangs-, Magen- und Prostatakarzinom beschrieben (Breast Cancer Linkage Consortium 1999; Ford et al. 1998). In einer Analyse von fast 12 000 Personen aus 699 Familien mit mindestens einem Mitglied mit BRCA1-Mutation fand sich, abgesehen von der bekannten Assoziation zum Ovarialkrebs, bei Frauen eine etwa zweifache Erhöhung des Risikos für andere gynäkologische sowie abdominale Karzinome. Am häufigsten traten Cervix-, Uterus-, und Pankreaskarzinom auf. Bei Männern mit bekannter Mutation ließ sich für unter 65jährige ein erhöhtes Risiko für ein Prostatakarzinom nachweisen (Thompson et al. 2002).

Männlicher Brustkrebs

Nur jeder hundertste neu diagnostizierte Brustkrebs betrifft einen Mann. Das mittlere Erkrankungsalter ist bei Männern 68 Jahre (Giordano et al. 2002). Eine Mutation im BRCA2-Gen bedeutet bei Männern ein Lebenszeitrisiko an Brustkrebs zu erkranken von 7%. Es ist damit 80mal so hoch wie in der durchschnittlichen männlichen Bevölkerung. BRCA2-Mutationen sind für etwa jedes zehnte männliche Mammakarzinom verantwortlich, BRCA1 spielt dagegen keine Rolle (Thompson et al. 2001).

Prognose

Die Prognose des sporadischen Brustkrebs wird von bekannten Faktoren wie Tumorgröße, Grading, histologische Eigenheiten, Lymphknotenstatus und Steroidhormonrezeptoren beeinflusst. Im UICC-Stadium 1 (Tumorgröße unter 2cm, keine Metastasen) liegt die 5-Jahres-Überlebensrate bei 91%, im UICC-Stadium 4 (bei Diagnose bereits metastasiert) bei 47%. Befallene Lymphknoten und ein entdifferenziertes Wachstum korrelieren mit einer schlechteren Prognose. Hormonempfindliche Tumoren mit positiven Hormonrezeptoren haben eine bessere Prognose (Harbeck et al. 2003).

Bisher konnte nicht eindeutig geklärt werden, ob hereditärer Brustkrebs eine schlechtere Prognose als sporadischer Brustkrebs hinsichtlich des Gesamtüberlebens hat. In einer Übersicht von Robson (2000) wurden Daten zum Survival bei BRCA1-bedingtem Brustkrebs ausgewertet. In älteren Studien, die auf Familien aus Kopplungsstudien beruhten, zeigte sich ein besseres Überleben bei Brustkrebs in BRCA1-Familien. Allerdings war in diesen Studien der Mutationsstatus nicht durch genetische Testung bestätigt, außerdem wurden nur die lebenden Frauen der Familie in die Studie einbezogen, was eine Verzerrung der Ergebnisse in Bezug auf die Überlebensrate verursacht. In Studien, die auf Daten von Patientinnen spezieller Ambulannzen und Kliniken beruhten, fand sich ein gleichwertiges oder schlechteres Überleben im Vergleich zum sporadischen Brustkrebs. Auch diese Studien zeigten Verzerrungen: kleine Fallzahlen, unvollständiger Follow-up, Beeinflussung durch Auswahl der Probanden und dadurch kein vollständiger Einschluss aller Heterozygoten einer Population sowie keine vollständige Kontrolle hinsichtlich Alter und Stadium bei Diagnose. Zwei Studien, die Patientinnen aufgrund des frühen Erkrankungsalter selektierten und nachfolgend auf Mutationen untersuchten, zeigten einmal eine schlechtere und einmal eine gleichwertige Überlebensrate, verglichen mit sporadischem Krebs. Hier wurde jedoch bei der Studie mit der schlechteren Überlebensrate der Einfluss von weiteren Karzinomen nicht berücksichtigt, bei der anderen Studie wurde nicht nach BRCA1 oder BRCA2 unterschieden. Robson folgert, dass aufgrund der inkonsistenten Daten die Frage nicht geklärt ist, ob die BRCA1-Mutation ein von Erkrankungsstadium, Erkrankungsalter und Histologie unabhängiger Prognosefaktor ist.

Die Prognose von BRCA2 bedingtem Brustkrebs wurde seltener untersucht. In einer Studie von 28 Patienten mit gesicherter BRCA2-Mutation wurde eine Fünfjahres-Überlebensrate von 74% gefunden. Die Patientinnen wurden nach Alter und Diagnosedatum mit einer Vergleichsgruppe von Patientinnen mit sporadischem Brustkrebs gematcht. Die Tumorcharakteristika und Prognosefaktoren wurden bestimmt. Die BRCA2-Tumoren waren etwas größer, der Lymphknotenstatus häufiger negativ, die Rezeptoren häufiger positiv als bei den sporadischen Kontrollen. Histologisch gab es keine signifikanten Unterschiede. Ein kontralateraler Brustkrebs trat mit 25% bei den BRCA2-Patientinnen fünfmal so häufig auf wie bei den Patientinnen mit sporadischem Brustkrebs. Dennoch unterschieden sich Gesamtüberleben und krankheitsfreies Überleben nach zwei und nach fünf Jahren nicht signifikant (Verhoog et al. 1999).

Histologie

Durch BRCA-Mutationen bedingte Mammakarzinome unterscheiden sich in einigen patholo-
gischen Merkmalen vom sporadischen Brustkrebs. Mammakarzinome werden in drei verschiedene Differenzierungsgrade eingeteilt, die ein Ausdruck für die Aggressivität des Tumors sind. Das "Grading" des Tumors ist ein Prognosefaktor. Je höher der Grad, desto mehr
hat sich der Tumor von den Gewebeeigenschaften des Ursprungsgewebes entfernt und umso
aggressiver ist er. Der Differenzierungsgrad ist prognostisch für das rezidivfreie Überleben
(Harbeck et al. 2003). Bei BRCA1 treten vermehrt höhergradige, aggressivere Tumore der
Brust auf, nicht jedoch bei BRCA2 (Lakhani et al. 2002; Breast Cancer Linkage Consortium
1997). Anders ist die Situation bei Ovarialtumoren, wo sich sowohl bei BRCA1- wie auch bei
BRCA2-Patientinnen vermehrt Merkmale eines aggressiven Wachstums fanden: mehr seröse
Adenokarzinome, mehr solide Anteile, vermehrte p53-Expression und höheres Grading (Lakhani et al. 2004). Das medulläre Karzinom ist durch ungünstiges Grading und fehlende Rezeptoren gekennzeichnet. Bei BRCA1-Brustkrebs wird es überdurchschnittlich häufig gefunden. In einer Studie mit 118 BRCA1- und 78 BRCA2-Patientinnen waren 13% der BRCA1-
bedingten Tumore vom medullären Typ, gegenüber 3% bei BRCA2 und 2% bei den Kontrollen (Breast Cancer Linkage Consortium 1997).

Ob ein Mammakarzinom Rezeptoren für Östrogen bzw. Progesteron aufweist, ist entscheidend für die Therapiewahl, wie auch für die Prognose. Rezeptorpositive, hormonsensiti-
veTumore sind einer endokrinen adjuvanten Therapie zugänglich. Medikamentöse Präventionsansätze zielen daher meist auf eine Beeinflussung des Östrogenspiegels und der Rezeptoren. Etwa 70% der sporadischen Tumoren sind für einen der beiden Hormonrezeptoren positiv (Engel et al. 2003). BRCA1-Tumoren sind jedoch fast ausschließlich rezeptornegativ, in
einer Studie mit 208 BRCA1-Patientinnen fanden sich nur 3,9% rezeptorpositive Tumoren.
Bei BRCA2 fand sich dagegen keine Häufung von rezeptornegativen Tumoren (Foulkes et al.
2004).

1.2   Strategien zur Früherkennung und Prävention bei Mutationsträgerinnen und bei Personen mit erhöhtem Risiko für erblichen Brust- und Eierstockkrebs

Frauen, bei denen eine BRCA-Mutation nachgewiesen wurde und Frauen, die der Hochrisikogruppe (zu den Kriterien s. Abschnitt 1.4) angehören, wird von dem Verbundprojekt „Familiärer Brust- und Eierstockkrebs" die Teilnahme an einem Programm zur intensivierten
Früherkennung und Prävention empfohlen.

1.2.1   Früherkennung

In frühen Stadien ist das Mammakarzinom potentiell heilbar. Für die Gesamtheit aller Mam-
makarzinompatientinnen liegt die 5-Jahres-Überlebensrate bei 76,4%. Die 5-Jahres-
Überlebensrate für das Mammakarzinom im Stadium pT1a (< 0,5cm) wird mit 96,1 % angegeben, während sie im fortgeschrittenen Stadium pT4 nur noch 47,1% beträgt (Engel et al.

2003). In frühen Stadien sind schonendere Therapien möglich, welche die Lebensqualität weniger beeinträchtigen, z.B. die brusterhaltende Therapie anstelle der Mastektomie. Bei sehr früh entdeckten Karzinomen ist das Risiko einer Metastasierung geringer. Daher werden besondere Anstrengungen auf die Früherkennung des Mammakarzinoms verwendet. Ab dem 30. Lebensjahr steht im Rahmen des gesetzlichen Früherkennungsprogramms allen Frauen eine jährliche frauenärztlich durchgeführte Tastuntersuchung der Brust zu. Daneben sollen die Frauen zur monatlichen Selbstuntersuchung der Brust angeleitet werden. Ab 2005 ist ein bundesweites Screeningprogramm mit einer Mammographie in zweijährlichem Abstand für Frauen zwischen 50 und 69 Jahren geplant (Bundesministerium für Gesundheit 2004).

Aufgrund der Eigenheiten des hereditären Brustkrebs muss ein Früherkennungsprogramm auf diese spezielle Zielgruppe besonders zugeschnitten werden. Das betrifft den Screeningbeginn, die Untersuchungsintervalle und die verwendeten Untersuchungsmethoden.

Mammographie

Die Mammographie ist die wichtigste Früherkennungsmethode bei Brustkrebs. Es ist die einzige Methode mit der Mikrokalk aufgefunden wird. Mikrokalk ist ein Frühzeichen des Mammakarzinoms und bei 50% der Mammakarzinome nachweisbar (Heywang-Köbrunner & Schreer 2003). Mit der Mammographie können in-situ-Karzinome und andere nicht-invasive Präkanzerosen entdeckt werden. Nach einer Stellungnahme des Bundesamtes für Strahlenschutz (Strahlenschutzkommission 2002) überwiegen die Vorteile der Mammographie bei einem zweijährlichen Screening der 50-69jährigen Frauen gegenüber den Nachteilen durch die Strahlenbelastung. Die Strahlensensibilität ist bei Frauen unter 30 Jahren am höchsten, ab dem 40. Lebensjahr sinkt das Risiko eines strahleninduzierten Karzinoms. Die Sensitivität der Mammographie liegt bei 90%, das heißt von zehn bösartigen Tumoren werden neun auch als solche erkannt. Da die Veränderungen besonders bei kleinen Karzinomen relativ unspezifisch sind, ist nur bei jedem fünften bis zehnten auffälligem Mammographiebefund tatsächlich mit einem Karzinom zu rechnen (Heywang-Köbrunner & Schreer 2003). Die Sensitivität der Mammographie ist von der Dichte des Brustgewebes abhängig. Bei prämenopausalen Frauen, bei Mastopathie und bei Frauen unter Hormonersatztherapie ist die Aussagekraft der Mammographie eingeschränkt (Heywang-Köbrunner & Schreer 2003).

Frauen mit einer Mutation eines BRCA-Gens erkranken jünger als Frauen mit sporadischem BrustkrebsDurch den früheren Screeningbeginn sind die Frauen über einen längeren Zeitraum der Strahlenbelastung durch Mammographien ausgesetzt, sie sind durch das jüngere Alter strahlensensibler und die Aussagekraft ist durch die größere Röntgendichte der Brust eingeschränkt. Ob bei Frauen mit einer mutationsbedingten Störung der DNA-Reparatur das Risiko durch Strahlenbelastung zusätzlich zum Risiko durch das jüngere Alter noch weiter erhöht wird, ist nicht geklärt.

Wegen der größeren Prävalenz von aggressiveren, schnellwachsenden Tumoren ist zudem eine Verkürzung des Screeningintervalls zu diskutieren. Für die Gruppe der Mutationsträgerinnen und der familiär hoch belasteten Frauen ist daher die Mammographie als Früherkennungsmethode nicht unproblematisch. Weitere Untersuchungsverfahren wie Sonographie und Kernspinuntersuchung werden daher diskutiert, um die Sensitivität und die Spezifität der

Untersuchung bei den jungen Patientinnen zu verbessern, das Screeningintervall verringern zu können und die Strahlenbelastung gering zu halten.

In zwei Pilotstudien wurde untersucht, ob die Früherkennungsmammographie bei prämenopausalen Hochrisikofrauen verbessert werden kann, indem durch antihormonelle Behandlung die Dichte der Brust und damit die Gefahr falsch negativer Befunde verringert wird. Dabei zeigte sich prinzipiell die Machbarkeit dieses Ansatzes (Heinig et al. 2002; Heywang-Köbrunner et al. 2002).

Sonographie

Die Mammasonographie ergänzt die Mammographie in der Früherkennung. Die Domäne des Ultraschalls ist die Differenzierung zwischen zystischen und soliden Befunden. Befunde, die in der Mammographie von dichtem Gewebe überlagert werden, können häufig in der Sonographie dargestellt werden, damit eignet sich die Sonographie als Verfahren bei jüngeren Frauen. Mit hochauflösenden Schallköpfen (7,5-10 MHz) liegt die Darstellungsgrenze bei 5mm. Kleinere Karzinome können nicht erfasst werden. Da Mikrokalk und in-situ-Karzinome nicht erfasst werden können, eignet sich die Mammasonographie nicht als alleinige Methode bei einem Screening. Die Sonographie ergänzt die Mammographie bei der Abklärung eines suspekten Befundes, ersetzt sie jedoch nicht. Da die Sonographie nicht mit einer Strahlenbelastung verbunden ist, kann sie beliebig häufig wiederholt werden. Allerdings sind die Ergebnisse nicht exakt reproduzierbar (Heywang-Köbrunner & Schreer 2003).

Kuhl et al. (2000) führten eine prospektive Studie mit 192 Frauen durch, die entweder Mutationsträgerinnen waren oder über ein erhöhtes familiäres Risiko verfügten. In der Studie wurde die diagnostische Genauigkeit des Ultraschalls mit der Mammographie und der Magnetresonanztomographie (MRT) verglichen. Von den 192 Frauen lagen nach einem Jahr für 105 Frauen validierte Ergebnisse vor: Von neun Karzinomen wurden durch die Sonographie und die Mammographie einzeln jeweils nur drei Karzinome entdeckt (33%), vier Karzinome (44%) wenn beide Verfahren kombiniert wurden. Durch die MRT wurden alle neun Fälle erkannt. Die Spezifität betrug für die Sonographie 80%, für die Mammographie 93% und die MRT 95%.

Diese Ergebnisse wurden in einer Studie mit 196 Hochrisikopatientinnen mit nachgewiesener BRCA1- oder BRCA2-Mutation im Wesentlichen bestätigt (Warner et al. 2001). Von sechs Karzinomen wurden alle mit MRT, zwei mit Mammographie und drei mit Ultraschall entdeckt. Ein DCIS (Duktales Carcinoma in situ) wurde allerdings einzig mit der Mammographie nachgewiesen. Hier war die Sensitivität für Ultraschall 50% und die Spezifität 93%, verglichen mit 43% Sensitivität und 99% Spezifität für die Mammographie.

Mit hochauflösendem Ultraschall kann die Früherkennung des Brustkrebs bei jüngeren Frauen ohne zusätzliche Strahlenbelastung ergänzt werden. Durch die Kombination mit anderen Untersuchungsmodalitäten kann die Sensitivität der Früherkennungsuntersuchungen verbessert werden.

Magnetresonanztomographie (MRT)

Die MRT ergänzt die Röntgenmammographie und die Ultraschalluntersuchung der Brust. Die Aussagekraft der MRT wird durch Kontrastmittelgabe deutlich erhöht, deshalb erfolgt die Untersuchung in der Regel nach Gabe des Kontrastmittels Gadolinium. Dieses reichert sich besonders in gefäßreichen Strukturen an, wie sie z.B. bei Karzinomen mit ihrer Neoangiogenese (Gefäßneubildung) vorliegen. Durch hormonelle Einflüsse im Zyklus oder durch Hormonersatztherapie kann es zu falsch positiven Befunden kommen. In-situ-Karzinome und sehr kleine Karzinome (kleiner als 3mm) können wegen der gering ausgeprägten Gefäßneubildung oft nicht entdeckt werden. Außerdem kann im MRT kein Mikrokalk dargestellt werden (Friedrich 1998; Heywang-Köbrunner & Schreer 2003).

Die Ergebnisse der Studie von Kuhl et al. (2000) sind bereits im Abschnitt zur Sonographie berichtet worden. In einer großen niederländischen Studie (Kriege et al. 2004) wurden über 1900 Frauen mit erhöhtem Risiko, davon 358 Mutationsträgerinnen, mit verschiedenen Methoden vergleichend untersucht. Die Sensitivität betrug für die klinische Untersuchung 17,9%, für die Mammographie 33.3% und die MRT 79,5%, bei einer Spezifität von 98,1%, 95,0% und 89,8%. Auch hier zeigte sich die höchste Sensitivität bei der MRT. Die Spezifität war im Gegensatz zu der Untersuchung von Kuhl et al. (2000) geringer als bei der Mammographie, was zweimal so häufig zu zusätzlichen Abklärungsuntersuchungen führte. In einem Health Technology Assessment, dass allerdings nur auf zwei eingeschlossenen Studien basierte (Kuhl et al. 2000; Warner et al. 2001), kommt die Organisation Blue Cross/Blue Shield zu dem Schluss, dass der Einsatz von MRT bei Hochrisikogruppen indiziert sei. Sie weist aber darauf hin, dass die Frage des Überlebensvorteils bisher nicht untersucht worden sei, aufgrund der besseren Detektionsraten sei dieser aber anzunehmen. Bei der Interpretation der Ergebnisse muss auch berücksichtigt werden, dass das Durchschnittsalter der Studienpopulationen zwischen 39 und 43 Jahren lag, eine Gruppe bei der die Sensitivität der Mammographie deutlich erniedrigt ist. Aus den Ergebnissen könne daher nicht auf höhere Altersgruppen geschlossen werden. In der Hochrisikogruppe der Mutationsträgerinnen ist mit einer im Vergleich zur normalen Bevölkerung hohen Rate an Mammakarzinomen zu rechnen, so dass hier der Empfindlichkeit der Untersuchungsmethode ein höherer Wert zukommt als der Vermeidung von falsch positiven Befunden (Blue Cross/Blue Shield 2003).

Experimentelle Verfahren

Als weiteres Verfahren zur Früherkennung wurde in Machbarkeitsstudien die duktale Lavage untersucht. Ausgehend von der Annahme, dass sich ein Karzinom aus dysplastischen Veränderungen des Epithels der Milchgänge entwickelt, werden Epithelzellen der Milchgänge gewonnen und zytologisch untersucht. Dafür wird ein feiner Katheter in die Öffnung der Duktuli an der Brustwarze eingebracht. Mit einer salinen Lösung werden die Epithelien herausgespült. Bei einem Viertel der untersuchten Risikopatientinnen wurden abnormale Zellen festgestellt. Das Verfahren ist für die Routineuntersuchung nicht etabliert, Sensitivität und Spezifität sind nicht bekannt (Dooley et al. 2001).

*Empfehlungen des Verbundprojektes „Familiärer Brust- und Eierstockkrebs" zur intensi-
vierten Früherkennung*

Zur Überwachung von familiär belasteten Frauen wurde ein intensiviertes Früherkennungsprogramm vorgeschlagen, welches die besonderen Anforderungen in dieser Gruppe berücksichtigt (Schmutzler et al. 2002). In Frage kommt die intensivierte Früherkennung für
Frauen mit nachgewiesener Mutation im BRCA1- oder BRCA2-Gen, oder für Frauen mit einem hohen Risiko, bei denen ein Gentest nicht möglich ist bzw. die Untersuchung der Indexpatientin keine BRCA-Mutation erbrachte. Das strukturierte Früherkennungsprogramm soll
ab dem 25. Lebensjahr oder fünf Jahre vor dem frühesten Erkrankungsalter in der Familie
einsetzen. Es wird lebenslang beibehalten.

Tabelle 1-1: Strukturiertes Früherkennungsprogramm (Schmutzler et al. 2002)

Ab dem 25. Lebensjahr oder 5 Jahre vor dem frühesten Erkrankungsalter in der Familie

Regelmäßige Selbstuntersuchung der Brust nach ärztlicher Einweisung
Tastuntersuchung der Brust und der Eierstöcke alle 6 Monate
Ultraschalluntersuchung der Brust (mind. 7,5 MHz) alle 6 Monate

Ab dem 30. Lebensjahr lebenslang

Vaginale Ultraschalluntersuchung der Eierstöcke alle 6 Monate
Tumormarker Ca 125 alle 6 Monate

Ab dem 30. Lebensjahr

Kernspintomographie der Brust (MRM) alle 12 Monate (bis 50. Lebensjahr oder bis zur Involution des
Drüsengewebes)
Mammographie der Brust alle 12 Monate

Nach einer Auswertung von 429 Patientinnen, die über ein Jahr an dem Programm teilnah-
men, ergab sich gegenüber dem Screening in der Allgemeinbevölkerung eine deutlich erhöhte
Erkennungsrate von Karzinomen. Aufgrund des Risikos für ein Zweitkarzinom gelten die
Untersuchungsrichtlinien auch anstelle der üblichen Nachsorge für bereits an Brustkrebs erkrankte Mutationsträger (Schmutzler et al. 2003).

1.2.2   Möglichkeiten zur Prävention

Risikomodifikation durch Lebensstil

Eine Reihe von Umweltbedingungen und individuell beeinflussbaren Faktoren des Lebens-
stils wirken sich auf das Risiko für sporadischen Brustkrebs aus. Ob dies in gleichem Maß für
familiär belastete Frauen gilt, ist nicht geklärt. Verschiedene Studien weisen auf einen Zusammenhang zwischen Übergewicht, Ernährung und Brustkrebsrisiko hin. Nach den Wech-
seljahren erhöht Übergewicht das Brustkrebsrisiko (Key et al. 2001). Regelmäßiger Alkohol-
genuss ist ebenfalls ein Risikofaktor. Der Einfluss des Rauchens auf das Brustkrebsrisiko ist

relativ gering (Hamajima et al. 2002). Körperliche Betätigung vermindert das Brustkrebsrisiko (Wyshak et al. 2000; Steindorf et al. 2003).

Reproduktion

Das Epithel der Milchgänge in der Brustdrüse reift erst mit einer Schwangerschaft endgültig aus. Schwangerschaften in frühem Lebensalter schützen vor Brustkrebs. Für Mutationsträgerinnen wurde jedoch ein gegenteiliger Effekt festgestellt. Schwangerschaften vor dem 30. Lebensjahr scheinen das Risiko für Brustkrebs zu erhöhen. Das gilt auch für nachfolgende Schwangerschaften bis zum dritten Kind (Jernstrom et al. 1999). Das Ovarialkarzinomrisiko wird durch die Anzahl der Ovulationen beeinflusst. Die Einnahme oraler Kontrazeptiva hat einen günstigen Einfluss auf das Ovarialkarzinomrisiko, welche das Risiko um bis zu 60% reduzieren können (Narod et al. 1998). Der Einfluss auf das Brustkrebsrisiko, welches mit dem hereditären Eierstockkrebssyndrom einhergeht, ist jedoch eher negativ.

Chemoprävention

Nachdem in der Behandlung des Mammakarzinoms die adjuvante endokrine Therapie zur Vorbeugung des Rezidivs erfolgreich etabliert ist, lag der Gedanke nahe, das Prinzip medikamentöser Vorbeugung durch Unterdrückung der Eierstockfunktion auch bei Frauen mit stark erhöhtem Risiko für Brustkrebs anzuwenden.

Tamoxifen ist seit über 30 Jahren in der Therapie des hormonempfindlichen Mammakarzinoms etabliert. Tamoxifen bindet an den Östrogenrezeptor und blockiert dadurch die Östrogenwirkung am Tumor. Tamoxifen hat daneben partiell östrogene Wirkungen an einigen Organen wie den Eierstöcken und dem Endometrium. Zu den häufigsten Nebenwirkungen gehören ausgeprägte Wechseljahresbeschwerden mit Hitzewallungen, Veränderungen des Endometriums mit einer Erhöhung des Risikos für ein Endometriumkarzinom und eine Erhöhung der Thromboemboliegefahr. In der adjuvanten Therapie des sporadischen Brustkrebs wird das Rückfallrisiko bei fünfjähriger Einnahme von Tamoxifen um 49% reduziert (Early breast cancer trialists collaborative group 1998).

Es wurden vier große Präventionsstudien mit Tamoxifen an Frauen mit stark erhöhtem Risiko für Brustkrebs durchgeführt. In dem Breast Cancer Prevention Trial des National Surgery and Bowel Project (Dunn & Ford 2000) wurden 13 388 Frauen mit einem, nach dem Gail-Modell, erhöhtem Brustkrebsrisiko in zwei Gruppen randomisiert. Eine fünfjährige Tamoxifengabe wurde mit einer Placebogabe hinsichtlich des Auftretens von Brustkrebs verglichen. Die Studie wurde vorzeitig entblindet, nachdem die Inzidenz von Brustkrebs in der Tamoxifengruppe um 49% geringer war als in der Placebogruppe. Eine Senkung der Brustkrebssterblichkeit konnte mit dieser Studie wegen der vorzeitigen Entblindung nicht mehr nachgewiesen werden. In einer Unterranalyse der Studie wurden die Brustkrebspatientinnen der Studie auf eine Mutation im BRCA-Gen überprüft. Es zeigte sich, dass Tamoxifen das Auftreten von rezeptornegativem Brustkrebs nicht verhindern konnte. Die eher mit BRCA2 assoziierten rezeptorpositiven Karzinome traten unter Tamoxifen um 69% seltener auf. Da die Anaalyse nur Patientinnen über 35 Jahre betraf, können Aussagen über die Wirkung von Tamoxifen für jüngere Frauen nicht getroffen werden (King et al. 2001).

In zwei europäischen Studien (Royal Marsden Prevention Trial, Italian Randomised Trial among Hysterectomized Women) konnte der Effekt von Tamoxifen in diesem Ausmaß nicht bestätigt werden. Dies liegt möglicherweise an anderen Einschlusskriterien: In der Royal Marsden Studie (Powles et al. 1998) wurden z.B. nur Frauen mit erhöhter familiärer Belastung aufgenommen, die mindestens eine erstgradige Verwandte mit prämenopausal aufgetretenem oder beidseitigem Brustkrebs hatten, bzw. mindestens zwei betroffene Verwandte beliebigen Alters. Es wurde kein signifikanter Unterschied zwischen dem Tamoxifen- und dem Placeboarm gefunden. Dies wurde mit einem aufgrund der Eingangsbedingungen möglicherweise hohen Anteil an Mutationsträgerinnen mit rezeptornegativem Brustkrebs erklärt, bei denen Tamoxifen weniger wirksam ist. Eine Analyse der Studie mit Blick auf Mutationsträgerinnen wurde bisher nicht durchgeführt. In der Italian-Studie (Veronesi et al. 1998) brachen sehr viele Frauen aufgrund von Nebenwirkungen die Teilnahme an der Studie ab. Vor Einschluss in die Studie hatten viele Frauen eine Ovarektomie durchführen lassen, was das Brustkrebsrisiko beeinflusst. Eine Reduktion des Brustkrebsrisikos durch Tamoxifen konnte nicht gezeigt werden.

Die internationale Breast Intervention Study (IBIS-1) (Cuzick et al. 2002) wurde 1992-2001 mit über 7000 Frauen zwischen 35 und 70 Jahren mit einem nach Gail erhöhten Risiko durchgeführt. Die Brustkrebsinzidenz wurde unter Tamoxifen um ein Drittel gesenkt. Allerdings war die Rate an Thromboembolien deutlich erhöht.

Insgesamt scheinen die Ergebnisse der Studien darauf hinzudeuten, dass Tamoxifen nur bei rezeptorpositiven Karzinomen einen protektiven Effekt hat, die bei BRCA1-Mutationen selten sind. Die Nebenwirkungen limitieren den Einsatz von Tamoxifen zur Prävention. Für Frauen unter 35 Jahren gibt es keine Daten über den Nutzen von Tamoxifen.

Immer mehr Studien weisen auf Vorteile von *Aromatasehemmern* in der adjuvanten Therapie des Brustkrebs gegenüber der bisherigen Standardtherapie mit Tamoxifen hin (Baum et al. 2003; Coombes et al. 2004). Aromatasehemmer behindern die Umwandlung von Androgenen aus der Nebennierenrinde und der Peripherie in Östrogene, was die Hauptquelle des Östrogens in der Postmenopause ist. Für eine effektive Blockierung des Östrogens in der Prämenopause reichen Aromatasehemmer nicht aus, da hier Östrogen noch durch die Eierstöcke synthetisiert wird und die Produktion durch einen Feedbackmechanismus sogar angeregt würde. Aromatasehemmer haben geringere Nebenwirkungen als Tamoxifen besonders hinsichtlich des Thromboserisikos. Allerdings treten vermehrt eine Verringerung der Knochendichte sowie Muskel- und Gelenkbeschwerden auf. Aufgrund der positiven Therapiedaten werden Aromatasehemmer derzeit in der Prophylaxe bei Frauen mit erhöhtem Brustkrebsrisiko untersucht. In der IBIS-II-Studie, einer internationalen randomisiert prospektiven Nachfolgestudie der IBIS-I-Studie, soll bei postmenopausalen Frauen mit erhöhtem Brustkrebsrisiko ein Aromatasehemmer gegen Tamoxifen über fünf Jahre getestet werden. Speziell auf postmenopausale Frauen mit nachgewiesener BRCA-Mutation ausgerichtet ist die italienische Studie ApreS (Aromasin Prevention Study), in der symptomfreie BRCA-Mutationsträgerinnen mit 25 mg Exemestan über drei Jahre behandelt werden sollen. Getestet wird gegen Placebo, Endpunkt der Studie ist das krankheitsfreie Überleben (Bevilaqua et al. 2001).

Bei jungen Frauen mit genetischem Risiko für Brustkrebs sind die Präventionsansätze mit Tamoxifen oder Aromatasehemmern wenig überzeugend. Tamoxifen scheint bei BRCA1-Mutationen wenig wirksam zu sein, Aromatasehemmer können in der Prämenopause nicht eingesetzt werden. Hier gibt es Präventionsansätze, die auf Unterdrückung der Eierstockfunktion zielen. In der adjuvanten Therapie des sporadischen Brustkrebs bei prämenopausalen Frauen werden GnRH-Analoga zur Ovarsuppression eingesetzt. Goserelin, ein GnRH-Analogon, ist verwandt mit einem Hormon der Hirnanhangdrüse, welches die Östrogenproduktion der Eierstöcke reguliert. In der deutschen GISS-Studie (v. Minckwitz et al. 2002) wird dieser Ansatz in der Prävention bei Frauen zwischen 30 und 45 Jahren mit hohem genetischen Brustkrebsrisiko untersucht. Goserelin wird dabei über zwei Jahre mit Ibandronat, einem Bisphosphonat, kombiniert.

Weitere Studien sind in Großbritannien und den Niederlanden geplant, in denen Kombinationen von GnRH-Analoga mit Tibolon oder Raloxifen untersucht werden (v. Minckwitz 2004).

Prophylaktische Operationen

Bei hohem persönlichem Risiko für Brust- oder Ovarialkrebs wurde die Auswirkung von vorsorglicher Entfernung des betreffenden Gewebes als primär präventive Maßnahme untersucht. Dabei sind Langzeitauswirkung des Eingriffs auf die Lebensqualität gegen den individuellen Nutzen durch Vermeidung von Brustkrebs und Gewinn an Lebenszeit abzuwägen.

Die *beidseitige Mastektomie* als Maßnahme der primären Prävention steht in einem gewissen Widerspruch zu dem Trend hin zu weniger radikalen Verfahren in der Therapie des manifesten Mammakarzinoms. Die Akzeptanz der bilateralen Mastektomie ist regional unterschiedlich: Während in den USA 9% der Hochrisikopatientinnen den Eingriff wählen, sind es in Deutschland lediglich 3% (v. Minckwitz 2004), allerdings bei steigender Tendenz (Verbundprojekt 2004a). Als Operationstechnik wird die hautsparende Mastektomie unter Mitnahme des Mamillen-Areola-Komplexes und der Pektoralisfaszie gewählt, bei der 99% des Brustdrüsengewebes entfernt werden. Bei der herkömmlichen subkutanen Mastektomie ist mit einem verbleibenden Drüsengewebe von 5% zu rechnen. Auch bei der einfachen Mastektomie verbleiben Drüsenreste im Bereich der Axilla, des Sternums und des epigastrischen Raumes. Aus diesen Drüsenresten kann ein Rezidiv hervorgehen (Hartmann et al. 1999). In gleicher Sitzung kann ein Wiederaufbau der Mamma mit Prothese oder Eigengewebe vorgenommen werden.

In einer retrospektiven Kohortenstudie in den USA wurden bei 639 Frauen, die sich einer subkutanen oder totalen Mastektomie unterzogen hatten, die Anzahl der in der entsprechenden Risikogruppe erwarteten mit der tatsächlich aufgetretenen Anzahl der Mammakarzinome verglichen. Etwa ein Drittel der Frauen gehörte einer Hochrisikogruppe an, hier wurden die Schwestern der Patientinnen als altersentsprechende Kontrollgruppe herangezogen. Das Auftreten von Brustkrebs wurde um 90% verringert (Hartmann et al. 1999). In einer Subgruppenauswertung wurden Mutationsanalysen bei 176 Frauen aus der genannten Kohorte durchgeführt. Bei 26 nachgewiesenen Mutationen trat im Beobachtungzeitraum von 13,4 Jahren nach der Mastektomie kein Brustkrebs mehr auf (Hartmann et al. 2001).

In einer niederländischen prospektiven Studie wurden 139 Frauen eines Kollektivs mit nachgewiesener BRCA1- oder BRCA2-Mutation untersucht, die zum Zeitpunkt des Einschlusses in die Studie kein Mammakarzinom aufwiesen. 63 Frauen (56 Frauen mit BRCA1- und 7 mit BRCA2-Mutation) nahmen an einem intensivierten Früherkennungsprogramm mit Mammographie und MRT teil, 76 Frauen (64 BRCA1, 12 BRCA2) ließen eine bilaterale Mastektomie durchführen. Nach einer mittleren Beobachtungszeit von 2,9 Jahren traten in der operierten Gruppe keine Mammakarzinomfälle auf, in der Früherkennungsgruppe waren es hingegen acht Karzinome. Die Brustkrebsfälle traten nur bei Patientinnen mit BRCA1-Mutation auf, allerdings waren BRCA2-Mutationsträgerinnen nur mit 10% in der Untersuchung vertreten. Die Nachbeobachtungszeit der Studie war allerdings recht kurz, so dass die Ergebnisse als vorläufig betrachtet werden müssen (Meijers-Heijboer et al. 2001).

Insgesamt fehlen Studien, die untersuchen, inwieweit die prophylaktische Mastektomie nicht nur die Morbidität, sondern auch die brustkrebsbedingte Sterblichkeit verringert.

Bei der Bewertung der prophylaktischen bilateralen Mastektomie müssen die durch die Operation verursachten Komplikationen bedacht werden. Hier gibt es Hinweise, dass es bei bis zu 49% der Frauen zu weiteren ungeplanten Operationen in Zusammenhang mit Mastektomie und Rekonstruktion kommt (Zion et al. 2003). Untersuchungen über die psychologischen Folgen des Eingriffs zeigten, dass viele Frauen mit einer Erleichterung über den Wegfall des ihnen bewussten Risikos reagierten. Dies betraf besonders Frauen mit mehreren Erkrankungsfällen in der Familie. Mehr als zwei Drittel (70%) würden die Operation noch einmal durchführen lassen, 11% beurteilten die Operation neutral und 19% waren unzufrieden (Frost et al. 2000).

Die *prophylaktische bilaterale Ovarektomie* verfolgt das Ziel, durch Ausschaltung der Eierstockfunktion sowohl das erhöhte Risiko für Eierstockkrebs als auch das Risiko für das Mammakarzinom bei hereditärer Belastung zu senken. Trotz Entfernung der Eierstöcke verbleibt ein Restrisiko von 3% (Kuschel et al. 2004) für ein Peritonealkarzinom, da das Bauchfell entwicklungsgeschichtlich aus den gleichen Strukturen wie die Ovarien hervorgeht. Nachteilig wirkt sich der komplette Verlust der Hormonfunktion für die Frauen aus, der sowohl die Östrogen- als auch die Androgenproduktion umfasst. Vorzeitige Wechseljahre mit entsprechenden Symptomen sind die Folge. Hitzewallungen, vaginale Trockenheit, sexuelle Störungen, und Schlafprobleme können die Lebensqualität beeinflussen. Der langzeitige Entzug von Östrogenen kann eine Osteoporose fördern (Rebbeck et al. 1999).

In einer Untersuchung von Rebbeck et al. (1999) wurde für BRCA-Mutationsträgerinnen eine Reduktion des Mammakarzinomrisikos von ca. 50% bei Ovarektomie vor dem 50. Lebensjahr gefunden. Ein Eingriff nach dem 50. Lebensjahr veränderte das Risiko nicht wesentlich. Diese Ergebnisse wurden in weiteren Studien bestätigt (Rebbeck et al. 2002; Kauff et al. 2002). Es gibt Hinweise, dass eine Sterilisation durch Tubenligatur das Risiko für ein Mammakarzinom ebenfalls reduziert. In einer Fall-Kontrollstudie an BRCA1- und BRCA2-Mutationsträgerinnen wurde eine Risikoreduktion für Eierstockkrebs von 39% beschrieben. Für BRCA2 ließ sich kein Effekt nachweisen. Als Ursache wird eine Einschränkung der Blutzufuhr der Eierstöcke durch den Eingriff diskutiert, da die die Eierstöcke versorgenden Gefäße theoretisch bei einer Sterilisation beeinträchtigt werden können (Narod et al. 2001). Die Eierstöcke können minimalinvasiv laparoskopisch entfernt werden. Dabei sollen die Eileiter mitgenommen und eine Spülzytologie des Peritoneums durchgeführt werden (Schmutzler et al. 2003).

Vorgeschlagen wird die prophylaktische Ovarektomie unter Mitnahme der Eileiter vom Verbundprojekt für familiären Brust- und Eierstockkrebs nach abgeschlossener Familienplanung nach dem 35. Lebensjahr, sofern eine Mutation nachgewiesen ist oder eine Mutation wahrscheinlich ist, aber kein Gentest durchgeführt wurde: Bei Verwandten 1. Grades aus einer Familie mit mindestens zwei vor dem 50. Lebensjahr an Brustkrebs Erkrankten erfolgt das Angebot unabhängig vom Alter (Schmutzler et al. 2002).

Kontralaterale Mastektomie nach Brustkrebs

Das Risiko, nach erstmalig aufgetretenem Brustkrebs an einem weiteren Mammakarzinom der anderen Brust zu erkranken, ist für Frauen mit einer BRCA1- oder BRCA2-Mutation deutlich erhöht (Metcalfe et al. 2004). Die endokrine Therapie zur Rezidivprophylaxe ist problematisch, da sie nur bei hormonempfindlichen Karzinomen Erfolg verspricht. Diese sind jedoch seltener bei erblich bedingtem Brustkrebs. Es wurde daher untersucht, inwieweit eine prophylaktische Mastektomie der kontralateralen Brust nach erstmalig aufgetretenem Brustkrebs das Rezidivrisiko beeinflusst. Dabei zeigte sich bei 745 retrospektiv untersuchten Patientinnen eine Risikoreduktion nach kontralateraler Mastektomie um 95% bei prämenopausalen und 96% bei postmenopausalen Patientinnen (McDonnell et al. 2001). Das Alter bei Ersterkrankung spielt bei der Entscheidung ebenfalls eine Rolle, da die Rate kontralateraler Rezidive bei jüngeren Patientinnen häufiger ist (Verhoog et al. 2000).

Vergleich der verschiedenen Strategien

Der Nutzen der intensivierten Früherkennung unter Einbeziehung von Sonographie und MRT betrifft alle Frauen mit genetisch bedingtem Risiko im Sinne einer verbesserten Detektionsrate von frühem Brustkrebs. Ob die intensivierte Früherkennung auch zu einer Senkung der Mortalität führt, muss noch gezeigt werden. Für postmenopausale Frauen stehen mit Tamoxifen und Aromatasehemmern medikamentöse Präventionsansätze zur Verfügung, wobei der präventive Effekt nur für BRCA2-, nicht aber für BRCA1-Mutationsträgerinnen wahrscheinlich ist. Der Effekt von prophylaktischen Operationen ist umso größer, je eher diese durchgeführt werden. Eine vollständige Risikovermeidung lässt sich jedoch auch dadurch nicht erzielen. Für prämenopausale junge Frauen gibt es bisher - außer der operativen Option - wenige Möglichkeiten zur Prävention. Aktuelle Studien müssen den Wert medikamentöser Prävention in dieser Gruppe noch nachweisen. Der Einfluss von Lebensstilfaktoren ist wahrscheinlich gering, kann das individuelle Brustkrebsrisiko jedoch modifizieren. Bei der adjuvanten Therapie müssen Besonderheiten des hereditären Mammakarzinoms u.a. hinsichtlich des Rezidivrisikos bedacht werden.

1.3   Genetische Diagnostik

1.3.1   Genetische Grundlagen

Das menschliche Erbgut wird in der DNA (Desoxyribonukleinsäure) verschlüsselt. Die DNA liegt in Form von Chromosomen organisiert in den Zellkernen vor. Der menschliche Zellkern enthält einen doppelten Chromosomensatz aus 46 Chromosomen, wobei ein Chromosom mütterlichen und eines väterlichen Ursprungs ist. Jedes Gen liegt also in zwei verschiedenen Kopien (Allelen) vor. Der Aufbau der DNA folgt einer einfachen Grundstruktur. Sie ist aus Einzelbausteinen, den Nukleotiden aufgebaut. Ein Nukleotid besteht aus einer von vier verschiedenen Basen, die mit einem Zucker und einem Phosphatrest verknüpft ist. Die vier Basen aus der Klasse der Pyrimidine (Cytosin und Thymin) sowie der Purine (Adenin und Guanin) bilden gleichsam die Buchstaben des genetischen Alphabets. Aus diesen Grundbausteinen wird die Doppelhelix der DNA gebildet. Zwei DNA-Stränge, jeweils aus einer Kette von Nukleotiden gebildet, winden sich umeinander. Die Verbindung zwischen den zwei Strängen wird durch die Basen hergestellt. Dabei lagert sich immer Adenin an Thymin und Cytosin an Guanin. Die eigentliche genetische Information ist durch die Abfolge der Basen (Sequenz) festgelegt.

Um im Körper wirksame Funktionen zu entfalten, muss die Struktur der DNA in Proteine überführt werden. Dazu dient die Ribonukleinsäure (RNA). Der Botenstoff RNA ist im Prinzip ähnlich wie die DNA aus Zuckerrest und Base aufgebaut. Durch ein Enzym wird zunächst die Doppelstrang-DNA zwischen den beiden Strängen auf der abzulesenden Strecke aufgetrennt. Die RNA wird gebildet, indem ein weiteres Enzym Nukleotide nacheinander mit ihren komplementären Basen an das abzulesende Stück DNA anlagert, dadurch den RNA-Strang bildet und damit die genetische Information quasi übernehmen. Dieser Vorgang ist die Transkription. In einem weiteren Schritt wird nun die entstandene RNA-Vorlage wiederum abgelesen und als Matrix zur Herstellung von Polypeptiden verwendet. Diesen Schritt nennt man Translation. Die Polypeptide sind die funktionserfüllenden Proteine.

Die gesamte DNA des Zellkerns besteht aus ca. drei Milliarden Basen. Nur ein kleiner Teil der DNA wird jedoch jemals transkribiert. Große Anteile der DNA dienen nicht der Überführung in Proteine, sondern haben regulierende, keine, oder bisher nicht bekannte Funktionen. Die Menge an DNA die transkribiert wird, hängt auch von der jeweiligen Zelle und ihrer Funktion ab. In einem komplexen Gefüge werden DNA-Anteile an- und abgeschaltet, und in unterschiedlichem, auch zeitlich variierendem Ausmaß aktiviert.

Die Einheit der DNA, die die genetische Information für ein Protein trägt, ist das Gen. Die Gesamtheit der Gene einer Zelle bildet das Genom. Man schätzt, dass es etwa 40 000 Gene im menschlichen Genom gibt. Die kodierenden Anteile eines Gens sind in verschiedene Abschnitte aufgeteilt, die man Exons nennt. Dazwischen liegen nichtkodierende Anteile, die Introns heißen. Die nichtkodierenden Abschnitte werden vor der Übersetzung der RNA in die Polypeptide entfernt (Spleißen).

Die Proteine können aus zwanzig verschiedenen Aminosäuren bestehen. Nur vier verschiedene Basen bilden jedoch den genetischen Code. Für die Synthese jeder Aminosäure während der Translation gibt es einen Code aus einer Sequenz von jeweils drei Basen. Eine solche Dreiersequenz ist ein Codon. Von den 64 möglichen Codons kodieren drei keine Aminosäure, sondern führen zum Abbruch der Translation (Stopcodon). Der Beginn der Translation wird durch ein Startcodon angezeigt. Fehler während dieser Vorgänge können zu Änderungen des genetischen Codes führen, mit unterschiedlichen Auswirkungen.

1.3.2 Mutationen

Mutationen sind vererbbare Veränderungen der genetischen Information (Knippers 2001). Mutationen können neutral sein, ohne Auswirkungen auf den Organismus. Sie können jedoch auch Krankheiten verursachen, wenn ein verändertes oder funktionsloses Protein seine Funktion im Körper nicht mehr erfüllt. Varianten, deren Bedeutung für die Krankheitsentstehung nicht eingeschätzt werden kann, sind Unclassified Variants (UV).

Mutationen in der Keimbahn werden an die nächste Generation weitervererbt, während Mutationen in Körperzellen in ihrer Auswirkung auf das Individuum beschränkt bleiben. Die Mutationen des BRCA1- und des BRCA2-Gens, die zu vererblichem Brustkrebs führen, sind Keimbahnmutationen. Es gibt verschiedene Möglichkeiten in welcher Weise eine Mutation die Struktur der DNA ändert. Nicht jede Strukturänderung führt zu einer Funktionsänderung oder einem Funktionsverlust der Proteine.

Veränderungen der Chromosomenanzahl durch Verlust oder Verdoppelung von Chromosomen sind in der Regel krankheitsverursachend (Beispiel: Trisomie 18, Trisomie 21), oder mit dem Leben nicht vereinbar. Bei Chromosomenmutation kann es zu Veränderungen von Form und Struktur der Chromosomen kommen (Knippers 2001). Dies sind zum Beispiel Verlagerungen von Chromosomenstücken auf ein anderes Chromosom oder ein andere Stelle des gleichen Chromosoms (Translokation), Verlust von Chromosomenabschnitten (Deletion), Einbau von Chromosomenabschnitten (Insertion) und Verdrehung von Chromosomenabschnitten (Inversion). Der Austausch von genetischem Material zwischen Chromosomen kann, wenn der Bruch ein Gen beschädigt, ebenfalls krankheitsverursachend sein.

Änderungen auf Genebene

Bei Genmutationen kommt es durch Austausch, Verlust oder Einbau von Nukleotiden zu Veränderungen der genetischen Information innerhalb des Gens. Führt ein Nukleotid-Austausch zu einem Codon, welches die gleiche Aminosäure wie zuvor kodiert, so bleibt die Mutation neutral.

Wird durch den Austausch eine falsche Aminosäure kodiert, so handelt sich um eine Missensemutation. Die Auswirkung auf den Organismus hängt davon ab, wie stark die falsche Aminosäure die Funktion des Proteins beeinträchtigt. Entsteht durch den Austausch ein Stopcodon, bricht die Translation vorzeitig ab und ein verkürztes Protein entsteht (Nonsensemutation).

Ein Einbau oder der Verlust von ein oder zwei Nukleotiden verändert das Leseraster der Dreiersequenzen (Frameshift), was ebenfalls zu falschen Aminosäuren oder zur Entstehung eines Stopcodons führen kann.

1.3.3   Molekulargenetische Testung

Seit der Weiterentwicklung molekularbiologischer Diagnoseverfahren und deren einführung in die Klinik lassen sich die einer Erkrankung zugrundeliegenden Veränderungen auch auf molekularer Ebene diagnostizieren. Dies kann zum einen durch direkte Sequenzierung, zum anderen durch indirekte Vergleiche der zu untersuchenden DNA mit einer standardisierten Referenz-DNA erfolgen.

Eine der wesentlichen molekularbiologischen Methoden, die die Aufklärung von Mutationen möglich macht, ist die Polymerasekettenreaktion (PCR). Kleine Mengen DNA, z.B. aus einer Blutprobe, können durch die PCR vervielfältigt (amplifiziert) werden, damit ausreichende Mengen zur Untersuchung zur Verfügung stehen. Dazu wird der Doppelstrang des zu untersuchenden DNA-Stücks durch Erhitzen in zwei Einzelstränge aufgetrennt. Kleine Stücke synthetisierter Einzelstrang-DNA (Primer) lagern sich an die Enden des zu untersuchenden DNA-Abschnittes an. Sie besitzen eine zur untersuchten DNA komplementäre Sequenz. Das Enzym Polymerase heftet Nukleotide an die Enden der Primer und synthetisiert damit wieder einen komplementäre DNA-Strang zwischen den beiden Primern. So entstehen aus einem Doppelstrang zwei Doppelstränge. Die Basenabfolge des zu untersuchenden Abschnittes muss daher in etwa bekannt sein, um dazu passende Primer einsetzen zu können. Durch erneutes Erhitzen wird der Vorgang wiederholt, dabei verdoppelt sich die DNA-Menge jeweils. Der ganze Vorgang läuft automatisiert ab. Die gewonnenen DNA-Abschnitte können dann mit weiteren Methoden analysiert werden.

Sequenzierungsmethoden klären die genaue Basenabfolge der Sequenz eines Gens. Daneben gibt es Screening-Methoden, die zunächst nur nach Veränderungen der zu untersuchenden DNA im Vergleich zu einer Kontrolle aus Wildtyp-DNA suchen.

Diese Methoden machen sich auf verschiedene Weise die Eigenschaften von Einzelstrang-DNA zunutze, sich mit komplementären Basen zu einem Doppelstrang zusammenzulagern, auch wenn dies an einigen Stellen nicht passgenau möglich ist. Dies ist z.B. der Fall, wenn sich Einzelstränge eines mutierten Genabschnittes mit den Einzelsträngen des gleichen nichtmutierterten Genabschnittes zusammenlagern. Diese nicht passgenauen neuen Doppelstränge sind *Heteroduplices*. Sie können z.B. elektrophoretisch oder chromatographisch von den korrekt zusammengefügten Homoduplexsträngen unterschieden werden. Heteroduplexanalysen eignen sich besonders zum Nachweis von Punktmutationen, nicht jedoch zum Nachweis größerer Deletionen oder Umlagerungen der DNA, da sich damit keine Heteroduplices bilden. Anhand abweichender chemischer oder physikalischer Eigenschaften kann die mutierte DNA identifiziert werden.

1.3.4   Testverfahren zur Identifikation von BRCA-Mutationen

Direkte Sequenzierung

Die direkte Sequenzierung gilt heute als Goldstandard der molekularbiologischen Untersuchung. Ziel ist die Information über die Basenabfolge des gesamten zu untersuchenden Abschnittes, sozusagen „Buchstabe für Buchstabe". Die genaue Abfolge der vier verschiedenen
Nukleotide wird festgestellt. Die ursprüngliche Kettenabbruchmethode nach Sanger (Sanger
et al. 1977) war zeitlich sehr aufwendig. Mittlerweile werden automatisierte Verfahren angewandt, bei denen der Versuchsansatz in einer Kapillare analysiert wird (Luckey et al. 1990).
In modernen Sequenzautomaten können Analysen in mehreren Kapillaren gleichzeitig laufen.

Der zu untersuchende DNA-Abschnitt muss als Einzelstrang-DNA vorliegen. Diese Einzelstrang-DNA wird in einem Versuchsansatz zusammen mit Primern (gekennzeichneten
Nukleotiden) und DNA-Polymerase gegeben. In den Ansatz kommt eine kleine Menge farblich gekennzeichneter „falscher" Nukleotide. Diese Dideoxynukleotide führen, wenn sie in
den DNA-Strang eingebaut werden, zum Abbruch der Reaktion und der weiteren Anlagerung
von Nukleotiden. Es entstehen unterschiedlich lange DNA-Doppelstrangabschnitte, je nach
dem an welcher Stelle das komplementäre „Stopp"-Nukleotid eingebaut wurde. Die Abschnitte werden in der Kapillare nach Länge aufgetrennt. Das unterschiedlich schnelle Aus-
waschen der farblich markierten Abschnitte von der Kapillare wird durch den Automaten detektiert und ausgewertet.

Denaturing High-Performance Liquid Chromatography (DHPLC)

Die DHPLC basiert auf der Heteroduplexanalyse. Die gebildeten Heteroduplices werden
schneller von der Chromatographie-Säule ausgewaschen als Homoduplices. Die Reihenfolge
der Auswaschung bestimmt sich nach der Stabilität der beteiligten unpassenden Basenpaare
und ihrer benachbarten Basen. In der Auswertung zeigen sich im Chromatogramm die Peaks
für die ausgewaschenen Fraktionen in einer typischen Anordnung. Die Wahl der korrekten
Schmelztemperatur ist entscheidend für die Sensitivität der Methode. Für jedes PCR-
Fragment müssen eine oder mehrere optimale Temperaturen angewendet werden. Ein Vorteil
der Methode ist der hohe, automatisierte Probendurchsatz (Xiao & Oefner 2001).

Single Strand Conformation Polymorphism (SSCP)

Einzelstrang-DNA bildet eine komplexe dreidimensionale Struktur. Diese Struktur beeinflusst
die Laufgeschwindigkeit in einer Elektrophorese. Die Proben werden radioaktiv oder durch
Silbernitrat sichtbar gemacht, die Auswertung erfolgt über ein Bandenmuster. Die Position
einer Mutation wird nicht angezeigt (Strachan & Read 1996).

Conformation Sensitive Gel Elektrophoresis (CSGE)

Die CSGE beruht ebenfalls auf Detektion von Konformationsunterschieden zwischen mutierten Basen und Wildtypgen. Nach Herstellung von DNA-Amplifikaten durch PCR werden diese auf ein denaturierendes Gel aufgetragen, die Auftrennung erfolgt nach Molekulargewicht und unterschiedlicher Laufweite durch unterschiedliche Konformation (Korkko et al.1998).

Two Dimensional Gel Scanning (TDGS)

Mit der TDGS wird das Gemisch aus amplifizierten DNA-Abschnitten in zwei Schritten in zwei Richtungen aufgetrennt: erst werden die DNA-Abschnitte nach Größe in einer normalen Gel-Elektrophorese aufgetrennt. In einem zweiten Schritt wird ein elektrisches Feld angebracht, welches eine Auftrennung im Winkel von 90° bewirkt. Das Gel wird angefärbt, die zweidimensional verteilten DNA-Abschnitte werden als Punktmuster sichtbar. Mutationen sind entsprechend der Auftrennung in zwei Hetero- und zwei Homoduplices als spezifisches Muster sichtbar. Fehlermöglichkeiten umfassen die Auswertung des Punktmusters und die mangelhafte Ausbildung von Heteroduplices aufgrund der Geleigenschaften (McGrath et al. 2001; Oursow et al. 1999).

Protein Truncation Test (PTT)

Bei diesem Test wird nicht direkt die DNA, sondern das resultierende Protein getestet. Bei einer Mutation, die ein Stopcodon verursacht, ist das resultierende Protein verkürzt. Die RNA der Probe wird mit markierten Aminosäuren zusammengebracht und synthetisiert daraus ein Protein. Dieses wird mittels Gelelektrophorese aufgetrennt und sichtbar gemacht. Eine Vergleichsprobe mit intaktem Protein wird dagegen aufgetragen. Bei einem verkürzten Protein unterscheidet sich die Laufweite der Proben in der Elektrophorese.

Eine Punktmutation, die zur Veränderung eines Leserasters und zum Austausch von Aminosäuren, jedoch nicht zur Verkürzung des Proteins führt, kann auf diese Weise nicht festgestellt werden (Roest et al. 1993, Andrulis et al. 2002).

Enzyme Mutation Detection (EMD)

Das Enzym T4 Endonuklease VII hat die Fähigkeit, die DNA während der Replikation an der Stelle einer falschen Basenpaarung wieder aufzutrennen. Nach Heteroduplexbildung schneidet das Enzym die Stränge in Höhe der Mutation, wodurch verschieden lange Abschnitte entstehen. Diese werden elektrophoretisch aufgetrennt und ausgewertet. Der Vorteil der Methode besteht darin, dass auch die Lage der Mutation auf dem Gen bestimmt wird (nach Norberg et al. 2001; Del Tito et al. 1998).

Denaturing Gradient Gel Electrophoresis (DGGE)

Bei dieser Methode läuft doppelsträngige DNA in einem Gel. Die denaturierenden Eigenschaften des Gels steigen in Laufrichtung an. Die Doppelstränge wandern bis zu der Position im Gel, an der die Konzentration des Gels genügt, sie in Einzelstränge aufzuschmelzen und bleiben dort stehen. Unterscheiden sich die Einzelstränge durch Mutation, so wandern sie unterschiedlich weit. Durch ein Bandenmuster wird dies sichtbar gemacht (Strachan & Read 1996).

Microarrays

Mit der Chip-Technologie, den Microarrays, soll in Zukunft die Diagnostik von BRCA1- und BRCA2-Mutationen schneller durchgeführt werden. Auf kleine Glasplättchen werden Abschnitte von BRCA-DNA aufgebracht. Zehntausende solcher Abschnitte (Oligonukleotide) sind nötig, um die möglichen Mutationen zu erfassen. Aus einer Blutprobe wird DNA gewonnen, die relevanten Exons werden mittels PCR vervielfältigt und mit einem fluoreszierenden Farbstoff markiert. Der Ansatz wird auf dem Chip aufgetragen. Bei der Reaktion mit entsprechenden Oligonukleotiden des Chips entsteht ein farbiges Signal. Ist eine Mutation vorhanden, reagiert die Patienten-DNA mit der entsprechenden Sonde auf dem Chip. Mit einem Laser wird der Chip abgescannt, um das Fluoreszenzmuster zu erfassen. Aus dem Muster kann computergestützt die Mutation erkannt werden.

Das ideale Testverfahren sollte eine hohe Testgenauigkeit aufweisen, untersucherunabhängig und schnell durchführbar sein und dabei möglichst geringe Kosten verursachen. Neben dem Einsatz eines einzelnen Verfahrens sind auch Kombinationen, z.B. von einem Screeningtest zur unspezifschen Suche mit einem Test zur genauen Bestimmung im positiven Fall denkbar.

1.4 Stand der Versorgung in Deutschland: das Verbundprojekt „Brust- und Eierstockkrebs der Deutschen Krebshilfe"

Ansgar Gerhardus

Im Rahmen des Verbundprojekts „Brust- und Eierstockkrebs der Deutschen Krebshilfe" wurden zwischen 1997 und 2004 zwölf universitäre Zentren gefördert. Die partizipierenden Institutionen haben im Projektverlauf Standards zur Beratungsund Teststrategie entwickelt, die detailliert in Kapitel 2 dargestellt sind. Kontaktiert eine Ratsuchende eines der Zentren, wird zunächst per telefonischer Familienanamnese abgeschätzt, inwieweit ein Verdacht auf ein erhöhtes Risiko besteht. In diesem Fall wird die Ratsuchende eingeladen. Sind die Einschlusskriterien erfüllt (zur Definition s. Kapitel 2), wird mit der Ratsuchenden geprüft, ob eine erkrankte Verwandte, die sogenannte Indexpatientin bereit ist, sich genetisch untersuchen zu lassen. In etwa der Hälfte der Fälle wird dann ein Test durchgeführt, bei dem die gesamte kodierende Sequenz der Gene BRCA1/2 untersucht würden. Bei Nachweis einer Mutation bei der Indexpatientin, wird anschließend die gesunde Ratsuchende getestet. Dabei beschränkt sich die Suche auf die bereits identifizierte Mutation. Mutationsträgerinnen (gesunden wie bereits erkrankten) wird die Aufnahme in das Präventionsprogramm empfohlen, das sich aus Maßnahmen zur intensivierten Früherkennung und ggf. der prophylaktischen Ovarektomie und Mastektomie zusammensetzt. Fällt der gezielte Test bei der Gesunden negativ aus, gilt, dass ihr Risiko dem der Normalbevölkerung entspricht, spezifische Maßnahmen sind nicht nötig. Lässt sich bei der Indexpatientin keine Mutation nachweisen, entfällt auch die Suche bei der gesunden Ratsuchenden. In diesem Fall wird zwischen Ratsuchenden mit hohem Risiko (lebenslanges Erkrankungsrisiko nach Cyrillic über 30% oder BRCA1/2-Mutationswahrscheinlichkeit der Indexpatientin über 20%; zur Erläuterung s. Kapitel 2) und moderat erhöhtem Risiko (lebenslanges Erkrankungsrisiko nach Cyrillic über 20% oder BRCA1/2-Mutationswahrscheinlichkeit der Indexpatientin über 10%) unterschieden. Hochrisikopatientinnen wird die Teilnahme an den präventiven Maßnahmen empfohlen, analog zu den Mutationsträgerinnen. Diese Regelung gilt auch dann, wenn eine Testung nicht möglich ist, z.B. wenn die potentiellen Indexpatientin(nen) verstorben ist (sind). Bei Frauen, die für den Test in Frage kommen, diesen aber ablehnen, wird – unabhängig von ihrem Risikostatus-eine Teilnahme an dem Präventions- und intensiviertem Früherkennungprogramm in einem Papier des Verbundprojekts nicht befürwortet (2004b). Die Diskussion zu diesem Punkt ist vor dem Hintergrund des Prinzips der non-direktiven Beratung (vgl. Kapitel 2) noch nicht abgeschlossen.

Neben den vorliegenden Leistungsdaten wurde im Rahmen dieses Health Technology Assessments eine eigene Erhebung durchgeführt. Den zwölf geförderten Zentren wurde ein Fragebogen zugeschickt, der Fragen zu aktuellen Leistungszahlen, der Beratungs- und Testpraxis sowie dem damit verbundenen Aufwand enthielt. Alle Fragebogen wurden zurückgesandt und mit wenigen Ausnahmen wurden alle Fragen vollständig beantwortet. Die komplette Auswertung ist tabellarisch im Anhang 1 dargestellt. Zusätzlich wurden in den einzelnen Kapiteln die zugehörigen Abschnitte des Fragebogens narrativ zusammengefasst.

Bisherige Leistungszahlen

Anfang 2004 wurde mit Daten aus elf der Zentren eine Leistungsbilanz erstellt (Verbundprojekt 2004a). Die wichtigsten versorgungsepidemiologischen Ergebnisse sind im Folgenden zusammengefasst und in Abbildung 1-1 skizziert:

In dem Zeitraum von sieben Jahren suchten etwa 10 000 Familien einen telefonischen Kontakt mit einem der Zentren. Bei etwa der Hälfte wurde - zumeist noch am Telefon - entschieden, dass kein erhöhtes familiäres Risiko vorlag. Insgesamt 4913 Familien mit 6923 Frauen erfüllten die Einschlusskriterien für den genetischen Test.

Bei 2471 Indexpatientinnen wurden daraufhin sämtliche Abschnitte der Gene BRCA1 und BRCA2 im Sinne eines Screenings untersucht. In etwa der Hälfte dieser Fälle hatte die erkrankte Frau den Test angestrebt und wurde selber getestet, bei der anderen Hälfte war zunächst eine gesunde Ratsuchende vorstellig geworden. In diesen Fällen wurde eine erkrankte Verwandte als Indexpatientin getestet.

Bei 2442 Familien wurde keine Untersuchung durchgeführt: in ca. 58% dieser Familien war keine lebende Indexpatientin vorhanden, in ca. 38% der Fälle wurde der Gentest abgelehnt und bei etwa 4% bestand eine psycho-onkologische Kontraindikation.

Unter den 2471 untersuchten Familien wurden 594 (24%) Familien mit einer BRCA-Mutation identifiziert. Von diesen Mutationen betrafen 393 das BRCA1- und 201 das BRCA2-Gen. In den 594 Familien mit Nachweis einer pathogenen Mutation wurde im zweiten Schritt bei 679 Frauen (564 Gesunde und 115 Erkrankte) eine gezielte Diagnostik mittels der direkten Sequenzierung angeschlossen. Bei 231 gesunden Frauen wurde die Mutation der Familie ebenfalls nachgewiesen, bei 333 Frauen konnte eine Mutation ausgeschlossen werden. Neben den Indexpatientinnen wurden 115 weitere erkrankte Frauen getestet, von denen 94 eine Mutation aufwiesen. Die Gesamtzahl der 919 mutationspositiven Frauen setzt sich also aus 594 Indexpatientinnen sowie 94 erkrankten und 231 gesunden Frauen zusammen.

Bei 1877 der 2471 untersuchten Familien fand sich bei den Indexpatientinnen keine BRCA1- oder BRCA2-Mutation. Von diesem Ergebnis waren 2231 Frauen betroffen.

Klinische Prävention

Die klinische Prävention wurde allen Frauen empfohlen, die entweder eine BRCA-Mutation aufwiesen oder zur Hochrisikogruppe gehörten. Unter den Ratsuchenden, die die Einschlusskriterien erfüllten, lag der Anteil der Hochrisikogruppe bei ca. 40%. Die Präventionsgruppe bestand daher aus 919 mutationspositiven Frauen, ca. 900 Frauen bei denen der Indexfall negativ war (40% von 2231 Frauen) und ca. 840 Frauen (40% von 2100 Frauen) bei denen kein Test möglich war, insgesamt also ungefähr 2650 Frauen. 80% der Frauen wünschten tatsächlich daraufhin die Aufnahme in das Präventionsprogramm, das aber aus Gründen der fehlenden Kostenübernahme nur von etwa der Hälfte der Frauen wahrgenommen werden konnte (Verbundprojekt 2004b).

Zunehmend wird auch von der Möglichkeit der prophylaktischen beidseitigen Ovarektomie und Mastektomie Gebrauch gemacht. Insgesamt wurden in Deutschland bisher 208 beidseitige Ovarektomien (davon 88 bei Mutationsträgerinnen und 136 bei an Brustkrebs erkrankten Frauen) und 110 beidseitige Mastektomien (davon 59 bei Mutationsträgerinnen und 79 bei an Brustkrebs erkrankten Frauen) durchgeführt.

Zusammengefasst erfüllten 4913 Familien die Einschlusskriterien, von denen 2471 untersucht wurden. Bei 231 gesunden Frauen wurde eine Mutation gefunden, bei 333 gesunden Frauen konnte eine Mutation ausgeschlossen werden. 2650 Frauen wurde die Teilnahme an dem Präventionsprogramm empfohlen. Berücksichtigt man eine geringere Testzahl in der Anlaufphase der ersten Jahre, so errechnet sich über alle Zentren hinweg eine durchschnittliche Zahl von ca. 600 Screening-Tests pro Jahr. In der eigenen Umfrage wurden für das Jahr 2002 insgesamt 635 und für 2003 insgesamt 639 Untersuchungen angegeben (vgl. Anhang 1: Frage 12), d.h. diese Zahlen scheinen sich zu stabilisieren. Setzt man voraus, dass die Zahlen in etwa auf dem Niveau bleiben und unterstellt man eine konstante Relation zu den anderen Leistungszahlen, so ist damit zu rechnen, dass jährlich bei ca. 50 gesunden Frauen eine BRCA-Mutation diagnostiziert wird, während man etwa 650 Frauen pro Jahr die Teilnahme an den präventiven Maßnahmen empfehlen würde. Würde man die Einschlusskriterien auf die Hochrisikogruppe (60% der getesteten Familien, vgl. Tabelle 2-2 in Kapitel 2) beschränken, würden pro Jahr nur noch etwa 380 Screening-Tests vorgenommen. Durch die fehlenden 220 Tests der moderaten Risikogruppe bliebe jährlich bei ca. 23 Familien (etwa 10%) und 11 gesunden Frauen eine vorhandene Mutation unentdeckt (vgl. Tabelle 2-2).

Flussdiagramm Familiärer Brust- und Eierstockkrebs
(Leistungsbilanz)

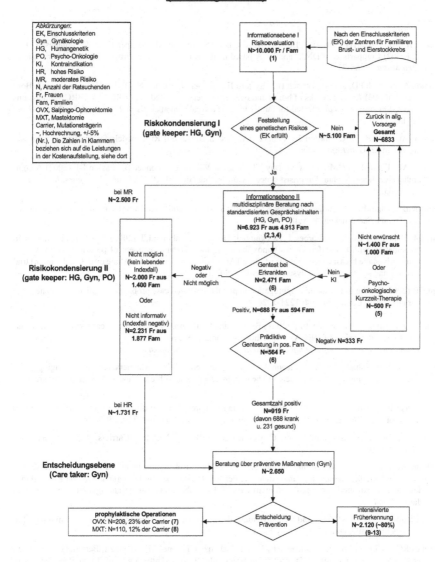

Abbildung 1-1: Flussdiagramm: Leistungsbilanz des Verbundprojekts „Familiärer Brust- und Eierstockkrebs"
(aus: Verbundprojekt 2004b)

Literatur

Andrulis IL, Anton-Culver H, Beck J, Bove B, Boyd J, Buys S, Godwin AK, Hopper JL, Li F, Neuhausen SL et al. (2002) Comparison of DNA- and RNA-based methods for detection of truncating BRCA1 mutations. *Hum Mutat* 20: 65-73

Antoniou A, Pharoah PD, Narod S, Risch HA, Eyfjord JE, Hopper JL, Loman N, Olsson H, Johannsson O, Borg A et al. (2003) Average Risks of breast and ovarian cancer associated with BRCA1 or BRCA2 mutations detected in case series unselected for family history: a combined analysis of 22 studies. *Am J Hum Genet* 72: 111-1130

Antoniou AC, Gayther SA, Stratton JF, Ponder BA, Easton DF (2000) Risk models for familial ovarian and breast cancer. *Genet Epidemiol* 18: 173-90.

Antoniou AC, Pharoah PD, McMullan G, Day NE, Stratton MR, Peto J, Ponder BJ, Easton DF (2002) A comprehensive model for familial breast cancer incorporating BRCA1, BRCA2 and other genes. *Br J Cancer* 86: 76-83.

Arbeitsgemeinschaft bevölkerungsbezogener Krebsregister (Hrsg.) (2004) Krebs in Deutschland – Häufigkeiten und Trends. Saarbrücken, 4. Aufl.

Baum M, Buzdar A, Cuzick J, Forbes J, Houghton J, Howell A, Sahmoud T (2003) Anastrozole alone or in combination with tamoxifen versus tamoxifen alone for adjuvant treatment of postmenopausal women with early-stage breast cancer: results of the ATAC (Arimidex, Tamoxifen Alone or in Combination) trial efficacy and safety update analyses. *Cancer* 98: 1802-10.

Begg CB (2002) On the use of familial aggregation in population-based case probands for calculating penetrance *J Natl Cancer Inst* 94: 1221-1226

Bevilacqua G, Silingardi V, Marchetti P (2001) Exemestane for the prevention of breast cancer in postmenopausal unaffected carriers of BRCA1/2 mutations - Aromasin Prevention Study (Apres). *Breast Cancer Res Treat. Special Issue: 24th Annual San Antonio Breast Cancer Symposium.* 69: 226.

Blue Cross and Blue shield association technology evaluation center (2003) Magnetic resonance imaging of the breast in screening women considered to be at high genetic risk of breast cancer. Assessment program 18, No 15

Breast cancer linkage consortium (1997) Pathology of familial breast cancer: differences between breast cancers in carriers of BRCA1 and BRCA2 mutations and sporadic cases. *Lancet* 349: 1505-10

Breast cancer linkage consortium (1999) Cancer Risks in BRCA2 Mutation Carriers. *J Natl Cancer Inst* 91:1310-1316

Bundesministerium für Gesundheit und Soziale Sicherung (2004) Bekanntmachung des Bundesausschusses der Ärzte und Krankenkassen über eine Änderung der Richtlinien über die Früherkennung von Krebserkrankungen (Krebsfrüherkennungs-Richtlinien) vom 15. Dezember 2003. Bundesanzeiger Nr. 1 (S. 2) vom 3. Januar 2004

Chang-Claude J (2003) BRCA1/2 and the prevention of breast cancer. In: Human Genetics Epidemiology, Ed. Khoury and Little, Oxford University Press

Coombes RC, Hall E, Gibson LJ, Paridaens R, Jassem J, Delozier T, Jones SE, Alvarez I, Bertelli G, Ortmann O et al. (2004) A Randomized Trial of Exemestane after Two to Three Years of Tamoxifen Therapy in Postmenopausal Women with Primary Breast Cancer *N Engl J Med* 350: 1081-1092

Cuzick J, Forbes J, Edwards R, Baum M, Cawthorn S, Coates A, Hamed A, Howell A, Powles T; IBIS investigators (2002): First results from the International Breast Cancer Intervention Study (IBIS-I): a randomised prevention trial. *Lancet* 360: 817-24

Dooley WC, Ljung BM, Veronesi U, Cazzaniga M, et al. (2001): Ductal Lavage for Detection of Cellular Atypia in Women at High Risk for Breast Cancer. *J Natl Cancer Inst* 93: 1624-1632

Del Tito BJ, Poff HE, Novotny M, Cartledge DM, Walker RI, Earl CD, Bailey AL (1998) Automated fluorescent analysis procedure for enzymatic mutation detection *Clin Chem* 44: 731-739

Dunn BK, Ford LG (2000) Breast cancer prevention: results of the National Surgical Adjuvant Breast and Bowel Project (NSABP) breast cancer prevention trial (NSABP P-1: BCPT) European Journal of Cancer 36: 49-50

Early Breast Cancer Trialists' Collaborative Group (1998) Tamoxifen for early breast cancer: an overview of the randomised trials. *Lancet* 351: 1451–1467

Easton DF, Bishop DT, Ford D, Crockford GP (1993) Genetic linkage analysis in familial breast and ovarian cancer:results from 214 families. *Am J Hum Genet* 52: 678-701

Engel J, Hölzel D, Kerr J, Schubert-Fritschle G (2003) Epidemiologie. In: Empfehlungen zur Diagnostik, Therapie und Nachsorge. Mammakarzinome. Hrsg Sauer HJ München: Zuckschwerdt 9. Auflage

Engel J, Hölscher G, Schubert-Fritschle G (2004) Epidemiologie. In: Empfehlungen zur Diagnostik, Therapie und Nachsorge. Maligne Ovarialtumoren. Hrsg Schmalfeldt B München: Zuckschwerdt 7. Auflage

Ford D, Easton DF, Bishop DT, Narod SA, Goldgar DE (1994) Risks of cancer in BRCA1-mutation carriers. Breast Cancer Linkage Consortium *Lancet* 343: 692-695

Ford D, Easton DF, Stratton M et al. (1998) Genetic heterogeneity and penetrance analysis of the BRCA 1 and BRCA 2 genes in breast cancer families. *Am J Hum Genet* 62: 676-689

Foulkes WD, Metcalfe K, Sun P et al. (2004) Estrogen receptor status in BRCA1- and BRCA2-related breast cancer: the influence of age, grade, and histological type. *Clin Cancer Res* 10: 2029-34.

Friedrich M (1998). MRI of the breast: state of the art. *Eur. Radiol* 8: 707-725

Frost MH, Schaid DJ, Sellers TA et al. (2000) Long-term satisfaction and psychological and social functioning following bilateral prophylactic surgery. *JAMA* 284: 319-324

Gayther SA, Mangion J, Russell P, Seal S, Barfoot R, Ponder BA, Stratton MR, Easton D. (1997) Variations of risks of breast and ovarian cancer associated with different germline mutations of the BRCA 2 gene. *Nat Genet* 15:103-105

Gayther SA, Warren W, Mazoyer S et al. (1995) Germline mutations of the BRCA1 gene in breast and ovarian cancer families provide evidence for a genotype-phenotype correlation. *Nat Genet* 11: 428-433

German consortium of hereditary breast and ovarian cancer (2002). Comprehensive Analysis of 989 Patients with breast or ovarian cancer provides BRCA1 and BRCA2 mutation profiles and frequencies for the german population. *Int J Cancer* 97: 472-480

Giordano SH, Buzdan AU, Hortobagyi GN (2002) Breast cancer in men. Ann Int Med 137: 678-687

Hamajima N, Hirose K, Tajima K et al. (2002) Alcohol, tobacco and breast cancer- collaborative reanalysis of individual data from 53 epidemiological studies, including 58515 women with breast cancer and 9506 without the disease. *Br J Cancer* 87: 1234-45

Harbeck N, Eiermann W, Engel J, Funke I, Janni W, Lebeau A, Permanetter W, Raab G, Untch M, Zemzoum I (2003) Prognostische und prädiktive Faktoren beim primären Mammakarzinom. In: Empfehlungen zur Diagnostik, Therapie und Nachsorge. Mammakarzinome. Hrsg Sauer HJ München: Zuckschwerdt 9. Auflage

Hartmann LC, Schaid DJ, Woods JE et al. (1999) Efficacy of bilateral prophylactic mastectomy in women with a family history of breast cancer. *N Engl J Med* 340: 77-84

Hartmann LC, Sellers TA, Schaid DJ et al. (2001). Efficacy of bilateral mastectomy in BRCA1 and BRCA2 mutation carriers. *J Natl Cancer Inst* 93: 1633-1637

Hedenfalk I, Duggan D, Chen Y et al. (2001) Gene-expression profiles in hereditary breast cancer. *N Engl J Med* 344: 539-548

Heinig A, Beck R, Heywang-Köbrunner S, Kölbl H, Lampe D. (2002) Suppression of unspecific diffuse or focal enhancement on magnetic resonance imaging (MRI) of the breast by antiestrogen medication - first results. *Tumori* 88: 215-233

Heywang-Köbrunner S, Schreer I (2003). Bildgebende Mammadiagnostik Thieme 2. Aufl.

Heywang-Köbrunner SH, Brandt S, Amaya B et. al. (2002) Influence of short-term Exemestan treatment on contrast-enhanced (CE) breast MRI: study design and first experiences. *Breast Cancer Res Treat* 76 (suppl 1) 610

Holinski-Feder E, Brandau O, Nestle-Krämling C, Derakhshandeh-Peykar P, Murken J, Untch M,; Meindl A (1998). Genetik des erblichen Mammakarzinoms. Grundlagen-Forschung-Diagnostik *Dtsch Ärztebl* 95: 600-605

Jernstrom H, Lerman C, Ghadirian P et al. (1999) Pregnancy and risk of early breast cancer in carriers of BRCA1 and BRCA2 *Lancet* 354:1846-1850

Kauff ND, Satagopan JM, Robson ME et al. (2002). Risk reducing salpingo-oophorectomy in women with BRCA1 or BRCA2 mutation. *N Engl J Med* 346: 1609-1615

Key TJ, Allen NE, Verkasalo PK, Banks E (2001) Energy balance and cancer: the role of sex hormones Proceedings of the Nutrition Society 60: 81-89

Kiechle M, Böttcher B, Ditsch N, Kuschel B, Plattner B, Schwarz-Boeger U, Untchh M, Vodermaier A. (2003) Hereditäres Mammakarzinom In Sauer H (Hrsg.) Mammakarzinome: Empfehlungen zur Diagnostik, Therapie und Nachsorge. München: Zuckschwerdt 9.Aufl.

King MC, Wieand S, Hale K et al. (2001). Tamoxifen and Breast Cancer Incidence Among Women With Inherited Mutations in BRCA1 and BRCA2: National Surgical Adjuvant Breast and Bowel Project (NSABP-P1) Breast Cancer Prevention Trial *JAMA* 286: 2251-2256

Knippers (2001) Molekulare Genetik. 8. Auflage. Stuttgart: Thieme-Verlag

Korkko J, Annunen S, Pihlajamaa T, Prockop DJ, Ala-Kokko L (1998) Conformation sensitive gel electrophoresis for simple and accurate detection of mutations: comparison with denaturing gradient gel electrophoresis and nucleotide sequencing. *Proc Natl Acad Sci U S A*. 95: 1681–1685

Kriege M, Brekelmans CT, Boetes C et al. (2004) Efficacy of MRI and Mammography for breast-cancer screening in women with a familial or genetic predisposition. *N Engl J Med* 351: 27-37

Kuhl CK, Schmutzler RK, Leutner CC, Kempe A, Wardelmann E, Hocke A, Maringa M, Pfeifer U, Krebs D, Schild HH. (2000) Breast MR imaging in 192 women proved or suspected to be carriers of a breast cancer susceptibility gene: preliminary results. *Radiology* 215: 267-379

Kuschel B, Anthuber C, Kiechle M, Untch M. (2004) Hereditäres Ovarialkarzinom. In: Schmalfeld B (Hrsg) Empfehlungen zur Diagnostik, Therapie und Nachsorge. Maligne Ovarialtumoren Zuckschwerdt 7. Aufl.

Lakhani SR, Van De Vijver MJ, Jacquemier J, Anderson TJ, Osin PP, McGuffog L, Easton DF (2002) The pathology of familial breast cancer: predictive value of immunohistochemical markers estrogen receptor, progesterone receptor, HER-2, and p53 in patients with mutations in BRCA1 and BRCA2. J Clin Oncol 20: 2310-2318

Lakhani SR, Manek S, Penault-Llorca F et al. (2004) Pathology of ovarian cancers in BRCA1 and BRCA2 carriers. *Clin Cancer Res* 10: 2473-81

Luckey JA, Drossman H, Kostichka AJ, Mead DA, D'Cunha J,Norris TB, Smith LM (1990) High speed DNA sequencing by capillary electrophoresis Nucl Ac Res 18: 4417-4421

Macoska J (2002) The progressing clinical utility of DNA Microarrays. *CA Cancer J Clin* 52: 50-59

McDonnell SK, Schaid DJ, Myers JL et al. (2001) efficacy of contralateral prophylactic mastectomy in women with a personal and family history of breast cancer. *J Clin Oncol* 19:3938-3943

McGrath SB, Bounpheng M, Torres L, Calavetta M, Scott CB, Suh Y, Rines D, van Orsouw N, Vijg J. (2001) High-speed, multicolor fluorescent two-dimensional gene scanning. *Genomics* 78: 83-90.

Meijers-Heijboer H, van Geel B, van Putten WL et al. (2001). Breast cancer after prophylactic mastectomy in women with a BRCA 1 or BRCA 2 mutation. *N Engl J Med* 345:159-164

Metcalfe K, Lynch HT, Ghadirian P et al: (2004) Contralateral breast cancer in BRCA1 and BRCA2 mutation carriers, *J Clin Oncol* 22: 2328-2335

Miki Y, Swensen J, Shattuck-Eidens D et al. (1994) A strong candidate for the breast and ovarian cancer susceptibility gene BRCA1 *Science* 266: 66-71

Minckwitz G v. (2004) Prävention des Mammakarzinoms. Fakten, Daten , Visionen. Bremen: Uni-Med 1. Aufl.

Minckwitz G v., Prieshof B, Hofman K, Jakisch CH, Paepke S, Torode J, Kaufmann M. (2002) Prävention mit Goserelin und Ibandronat bei prämenopausalen Frauen mit familiärem Mammakarzinomrisiko. Erste Erfahrungen mit der GISS-studie. *Arch gynecol obstetr* 26 (suppl1):53

Morrison P, Hodgson S, Haites N. (2002) Familial Breast and ovarian cancer. Genetics, screening and management. Cambridge University Press

Müller C, Haworth A. (2001) Draft best practice guidelines for molecular analysis of hereditary breast and ovarian cancer. European moleculare genetics quality network

Narod SA, Risch H, Moslehi R et al. (1998) Oral contraceptives and the risk of hereditary ovarian cancer. *N Engl J Med* 339: 424-428

Narod SA, Sun P, Ghadirian P et al. (2001) Tubal ligation and risk of ovarian cancer in carriers of BRCA1 or BRCA2 mutations: a case-control study. *Lancet* 357: 1467-1470

Norberg T, Klaar S, Lindqvist L, Lindahl T, Ahlgren J, Bergh J. (2001) Enzymatic mutation detection method evaluated for detection of p53 mutations in cDNA from breast cancers. *Clin Chem* May 47: 821-8

Orsouw van NJ, Dhandab RK, Elhajic Y, Narodc SA, Lid FP, Enge C, Vijga J (1999) A highly accurate, low cost test for BRCA1 mutations. *J Med Genet* 36: 747-753

Powles T, Eeles R, Ashley S, Easton D, Chang J, Dowsett M, Tidy A, Viggers J, Davey J. (1998). Interim analysis of the incidence of breast cancer in the Royal Marsden Hospital tamoxifen randomised chemoprevention trial. *Lancet* 352: 98-101

Rebbeck TR, Levin AM, Eisen A et al. (1999) Breast cancer risk after bilateral prophylactic oophorectomy in BRCA1 mutation carriers *J Natl Cancer Inst* 91: 1475-1479

Rebbeck TR, Lynch HT, Neuhausen SL et al. (2002) Prophylactic oophorectomy in carriers of BRCA1 or BRCA2 mutations. *N Engl J Med*. 346: 1616-22.

Roa BB, Boyd AA, Volcik K, Richards CS (1996) Ashkenazi Jewish population frequencies for common mutations in BRCA1 and BRCA2. *Nat Genet* 14: 185-187

Roest PA, Roberts RG, Sugino S, van Ommen GJ, den Dunnen JT(1993) Protein truncation test (PTT) for rapid detection of translation-terminating mutations. Hum Mol Genet 2: 1719-21

Robson M (2000) Are BRCA1- and BRCA2-associated breast cancers different? Prognosis of BRCA1-associated breast cancer. J Clin Oncol 18:113s-118

Sanger F, Nicklen S, and Coulson AR (1977) DNA sequencing with chain-terminating inhibitors Proc *Natl Acad Sci U S A* 74: 5463–5467

Schmutzler R, Beckmann MW, Kiechle M. (2002) Prävention: familiäres Mamma- und Ovarialkarzinom. *Dtsch Ärztebl* 99: A-132

Schmutzler R, Schlegelberger B, Meindl, A., Gerber, WD, Kiechle, M. (2003): Beratung, genetische Testung und Prävention von Frauen mit einer familiären Belastung für das Mamma- und Ovarialkarzinom. *Zentralbl Gynakol* 125: 494-506

Steindorf K, Schmidt M, Kropp S, Chang-Claude J. (2003) Case-control study of physical activity and breast cancer risk among premenopausal woman in Germany. *Am J Epidemiol* 157: 121-130

Strachan T, Read AP (1996): Molekulare Humangenetik. Heidelberg, Berlin, Oxford: Spektrum, Akademischer Verlag

Thompson D, Easton D (2001) Variation in cancer risks, by mutation position, in BRCA2 mutation carriers Am J Hum Genet 68: 410-419

Thompson D, Easton DF (2002) Cancer Incidence in BRCA1 mutation carriers *J Natl Cancer Inst* 94: 1358-1365

Thorlacius S, Olafsdottir G, Tryggvadottir L, Neuhausen S, Jonasson JG, Tavtigian SV, Tulinius H, Ogmundsdottir HM, Eyfjord JE. (1996) A single BRCA2 mutation in male and female breast cancer families from Iceland with varied cancer phenotypes. *Nat Genet* 13: 117-119

Verbundprojekt Familiärer Brust- und Eierstockkrebs der Deutschen Krebshilfe (2004a): Zwischenbericht der 11 Zentren in der Auslaufförderung. Deutsche Krebshilfe, Unveröffentlichtes Dokument.

Verbundprojekt Familiärer Brust- und Eierstockkrebs der Deutschen Krebshilfe (2004b): Kurzleitlinie zur Identifikation und Versorgung von Frauen mit einer familiä-ren Belastung für Brust- und Eierstockkrebs im Rahmen der Regelversorgung. Unveröffentlichtes Dokument.

Verhoog LC, Brekelmans CT, Seynaeve C et al.(1999) Survival in Hereditary Breast Cancer Associated With Germline Mutations of BRCA2. *J Clin Oncol17*: 3396-3402

Verhoog LC, Brekelmans CTM, Seynaeve C, Meijers-Heijboer EJ, Klijn JGM. (2000) Contralateral breast cancer risk is influenced by the age at onset in BRCA1-associated breast cancer. *Br J Cancer* 83: 384–386

Veronesi U, Maisonneuve P, Costa A, Sacchini V, Maltoni C, Robertson C, Rotmensz N, Boyle P (1998) Prevention of breast cancer with tamoxifen: preliminary findings from the Italian randomised trial among hysterectomised women *Lancet* 352: 93-97

Warner E, Plewes DB, Shumak RS et al. (2001) Comparison of breast magnetic resonance imaging, mammography, and ultrasound for surveillance of women at high risk for hereditary breast cancer. *J Clin Oncol* 19: 3524-31

Wooster R, Bignell G, Lancaster J, Swift S, Seal S, Mangion J, Collins N, Gregory S, Gumbs C, Micklem G (1995) Identification of the breast cancer susceptibility gene BRCA2 *Nature* 378: 789-792

Wyshak G, Frisch RE (2000) Breast cancer among former college athletes compared to non-athletes: a 15-year follow-up *Br J Cancer* 82: 726-730

Xiao W, Oefner HP (2001). Denaturing high-performance liquid chromatography: a review. *Hum Mut* 17: 439-474

Zion SM, Slezak JM, Sellers TA, Woods JE, Arnold PG, Petty PM, Donohue JH, Frost MH, Schaid DJ, Hartmann LC (2003) Reoperations after prophylactic mastectomy with or without implant reconstruction *Cancer* 98: 2152-2160

2 Implikationen der genetischen Beratung bei Hochrisiko-Familien für erblichen Brust- und Eierstockkrebs

Brigitte Schlegelberger und Ulrich Hoffrage

2.1 Erwartungen und Motivation der Ratsuchenden

Für Ratsuchende, die zum ersten Mal in die genetische Beratung kommen ist es hilfreich, sie durch Informationsmaterial darauf vorzubereiten, für wen ein genetisches Beratungsgespräch sinnvoll ist, wie es abläuft, welche Informationen benötigt werden und welche Aussagen zu erwarten sind (Hallowell et al. 1997a). Dabei sollten die Ratsuchenden darauf vorbereitet werden, dass nicht immer definitive Angaben zum individuellen Risiko möglich sind und häufig ein hohes Maß an Unsicherheit bestehen bleibt. Innerhalb des Deutschen Krebshilfe-Konsortiums „Familiärer Brust- und Eierstockkrebs" wurde entsprechendes Informationsmaterial entwickelt (http://www.deutsche-krebshilfe.de, http://bonn.humangen.de/beratung.htm, http://www.mh-hannover.de/institute/zellpathologie).

Die Erwartungen der Ratsuchenden an die interdisziplinäre tumorgenetische Beratung sind abhängig von der individuellen Situation. Stehen für gesunde Ratsuchende das eigene Risiko zu erkranken und geeignete Möglichkeiten zur Früherkennung bzw. zur Verhinderung einer Krebserkrankung im Vordergrund, beschäftigt ältere oder bereits an Brust- oder Eierstockkrebs Erkrankte häufig vor allem das Risiko für ihre Kinder oder für andere (weibliche) Verwandte (Brain et al. 2000). Auch in den Untersuchungen von Lynch et al. (1999) und Metcalfe et al. (2003) war der Wunsch, mehr Information über das eigene Risiko, das Risiko von Kindern und anderen Familienangehörigen und Ratschläge für das geeignete Früherkennungsprogramm zu bekommen, am wichtigsten. Daneben erwarteten die Frauen eine Grundlage für die zukünftige Lebensplanung und für die Entscheidung über prophylaktische Operationen, Hinweise auf neue diagnostische und Behandlungsverfahren, psychologische Unterstützung oder wollten die molekulargenetische Untersuchung vor allem auf Bitte von gesunden Verwandten hin durchführen lassen.

Damit ergibt sich der Bedarf, in einem interdisziplinären Beratungsgespräch folgende Themen anzusprechen:

- Individuelles genetisches Risiko für Brust- und Eierstockkrebs

- Möglichkeiten, Grenzen und Risiken der molekulargenetischen Diagnostik zum Nachweis von BRCA1/2-Mutationen

- Konsequenzen für die Ratsuchende und für die weitere Familie, insbesondere für die Kinder sowie die Familienplanung

- Möglichkeiten, Chancen und Risiken von Früherkennungsmaßnahmen und prophylaktischen Operationen

- Vermeidung zusätzlicher Risiken für die Entstehung BRCA-assoziierter Tumore

- Hilfestellung bei der Entscheidungsfindung für oder gegen eine molekulargenetische Untersuchung sowie bei der Auswahl der geeigneten präventiven Strategien

2.2   Setting und Ablauf der Beratung

Um diesem umfassenden Beratungsbedarf im Zusammenhang mit der molekulargenetischen Diagnostik und dem medizinischen Management beim erblichen Brust- und Eierstockkrebs zu begegnen, wurden in vielen europäischen Ländern und in den USA sog. Cancer Genetic Clinics etabliert. Das innerhalb des Deutschen Krebshilfe-Konsortiums „Familiärer Brust- und Eierstockkrebs" entwickelte Konzept zur interdisziplinären tumorgenetischen Beratung lehnt sich an die Strukturen innerhalb der Cancer Genetic Clinics an, um eine integrierte Beratung, Diagnostik und Versorgung für die Hochrisiko-Familien zu gewährleisten.

Nach den Richtlinien der Bundesärztekammer zur Diagnostik der genetischen Disposition für Krebserkrankungen (Bundesärztekammer 1998) ist die Erörterung eines erhöhten Krebsrisikos und aller damit zusammenhängenden Fragen Aufgabe einer interdisziplinären Beratung, die jeder prädiktiven genetischen Diagnostik vorangeht. In die Beratung müssen zumindest ein mit dem jeweiligen Krankheitsbild vertrauter Facharzt sowie ein Facharzt für Humangenetik einbezogen sein. In Abbildung 2-1 ist der Ablauf der interdisziplinären tumorgenetischen Beratung dargestellt.

Der Ablauf der interdisziplinären tumorgenetischen Beratung wird exemplarisch am Vorgehen im Zentrum Hannover geschildert, das Vorgehen in anderen Zentren kann variieren. In einigen Zentren werden die interdisziplinären Beratungsgespräche simultan, d.h. unter gleichzeitiger Anwesenheit eines Humangenetikers und eines Gynäkologen, in anderen Zentren sequentiell, d.h. in Form von Einzelgesprächen der Ratsuchenden mit einem Humangenetiker und anschließend mit einem Gynäkologen und ggf. Psychologen, durchgeführt. Jedes Beratungssetting hat seine Vor- und Nachteile: während bei den simultanen Beratungsgesprächen flexibler auf die Fragen der Ratsuchenden zum genetischen Risiko und zu den Möglichkeiten der Früherkennung bzw. prophylaktischen Operationen eingegangen werden kann und zudem widersprüchliche Aussagen der Experten vermieden werden können, bietet ein Einzelgespräch mehr Intimität, so dass emotional belastendere Themen eventuell besser angesprochen werden können. In zwei Zentren stehen Psychoonkologen nur noch bei Bedarf zur Verfügung. In anderen Zentren nehmen sie an den simultanen interdisziplinären Beratungsgesprächen teil.

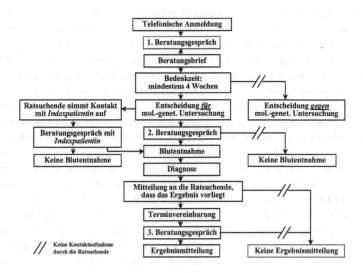

Abbildung 2-1:   Beratungskonzept des Deutschen Krebshilfe-Konsortiums „Familiärer Brust- und Eierstock-krebs"

Im ersten Telefongespräch mit den Ratsuchenden wird eruiert, ob ihr Anliegen grundsätzlich in einer tumorgenetischen Beratung geklärt werden kann. Die Ratsuchenden erhalten erste Informationen über den organisatorischen Ablauf. Bevor sie zum ersten Beratungsgespräch eingeladen werden, wird ihnen ein Fragebogen zugeschickt, in dem detailliert die Familien-anamnese erfragt wird. Dieser Fragebogen wird von einer Humangenetikerin ausgewertet. Ergibt sich aus der Stammbaumanalyse, dass kein erhöhtes Risiko besteht, wird dies mit den Ratsuchenden in einem Telefonat oder ggf. in einem Beratungsgespräch diskutiert. Sie erhal-ten einen kurzen Beratungsbrief mit einer Zusammenfassung und dem Hinweis, dass sich die Risikoeinschätzung ändern kann, wenn in der Familie neue Krebserkrankungen auftreten, so-wie dem Angebot, sich jederzeit wieder zu melden. Ergibt sich aus der Stammbaumanalyse ein Anhalt für ein erhöhtes Risiko, werden die Ratsuchenden zu einem ersten Beratungsge-spräch eingeladen und erhalten allgemeines Informationsmaterial über den erblichen Brust-und Eierstockkrebs, über die tumorgenetische Beratung mit einer Einwilligungserklärung für die genetische Beratung sowie eine Anreisebeschreibung.

Im ersten Beratungsgespräch, das nur mit einer Humangenetikerin geführt wird, wird der Stammbaum überprüft und vervollständigt, die Risikokonstellation in der Familie besprochen und geklärt, ob eine molekulargenetische Untersuchung der BRCA1/2-Gene angeboten wird. Wenn z.B. die erkrankte Ratsuchende aus der in Abbildung 2-2 dargestellten Familie kommt, steht das Risiko, ein zweites Mal an Brust- oder Eierstockkrebs zu erkranken, sowie das Risi-ko für die Kinder im Vordergrund. Fragen richten sich darauf, ob sich durch gezielte therapeutische oder diagnostische Maßnahmen die Erkrankungsrisiko und die Prognose verbessern lassen. Um das Risiko für die Kinder zu verstehen, wird der Ratsuchenden der autosomal-dominante Erbgang vermittelt (Abbildung 2-3). Hierbei wird z.B. darauf eingegangen, dass auch die Söhne eine Mutation geerbt haben können und dass – wenn die Ratsuchende eine molekulargenetische Untersuchung durchführen lässt und eine Mutation gefunden wird – bei den Söhnen durch eine molekulargenetische Untersuchung geklärt werden kann, ob sie die Mutation geerbt haben oder nicht. Die Ratsuchende kann anhand des Schemas leicht ableiten, dass die Mutation im letzten Fall auch nicht von den Söhnen an ihre Kinder weitergegeben werden kann. Wenn eine gesunde Ratsuchende, z.B. die 39 Jahre alte Cousine (Abbildung 2-2) in die tumorgenetische Beratung kommt, stehen andere Themen in Vordergrund: Sie möchte ihr individuelles Erkrankungsrisiko erfahren und über Möglichkeiten informiert werden, es zu reduzieren. Ihr wird das individuelle Risiko, bis zum Alter von 80 Jahren bzw. in den nächsten 10 Jahren zu erkranken, mitgeteilt, aber auch die Unsicherheit, dass nicht vorhergesagt werden kann, wann die Krebserkrankung ggf. auftritt. Weiterhin wird die Möglichkeit besprochen, durch ein intensiviertes Früherkennungsprogramm Krebserkrankungen so früh wie möglich zu erkennen. Die Ratsuchende kommt u.U. mit der Frage, ob in ihrer Situation eine Entfernung der Brüste ratsam ist und wünscht eine molekulargenetische Untersuchung zur Entscheidungsfindung. Andere Ratsuchende wissen von vornherein, dass diese Option für sie nicht in Frage kommt, denken aber über eine Entfernung der Eierstöcke nach, wenn sie hören, dass dieser Eingriff zu einer Reduktion des Risikos für Brustkrebs um die Hälfte und zu einer fast vollständigen Reduktion des Risikos für Eierstockkrebs führt. Da die histopathologischen Befunde möglichst aller an Brust- und Eierstockkrebs Erkrankten eingeholt werden müssen, werden die Ratsuchenden gebeten, ihre Verwandten um Schweigepflichtsentbindungen zu bitten.

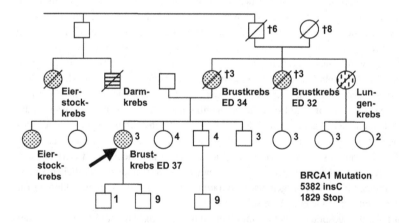

Abbildung 2-2: Stammbaum einer Familie mit erblichem Brust- und Eierstockkrebs, in der eine BRCA1-Mutation nachgewiesen wurde. Die Veranlagung (Prädisposition) wird über den Großvater mütterlicherseits und über seinen Bruder vererbt

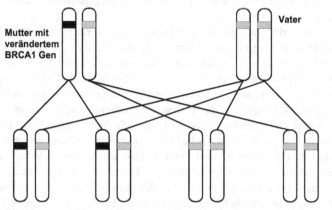

Mutter mit
verändertem
BRCA1 Gen

Vater

Die Nachkommen haben ein Risiko von 50%, das veränderte BRCA1-Gen zu erben

■ Verändertes BRCA1 Gen   ▧ Intaktes BRCA1 Gen

Abbildung 2-3:   *Vererbung der BRCA1/2-Mutation nach dem autosomal-dominanten Erbgang. Eine Mutationsträgerin gibt die Mutation durchschnittlich an die Hälfte ihrer Kinder weiter. Kinder, die die Mutation geerbt haben, haben ein erhöhtes Risiko an Brust- und Eierstockkrebs zu erkranken und können die Mutation an ihre Kinder weitergeben. Kinder, die die Mutation nicht geerbt haben, haben kein erhöhtes Risiko und können die Mutation nicht an ihre Kinder weitergeben*

Zur molekulargenetischen Untersuchung wird mit der Ratsuchenden ausführlich besprochen, dass nur in etwa der Hälfte der Familien mit erblichem Brust- und Eierstockkrebs eine BRCA1/2-Mutation gefunden wird und dass in den Familien ohne BRCA1/2-Mutation das a-priori Risiko bestehen bleibt. Den Ratsuchenden werden die Testprinzipien und damit die Aussagefähigkeit der molekulargenetischen Untersuchung erklärt. Dafür ist es Voraussetzung, dass die Ratsuchenden ein grundlegendes Verständnis über Genetik haben und z.B. die Begriffe Gen oder Mutation verstehen. Diese Erklärung muss sich an den Kenntnisstand der Ratsuchenden anpassen. Dabei werden die Informationen nicht „abgespult", sondern in einem interaktiven Prozess, adaptiert an die Bedürfnisse und Fragen der Ratsuchenden („tailored information"), erarbeitet. Neben den Themen, die regelmäßig im Beratungsgespräch besprochen werden, können auch weitere Fragen angesprochen werden, z.B. wie wirkt sich eine Schwangerschaft auf mein Erkrankungsrisiko aus, wo können die Früherkennungsuntersuchungen durchgeführt werden, wer kommt für die Kosten auf. Ziel ist es, die Ratsuchenden in die Lage zu versetzen, die Bedeutung der Information für ihre individuelle Situation zu verstehen und zu bewerten. Um die Konsequenzen einer molekulargenetischen Untersuchung konkret zu erörtern, werden Fragen diskutiert, wie: Was würde sich für Sie ändern, was würden Sie tun, wenn Sie erfahren, dass Sie eine Mutation tragen, was, wenn Sie erfahren, dass

Sie keine tragen, mit wem sprechen Sie darüber etc. Nach dem Beratungsgespräch erhalten die Ratuchenden einen Beratungsbrief, in dem der Inhalt des Beratungsgesprächs individuell für jede Ratsuchende zusammengefasst wird.

Ratsuchende mit einem erhöhten genetischen Risiko werden zu einem zweiten inter-disziplinären Beratungsgespräch eingeladen, an dem ein Humangenetiker, ein Gynäkologe und ein Psychotherapeut teilnehmen. Zwischen dem ersten und dem zweiten Beratungsge-spräch vergehen in der Regel mindestens vier Wochen, die gleichzeitig die Bedenkzeit für ge-sunde Ratsuchende darstellen. Das zweite Beratungsgespräch fokussiert auf die Konsequen-zen der molekulargenetischen Diagnostik, das individuelle Früherkennungsprogramm und prophylaktische Operationen und insbesondere auf die Fragen, die die Ratsuchende hat. Falls eine gesunde Ratsuchende eine molekulargenetische Untersuchung wünscht, wird sie gebeten, mit der oder den lebenden Erkrankten in der Familie Kontakt aufzunehmen und sie zum zweiten Beratungsgespräch einzuladen. In der Familie aus Abbildung 2-2 wäre das (falls die 39 Jahre alte Cousine zuerst zur Beratung käme) die 38 Jahre alte Erkrankte, in unserem Bei-spiel die Ratsuchende. Außer in seltenen Fällen, in denen in der Familie ein sehr enger Zu-sammenhalt besteht, scheuen die Ratsuchenden meist, entfernte Verwandte, wie z.B. die an Eierstockkrebs erkrankte Cousine 2. Grades, zu bitten, sich für die molekulare Diagnostik zur Verfügung zu stellen. Im Beratungsgespräch ist es ein Thema, wie innerhalb der Familie mit der Information über das genetische Risiko und ggf. über eine Mutation umgegangen wird. Viele Beratungsgespräche finden von Anfang an mit mehreren Familienangehörigen, z.B. der Mutter und ihrer Tochter, oder mehreren Schwestern, aber auch mit der Ratsuchenden und ih-rem Partner, statt. Alle Familienangehörigen aus einer Familie mit erblichem Brust- und Eier-stockkrebs sind zum Beratungsgespräch eingeladen. Eine molekulargenetische Diagnostik wird zunächst bei der oder den (nur im Ausnahmefall mehr als zwei) zur Verfügung stehen-den Indexpatienten durchgeführt. Falls die Indexpatienten nicht in der Lage, z.B. zu krank sind, um in die Beratungssprechstunde zu kommen, wird mit ihnen vor der Blutentnahme ein telefonisches Beratungsgespräch geführt. Sofern die Indexpatientin im zweiten Beratungsge-spräch erstmals mit in die Beratung kommt, wird sie entsprechend dem Erstgespräch aufge-klärt. Am Ende des zweiten Beratungsgesprächs erfolgt nach der Einwilligung durch die Rat-suchenden die Blutentnahme für die molekulargenetische Diagnostik. Sobald das Ergebnis vorliegt, erhält die Ratsuchende eine schriftliche Mitteilung darüber, verbunden mit einem Angebot zu einem dritten interdisziplinären Beratungsgespräch, an dem wieder ein Humange-netiker, ein Gynäkologe und ein Psychologe teilnehmen. In diesem Beratungsgespräch wird das Ergebnis der molekulargenetischen Untersuchung offengelegt und konkret geklärt, wel-che unmittelbaren Konsequenzen die Ratsuchende daraus zieht. Dabei werden die Themen, die bereits im zweiten Beratungsgespräch erörtert wurden, nochmals ausführlich besprochen, da sich in der Zwischenzeit oft viele Fragen ergeben haben und u.U. eine neue Situation durch das Vorliegen des Ergebnisses der molekulargenetischen Untersuchung besteht. Ein wichtiges Thema ist auch, welche Auswirkungen sich für die weitere Familie ergeben. Auch dieses Be-ratungsgespräch wird in einem schriftlichen humangenetischen Gutachten an die Ratsuchende niedergelegt. Die Ratsuchenden haben zu jeder Zeit die Möglichkeit, sich gegen eine weitere genetische Beratung oder Diagnostik zu entscheiden, ohne dass ihnen daraus Nachteile ent-stehen. Dies geschieht z.B. einfach dadurch, dass sie keinen Termin für ein zweites Beraungsgespräch vereinbaren oder die Einladung zum dritten Beratungsgespräch nicht annehmen.

Nach der Leitlinie zur Genetischen Beratung (Berufsverband Medizinische Genetik 1998) dauert ein Beratungsgespräch mindestens eine halbe Stunde. Diese Beratungszeit ist in Familien ohne deutlich erhöhtes genetisches Risiko für Brust- und Eierstockkrebs in der Regel ausreichend. Bei Bedarf sollten weitere Gespräche angeboten werden.

Für ein interdisziplinäres tumorgenetisches Beratungsgespräch bei erkennbar erhöhtem Risiko für erblichen Brust- und Eierstockkrebs ist in der Regel mindestens eine Stunde erforderlich. Da in den interdisziplinären tumorgenetischen Beratungsgesprächen komplexe Zusammenhänge zum individuellen genetischen Risiko, zum Risiko der eigenen Kinder und der übrigen Familie, die Entscheidungsfindung in Bezug auf die molekulare Diagnostik sowie Optionen zur Früherkennung und zu prophylaktischen Operationen diskutiert werden müssen, sind bei einem erhöhten genetischen Risiko für Brust- und Eierstockkrebs mehrere Beratungsgespräche notwendig. Auch nach der Ergebnismitteilung haben mehr als ein Drittel der Ratsuchenden das Bedürfnis nach weiteren Beratungsgesprächen (Lynch et al. 1999).

In einer Metaanalyse untersuchten Meiser & Halliday (2002) den Einfluss der genetische Beratung von Frauen mit einem hohen Risiko für erblichen Brustkrebs auf die Parameter Angst, psychische Belastung und die Genauigkeit der Wahrnehmung des eigenen Risikos. Da die Studien unterschiedliche Indikatoren verwandten, wurden die Ergebnisse in Effektgrößen umgewandelt. Dabei zeigte sich eine deutliche, signifikante Zunahme in der Genauigkeit der Risikowahrnehmung ($r = 0.56$; $p<0.01$) und eine signifikante, allerdings geringe Abnahme der Angst ($r = -0.17$; $p<0.01$). Die psychische Belastung nahm minimal ab, der Effekt war jedoch nicht signifikant ($r = -0.074$; $p=0.052$).

Eckpunkte des Beratungskonzepts im Deutschen Krebshilfe-Konsortiums sind:

- Informierte Zustimmung („informed consent") vor Einleitung der molekulargenetischen Diagnostik zum Nachweis von BRCA1/2-Mutationen, auch bei Indexpatientinnen; Ergebnismitteilung in einem interdisziplinären Beratungsgespräch (Beratung – Diagnostik – Beratung)

- Nicht-direktive Beratung, u.a. zum Schutz des Rechts auf Nicht-Wissen; Verzicht auf Kontaktaufnahme mit Risikopersonen, die nicht aus eigener Initiative die Beratung aufsuchen

- Angemessene Bedenkzeit vor der Blutentnahme zur prädiktiven Diagnostik zum Nachweis von BRCA1/2-Mutationen

- Beteiligung eines Facharztes/einer Fachärztin für Humangenetik und für Gynäkologie in interdisziplinären Beratungsgesprächen

- Angebot einer individuellen psychologischen Beratung in Belastungs- oder Konfliktsituationen

- Ausführlicher Beratungsbrief mit Bewertung des individuellen Risikos und der sich daraus ergebenden Konsequenzen

2.3 Anforderungsprofil an die tumorgenetische Beratung

Brustkrebs ist die häufigste Krebserkrankung der Frau. In Deutschland erkrankt jede 8.-10. Frau an Brustkrebs (Lebenszeitprävalenz). Bei etwa 20-25% der Erkrankten wird eine familiäre Häufung beobachtet. 5-10% der Brustkrebserkrankungen folgen einem klar definierten Erbgang (autosomal-dominant mit verminderter Penetranz) und stellen die hier als „erblicher Brust- und Eierstockkrebs" bezeichnete Erkrankung dar. In etwa der Hälfte der Familien mit einem erblichen Brust- und Eierstockkrebs liegen krankheits-assoziierte Veränderungen (Mutationen) in den sog. Brustkrebs-Genen BRCA1 oder BRCA2 vor. Für die restlichen 50% werden mit den heutigen Methoden nicht identifizierte Mutationen oder Mutationen in weiteren, noch nicht identifizierten Brustkrebsgenen verantwortlich gemacht. Im Einzelfall, insbesondere in kleinen Familien mit nur wenigen Frauen oder bei der Vererbung über die väterliche Linie, kann die Einschätzung schwierig sein, ob die familiäre Häufigkeit Ausdruck eines einzelnen Gens, oder aber multifaktoriell bedingt ist, d.h. auf der Beteiligung mehrerer Gene und exogener Faktoren beruht.

2.3.1 Ermittlung des individuellen genetischen Risikos anhand der Stammbaumdaten

Die wichtigste Information, ob eine Brustkrebserkrankung zufällig oder auf der Grundlage einer erblichen Prädisposition (Vorbelastung) entstanden ist, liefert die Familienanamnese. Daher ist der erste Schritt zur Bestimmung des individuellen genetischen Risikos die detaillierte Erhebung des Stammbaums. Nach der Leitlinie des Konsortiums müssen bei der Stammbaum-Analyse folgende Faktoren erfasst werden:

- Vollständiger Stammbaum über mindestens drei Generationen unter Einschluss der mütterlichen und der väterlichen Linie

- Diagnose aller Tumore für alle betroffenen Angehörigen

- Alter bei Erstdiagnose für alle Tumorpatienten in der Familie

- Alter und Geschlecht für alle betroffenen und nicht-betroffenen Familienangehörigen

Diese Anforderungen stimmen mit den Empfehlungen des National Institute for Clinical Excellence (NICE 2004) überein. Zusätzlich wird empfohlen, nach der jüdischen Abstammung zu fragen. Ein vollständiger Stammbaum über mindestens drei Generationen muss die mütterliche und die väterliche Linie erfassen, da die Prädisposition für erblichen Brust- und Eierstockkrebs auch über den Vater oder andere Männer in der Familie vererbt werden kann (Abbildung 2-2). Bei der Erhebung der Familienanamnese ist man auf die Daten angewiesen, die durch die Ratsuchenden selbst übermittelt werden. Es hat sich als hilfreich erwiesen, die Ratsuchenden zu motivieren, innerhalb der Familie nachzufragen. Mütter sind dabei zentrale Figuren in der Informationsübermittlung (Green et al. 1997). Dies kann z.B. geschehen, wenn den Ratsuchenden vor dem Beratungsgespräch ein Fragebogen zur Erfassung der Familienanamnese zugeschickt wird (Legatt et al. 1999). Nach Möglichkeit sollten die Krebsdiagnosen in der Familie, insbesondere bei Brust- und Eierstockkrebs, durch histopathologische Befunde oder durch abschließende Arztbriefe verifiziert werden, da z.b. bei benignen Brusterkrankungen, schlechter Kommunikation innerhalb der Familie oder langem Überleben nach frühzeitiger Erkrankung nicht selten falsche Befunde entstehen, die letztlich eine inadäquate Risikobestimmung nach sich ziehen (Kerr et al. 1998).

2.3.2   Risikostratifizierung

Die Entscheidung, ob einer oder einem Ratsuchenden eine molekulargenetische Diagnostik zum Nachweis von BRCA1/2-Mutationen angeboten wird, wird nach Stammbaum-Kriterien getroffen. Nach internationalen Leitlinien der Amerikanischen Society of Clinical Oncology (ASCO 1996) und des französischen AD Hoc-Komitees (Eisinger et al. 1998) wird empfohlen, das individuelle Risiko in einer genetischen Beratung zu klären. Nach den Empfehlungen des französischen Ad Hoc-Kommitees sollte dabei der persönlichen Sorge mehr Gewicht beigemessen werden als dem Risikowert der Ratsuchenden. Nach der in den USA üblichen Praxis, hier beschrieben für acht führende Cancer Genetic Clinics der USA, wird eine molekulare Diagnostik ab einer Mutationswahrscheinlichkeit von 10% durchgeführt (Euhus et al. 2002). Nach der Leitlinie des National Institute for Clinical Excellence (NICE 2004) sollen mindestens alle Frauen aus Familien mit einer Mutationswahrscheinlichkeit von über 20%, einem Lebenszeitrisiko von über 30% oder einer Wahrscheinlichkeit von über 8%, im Alter von 40 bis 50 Jahren zu erkranken, Zugang zu einer molekulargenetischen Untersuchung der BRCA1/2-Gene – und ggf des P53-Gens – haben (Tabelle 2-1).

Tabelle 2-1: Ermittlung des individuellen Risikos für die Entscheidung über die BRCA1/2-Mutationsanalyse

Leitlinie/ Studie	Risikokalkulationsmodell	Schwellenwert	Referenz
ASCO	k.A. „strong family history of cancer or very early age of onset"	Mutationswahrscheinlichkeit > 10%	ASCO 1996
French National Ad Hoc Committee	k.A. 1)	Mutationswahrscheinlichkeit > 25% „rechtfertigt das Angebot der molekularen Testung", Mutationswahrscheinlichkeit <5% „rechtfertigt die Entscheidung, dass der Test nicht durchgeführt wird"	Eisinger et al. 1998
NICE	k.A. 2) Familienkonstellationen (entsprechen weitgehend den Kategorien 1-9, vgl. Tabelle 2-2)	Mutationswahrscheinlichkeit > 20%, Lebenszeitrisiko > 30% oder Risiko, im Alter von 40 bis 50 Jahren zu erkranken >8%	NICE 2004
Acht führende Cancer Genetic Clinics aus den USA	Stammbaumanalyse durch erfahrene Berater gleichwertig dem Computermodell BRCAPRO	Mutationswahrscheinlichkeit > 10%	Euhus et al. 2002
Dt. Krebshilfe-Konsortium	Familienkonstellationen (Kategorien 1-9, vgl. Tabelle 2-2)	Mutationswahrscheinlichkeit > 10%	Kurzleitlinie 2004

k.A.: keine Angabe
1) „However, the degree of personal concern should be given more weight than the counselee's risk level".
2) "In many situations, the breast cancer risk to a woman with a family history of the disease can be estimated straightforwardly from epidemiological studies. In more complex situations, risks can be estimated by applying risk algorithms, although these models can give inconsistent results and have not been thoroughly evaluated".

Nach den Ergebnissen der BRCA1/2-Mutationsanalysen bei den ersten 3000 deutschen Familien zeigte sich, dass in Familien 1) mit zwei erst- oder zweitgradig an Brustkrebs erkrankten Verwandten, eine davon vor dem 50. Lebensjahr, 2) drei oder mehr an Brustkrebs Erkrankten, davon zwei unter 51 Jahren oder 3) Familien, in denen mindestens einmal Brust- und einmal Eierstockkrebs aufgetreten war, die höchsten Mutationsraten zeigten. Die Einschlusskriterien für den Test wurden anhand der inzwischen vorliegenden empirischen deutschen Daten revidiert. In Tabelle 2-2 sind die Familienkonstellationen zusammengefasst, bei denen Mutationswahrscheinlichkeiten von mindestens 10% zu erwarten sind, d.h. alle in Tabelle 2-2 genannten Einschlusskriterien erfüllen einen Schwellenwert für ein Prä-Test-Risiko von 10%. Diese Familienkonstellationen wurden innerhalb des Konsortiums als Einschlusskriterien eingesetzt.

Tabelle 2-2: Familienkonstellationen, bei denen in der deutschen Bevölkerung eine Mutation im BRCA1- oder BRCA2-Gen mit einer Wahrscheinlichkeit von mindestens 10% zu erwarten ist. Größere Deletionen sind nicht berücksichtigt; sie treten in etwa 3-5% der Familien auf, in denen keine BRCA1/2-Mutation nachgewiesen wurde

Kate-gorie	Familienkonstellation	Zahl der Mutationsträgerinnen	Mutationswahr-scheinlichkeit
1	Zwei an Brustkrebs Erkrankte, davon eine unter 51 Jahren	29/304	10%
2	Drei oder mehr an Brustkrebs Erkrankte, unabhängig vom Alter	38/349	11%
3	Eine unter 31 Jahren an Brustkrebs Erkrankte	11/100	11%
4	Mann mit Brustkrebs	6/48	13%
5	Mindestens eine an Brustkrebs und eine an Eierstockkrebs Erkrankte	170/429	40%
6	Zwei oder mehr an Eierstockkrebs Erkrankte	12/35	34%
7	Drei oder mehr an Brustkrebs Erkrankte, davon zwei unter 51 Jahren	195/612	32%
8	Zwei an Brustkrebs Erkrankte, beide unter 50 Jahren	33/176	19%
9	Eine unter 40 Jahren an bilateralem Brustkrebs Erkrankte	5/27	18%

Wie oben dargestellt, wurden innerhalb des Deutschen Krebshilfe-Konsortiums Familienkonstellationen definiert, bei denen eine Mutationswahrscheinlichkeit von >10% (moderates Risiko: Kategorie 1-4) bzw. eine Mutationswahrscheinlichkeit >20% (hohes Risiko: Kategorie 5-9) zu erwarten ist. Diese Kriterien sind Grundlage für die Entscheidung, ob in einer Familie eine molekulargenetische Analyse zum Nachweis von BRCA1/2-Mutationen sinnvoll ist. Eine Mutationsanalyse erscheint ab einer Mutationswahrscheinlichkeit von 10% sinnvoll. Sie ist bei allen in Tabelle 2-2 genannten Familienkonstellationen zu erwarten. Daher sollte bei allen Familien der Kategorien 1-9 eine BRCA1/2-Diagnostik angeboten werden. Die Mutationssuche sollte nach Möglichkeit bei einer bereits erkrankten Person (Indexpatientin) beginnen.

Es sollte auch ein Verfahren diskutiert werden, wie in seltenen Spezialfällen vorzugehen ist, die in keine der genannten Risikokonstellationen passen aber dennoch eine hohe Prä-Testwahrscheinlickeit erwarten lassen (z.B. adoptierte junge Betroffene, alle Indexpatienten verstorben bei hoher familiärer Wahrscheinlichkeit, etc.). Da die Familien in Deutschland häufig sehr klein sind, ist es manchmal kaum möglich die Einschlusskriterien 2 oder 7 zu erfüllen, z.B. wenn die Ratsuchende keine Schwestern und die früh an Brustkrebs erkrankte Mutter nur einen an Bauchspeicheldrüsenkrebs erkrankten Bruder hat, eine Konstellation, die durchaus auf eine Mutation im BRCA2-Gen hinweisen kann. Bei der Bewertung des genetischen Risikos durch einen erfahrenen Genetiker werden z.B. solche sekundären Neoplasien berücksichtigt. Ebenso kann es ein entscheidender Hinweis sein, wenn die Mutter im o.g. Beispiel ein medulläres Mammakarzinom hatte, einen Subtyp, der insbesondere bei BRCA1-Mutationsträgerinnen vorkommen kann, oder einen Östrogen- und Progesteron-negativen G3-Tumor mit einem lymphomonozytären Infiltrat, morphologische Kriterien, die ebenfalls auf ein BRCA1-assoziiertes Mammakarzinom hinweisen.

Außerdem sind die Mutations- bzw. Erkrankungswahrscheinlichkeiten Grundlage für die Auswahl eines Risiko-adaptierten Früherkennungsprogramms, das für Frauen mit moderatem und hohem Risiko differiert. In den vor kurzem veröffentlichten Empfehlungen des National Institute for Clinical Excellence werden drei Risikogruppen unterschieden: Frauen mit einem durchschnittlichen Risiko, die in der sog. primary care versorgt werden, Frauen mit einem moderaten Risiko (3-8% zwischen 40 und 50 Jahren oder 17-30% im Lauf des Lebens an Brustkrebs zu erkranken), die in der sog. secondary care versorgt werden und Frauen mit einem hohen Risiko (>8% zwischen 40 und 50 Jahren oder >30% im Lauf des Lebens an Brustkrebs zu erkranken), die in der sog. tertiary care versorgt werden. Alle Frauen in der specialist care (secondary und tertiary care) sollen von einem multi-disziplinären Team betreut werden und Zugang zu einem Mammographie-Screening nach dem NHS Breast Screening Programm haben.

2.3.3   Methoden der Risikoermittlung

Das wichtigste Instrument zur Risikoermittlung ist die Stammbaum-Information. Sie steht an erster Stelle, wenn in einer Familie geklärt werden soll, ob ein erhöhtes Risiko für erblichen Brust- und Eierstockkrebs vorliegt. Computermodelle zur Risikokalkulation können bei der Bestimmung des individuellen Risikos hilfreich sein, sollten die vom Berater persönlich vorgenommene Evaluation des Stammbaums aber nicht ersetzen. In den internationalen Leitlinien findet sich keine Empfehlung, nach welchem Risikokalkulationsmodell die Mutationswahrscheinlichkeit berechnet werden sollte.

Mithilfe der unten detailliert diskutierten Computermodelle kann das Risiko, im Laufe des Lebens zu erkranken, das Risiko, in den nächsten fünf oder zehn Jahren zu erkranken oder die Mutationswahrscheinlichkeit ermittelt werden. Ein Zahlenwert, z.B. „Sie haben ein Risiko von 34%, im Lauf des Lebens zu erkranken – dieses Risiko ist mehr als dreimal so hoch wie das einer nicht genetisch vorbelasteten Frau" kann eine Entscheidungshilfe für die Ratsuchende sein, wie sie mit ihrem genetischen Risiko umgeht.

Zur Berechnung der individuellen Wahrscheinlichkeit für eine BRCA1/2-Mutation und der Wahrscheinlichkeit im Lauf des Lebens bzw. in den nächsten zehn Jahren an Brustkrebs zu erkranken, stehen verschiedene Risikokalkulationsmodelle zur Verfügung. Im Deutschen Krebshilfe-Konsortium werden die für Deutschland adaptierten manuellen Claus-Tabellen (Chang-Claude et al. 1995) und das EDV-basierte Risikokalkulationsprogramm Cyrillic 2.1 zur Abschätzung der Erkrankungswahrscheinlichkeit eingesetzt. Für die NICE-Empfehlungen wurden die Risikokalkulationsmodelle nach Claus et al. (1994) und der Collaborative Group on Hormonal Factors in Breast Cancer (2001) zugrundegelegt.

Die verschiedenen unten beschriebenen Modelle liefern sehr variable Ergebnisse und sind nicht sorgfältig evaluiert (NICE 2004). Manche der Modelle berücksichtigen andere bekannte Risikofaktoren, z.B. Alter bei der Menopause, Geburten oder Stillen, wobei noch nicht klar ist, inwieweit diese Faktoren das Risiko bei Mutationsträgerinnen modifizieren. So liegen zum Einfluss von Schwangerschaften widersprüchliche Ergebnisse vor. Während nach Jernström et al. (1999) das Risiko mit jeder Schwangerschaft um 24% zunimmt, haben nach King et al. (2003) Schwangerschaften bei Mutationsträgerinnen einen protektiven Effekt und verzögern das Auftreten von Brustkrebs bis zu zehn Jahre. Manche Modelle können ein moderat erhöhtes Risiko möglicherweise besser abschätzen als ein genetisch bedingt hohes Risiko und berücksichtigen meist nur begrenzte Informationen aus der Familienanamnese, z.B. erkrankte erstgradige Verwandte. Die interdisziplinäre tumorgenetische Beratung und molekulare Diagnostik richtet sich dagegen nur an sog. Hochrisiko-Familien. Es besteht die Gefahr, dass in diesen Familien bei Benutzung der gegenwärtig verfügbaren Modelle das tatsächliche Risiko unterschätzt wird (NICE 2004).

Folgende Risikokalkulationsmodelle stehen zur Verfügung:

- Claus-Modell (Claus et al. 1991, Claus et al. 1996, Chang-Claude et al. 1995)

Das Claus-Modell wurde ausgehend von den Daten der „Cancer and Hormone Study" des Centers for Disease Control an 4739 Frauen mit Brustkrebs im Alter zwischen 20 und 54 Jahren und 4688 altersgematchten Kontrollpersonen aus der gleichen Region entwickelt. Dabei wurden die Zahl und das Alter bei Diagnosestellung der erkrankten erstgradig Verwandten (Mütter und Schwestern) und das Alter der nicht erkrankten erstgradig Verwandten erfragt. Die Risikokalkulation legt zugrunde, dass die Verteilung nach Alter bei Diagnosestellung eine stufenweise Funktion in Abhängigkeit vom Genotyp, d.h. einem hoch penetranten, autosomal-dominanten Brustkrebsgen, ist. Bei der Bestimmung des individuellen Risikos wird das kumulative Risiko, an Brustkrebs zu erkranken in 10-Jahres-Intervallen in Abhängigkeit von der Zahl und vom Erkrankungsalter betroffener Mütter und Schwestern nach der Kaplan-Meier Methode bestimmt. Dieses Modell wurde an die deutsche Bevölkerung adaptiert und kann für die manuelle Risikokalkulation unter Einbeziehung erkrankter Mütter, Schwestern und Tanten in der mütterlichen und väterlichen Linie benutzt werden (Chang-Claude et al. 1995).

- BRCAPRO (Easton et al. 1995, Ford et al. 1995, Berry et al. 1997, Parmigiani et al. 1998)

In der Studie von Easton et al. (1995) wurden die Daten von 33 Familien mit mindestens vier Brustkrebserkrankungen unter 60 Jahren oder vier Eierstockkrebserkrankungen, die mit BRCA1 kosegregierten, ausgewertet, um das kumulative Risiko für Brust- und Eierstockkrebs von Trägerinnen einer BRCA1-Mutation zu ermitteln. Ford et al. (1995) errechneten mittels Daten zweier populationsbasierter Krebsregister die Inzidenz von BRCA-Mutationen in der Bevölkerung. Die Daten dieser beiden Studien wiederum bilden die Grundlage für ein neues Computermodell, in das die Zahl, der Verwandtschaftsgrad und das Alter von betroffenen und nicht-betroffenen Familienangehörigen sowie das Alter bei Diagnosestellung der betroffenen Angehörigen eingegeben und daraus die Wahrscheinlichkeit für das Vorliegen einer BRCA1- (Berry et al. 1997) oder für das Vorliegen einer BRCA1- oder BRCA2-Mutation (Parmigiani et al. 1998) bestimmt wird. Das Modell benutzt das Bayessche Theorem, ein in der Genetik übliches Statistikverfahren, unter der Annahme eines autosomal-dominanten Erbgangs und berücksichtigt die Unsicherheiten in den Grundannahmen, z.B. der altersspezifischen Inzidenz der Erkrankungen oder der Prävalenz der Mutationen. Durch kleine Änderungen, z.B. in den Altersangaben, können die errechneten Wahrscheinlichkeiten stark variieren.

- Gail-Modell (Gail et al. 1989)

Das Modell wurde an Frauen entwickelt, die sich im Breast Cancer Detection Demonstration Project einem jährlichen Screening unterzogen. Das absolute Erkrankungsrisiko einer Frau in einem definierten Alter und mit definierten Risikofaktoren, d.h. Alter bei der Menarche, Alter bei der ersten Geburt, Zahl vorausgegangener Brustbiopsien und Zahl erstgradiger Verwandter mit Brustkrebs, wird für ein 10-Jahresintervall bestimmt. Das Konfidenzintervall ist z.T. sehr groß. Das Modell ist auf den Einfluss nichtgenetischer Risikofaktoren fokussiert.

Eine abschließende Beurteilung, welche Modelle zur Risikokalkulation die genaueste Abschätzung des tatsächlichen Risikos in den deutschen Familien liefert, ist erst nach Auswertung der in der zentralen Datenbank des Deutschen Krebshilfe Konsortiums gesammelten Stammbaumdaten und molekulargenetischen Befunde zu erwarten. Nach Euhus et al. (2002) hatten genetische Berater (in den USA ein spezieller Ausbildungsgang, der kein Medizinstudium und keine Facharztausbildung voraussetzt) und das Computermodell BRCAPRO eine gleich hohe Sensitivität, BRCAPRO jedoch eine doppelt so hohe Spezifität bei der Vorhersage einer BRCA1/2-Mutation. An dieser Untersuchung nahmen genetische Berater aus acht führenden Cancer Genetic Clinics in den USA teil. Sie wählten 272 Stammbäume von Familien mit erblichem Brust- und Eierstockkrebs aus, in denen eine Mutationsanalyse durchgeführt worden war und somit bekannt war, ob eine BRCA1/2-Mutation vorlag. Anhand dieser Stammbäume sollte die Vorhersagegenauigkeit bei der „manuellen" Risikoermittlung durch genetische Berater mit der Risikoermittlung durch das häufig benutze Computerprogramm BRCAPRO verglichen werden. Genetische Berater ermittelten in 8 bis 29% der Familien, die tatsächlich eine BRCA1- oder BRCA2-Mutation hatten, eine Mutationswahrscheinlichkeit von unter 10% (bei der keine molekulare Untersuchung der BRCA1/2-Gene angeboten wird), während BRCAPRO in 16% der BRCA1/2-positiven eine Mutationswahrscheinlichkeit unter 10% errechnete. Der positive prädiktive Vorhersagewert (PPV) lag für BRCAPRO bei 74%, wenn eine 95% oder größere Mutationswahrscheinlichkeit zugrunde gelegt wurde. Die genetischen Berater erreichten PPVs zwischen 65% und 100% (Median 75%). Sieben der acht genetischen Berater hatten für zwei der fünf Familien mit einer BRCA1/2-Mutation, für die BRCAPRO eine Mutationswahrscheinlichkeit von unter 10% errechnet hatte, eine Mutationswahrscheinlichkeit von über 10% bestimmt. Dies dürfte daran liegen, dass BRCAPRO in Familien, in denen ausschließlich Eierstockkrebs vorkommt, die Mutationswahrscheinlichkeit deutlich unterschätzt.

Nach den Erfahrungen aus dem Deutschen Krebshilfe Konsortium ist das manuelle Claus-Modell, das an die deutsche Bevölkerung angepasst wurde, am besten zur Risikokalkulation geeignet (Chang-Claude et al. 1995). Beim Vergleich der Computermodelle nach Gail, Claus und BRCAPRO zeigte sich, dass alle Modelle das tatsächliche Risiko deutlich unterschätzten, während die manuelle Risikoermittlung mit den Claus-Tabellen das Risiko überschätzte. Die Werte „expected/observed" lagen für Gail bei 0.69, für das Claus-Computermodell bei 0.76, für Ford bei 0.66 und für das manuelle Claus-Modell bei 1.22.

Schlussfolgerungen

- Die bisher verfügbaren Risikokalkulationsmodelle ergeben keine gut vergleichbaren Risikoziffern. Das manuelle Claus-Modell scheint die verlässlichsten Risikoziffern zu ergeben.

- In Familien mit erblichem Brust- und Eierstockkrebs wird bei Anwendung der existierenden Risikokalkulationsmodelle das Erkrankungsrisiko für Brustkrebs unterschätzt

- Computermodelle zur Risikokalkulation können bei der Bestimmung des individuellen Risikos hilfreich sein, sollten die manuelle Evaluation des Stammbaums aber nicht ersetzen.

- Anhand definierter Kriterien aus der Familienanamnese können Familien identifiziert werden, denen eine molekulare Diagnostik angeboten werden sollte.

- Bei der Erhebung der Stammbaumdaten sind die mütterliche und die väterliche Linie über mindestens drei Generationen zu dokumentieren.

- Das wichtigste Instrument zur Risikoermittlung bleibt die sorgfältige Evaluation der Stammbaum-Daten durch einen erfahrenen Humangenetiker (vgl. dazu 2.3.1)

2.3.4 Risikoübermittlung an die Ratsuchenden in der Beratungssituation und anhand eines schriftlichen Gutachtens

Für ein tumorgenetisches Beratungsgespräch ist eine gleichberechtigte „Partnerschaft" und Offenheit zwischen dem beratenden Arzt und den Ratsuchenden erforderlich. Ziel eines solchen Gespräches ist es, den Ratsuchenden auf der Grundlage der verfügbaren wissenschaftlichen Erkenntnisse Hilfestellung bei der eigenen Entscheidungsfindung über den individuellen Umgang mit dem eigenen genetischen Risiko zu leisten.

Die Einschätzung des individuellen Risikos kann als Wahrscheinlichkeitsrevision aufgefasst werden, in dem ein a priori-Risiko aufgrund der Kenntnis weiterer Informationen (z.B., Risikofaktoren, Testergebnisse) mit Hilfe des Bayesschen Theorems in ein a posteriori-Risiko überführt wird. So wird das a priori-Risiko, welches eine Frau einer bestimmten Altersgruppe hat, zum Beispiel durch die Information, dass Familienangehörige an Krebs erkrankt sind, modifiziert. Ein wichtiger Schritt in der Beratung ist dabei zunächst, den Ratsuchenden zu erklären, dass eine derartige Information zur Bestimmung dreierlei verschiedener Gruppen von Wahrscheinlichkeiten herangezogen werden kann:

1) dass eine erbliche Belastung vorliegt, sei es (a) eine BRCA-1/2 Mutation, oder (b) ein bestimmter, aber bislang noch nicht identifizierter genetischer Defekt,

2) dass Brustkrebs auftreten wird, sei es (a) innerhalb einer bestimmten Zeitspanne, (b) bis zu einem bestimmten Alter, oder (c) irgendwann im Laufe des Lebens, und

3) dass die Frau an Brustkrebs sterben wird.

Für eine Reihe von medizinisch-diagnostischen Problemen konnte gezeigt werden, dass medizinische Experten bei derartigen Wahrscheinlichkeitsrevisionsaufgaben, bei denen sie den positiven prädiktiven Wert eines Tests (Risikofaktors) aus Informationen über a priori Wahrscheinlichkeit, Sensitivität und Spezifität ermitteln sollten, starke Defizite aufweisen (Hoffrage et al. 2000). Auch im Kontext von HIV-Beratung konnte gezeigt werden, dass die Berater mit diesen statistischen Begriffen kaum umgehen konnten und ihnen bei der Kommunikation der Bedeutung eines positiven Testergebnisses entsprechend Fehler unterliefen (Gigerenzer et al. 1998). In der genetischen Beratung ist derartigen Schwierigkeiten, wie zum Beispiel der Konfusion zwischen p(Krankheit|Risikofaktor) und p(Risikofaktor|Krankheit), mit der insbesondere bei Laien zu rechnen ist, von daher besonders Rechnung zu tragen. Daher sind „der Erwerb und Nachweis eingehender Kenntnisse, Erfahrungen und Fertigkeiten in … der Berechnung und Einschätzung genetischer Risiken" Teil der Weiterbildung zum Arzt für Humangenetik.

Ferner ist dem Umstand Rechnung zu tragen, dass weite Bevölkerungsgruppen genetische Faktoren deterministisch interpretieren (Davison et al. 1994). Die Rezeption der vom Berater kommunizierten Risikoinformation hängt stark vom Verständnis über Genetik ab, welches die Ratsuchenden zu Beginn des Gesprächs haben (Pearn 1973). Von daher sollten Berater sich wiederholt vergewissern, ob und wie die gegebenen Informationen aufgenommen worden sind und dabei ggf. aufgetretene Missverständnisse ausräumen (Evers-Kiebooms et al. 2000). Zu dem oft deterministischen Vorverständnis über Genetik kommt hinzu, dass für die Ratsuchenden die Beratungssituation zum einen eine hohe psychische Belastung darstellt, und dass die Ratsuchenden zum anderen ohnehin dazu tendieren, ihr persönliches Risiko für Brustkrebs zu überschätzen (Croyle & Lerman 1999). Deshalb ist es wichtig und für viele Frauen auch beruhigend, wenn klar dargelegt wird, dass die oben genannten Wahrscheinlichkeiten bedingte Wahrscheinlichkeiten sind, die allesamt kleiner als 1 sind, so dass die Kette an verschiedenen Stellen unterbrochen werden kann: Nicht jede Frau mit betroffenen Familienangehörigen ist Trägerin des BRCA-1/2 Gens, nicht jede Trägerin wird Brust- oder Eierstockkrebs entwickeln, nicht jede Frau, die eine dieser Krankheiten bekommt, wird daran sterben.

Die erste wesentliche Frage, die im Beratungsgespräch zu klären ist, ist, ob die Familie der Ratsuchenden die Kriterien als sog. Hochrisiko-Familie für erblichen Brust- und Eierstockkrebs erfüllt und somit für die genetische Untersuchung auf Vorliegen einer BRCA-1/2 Mutation in Betracht kommt (vgl. Abschnitt 2.3.2). In den meisten Fällen ist diese Frage klar mit ja oder nein zu beantworten. In manchen Familien mit wenigen weiblichen Familienangehörigen kann es schwierig sein, eine eindeutige Entscheidung zu treffen, wenn Frauen jung an Brustkrebs erkrankt sind, aber die Kriterien nach der Leitlinie des Konsortiums der Deutschen Krebshilfe nicht erfüllt sind.

Aufgrund der bisher aus der Familiengeschichte bekannten Daten lässt sich ein Wiederholungsrisiko für Brustkrebs näherungsweise abschätzen. Diese Risikoermittlung berücksichtigt das Erkrankungsalter und den Verwandtschaftsgrad betroffener Frauen in einer Familie, und sie stützt sich auf Erfahrungswerte, die aus umfangreichen Familienuntersuchungen stammen. Das ermittelte Risiko wird als Wahrscheinlichkeit ausgedrückt, mit der die Ratsuchende innerhalb der nächsten 10 Jahre bzw. bis zum Alter von 80 Jahren an Brustkrebs erkranken wird. Darüber hinaus kann ausgehend von den Stammbaumdaten und ggf. mithilfe geeigneter Computerprogramme die Wahrscheinlichkeit ermittelt werden, ob eine krankheitsassoziierte Mutation in einem der beiden Brustkrebsgene BRCA1 und BRCA2 vorliegt. Ein entsprechendes Risiko wird der Ratsuchenden nur auf ihren Wunsch hin mitgeteilt. Manche Ratsuchenden wollen die konkrete Risikoziffer nicht erfahren.

Die Erklärung des Risikos sollte auf unterschiedliche Weise erfolgen („When a personal risk estimate is requested, it should be presented in more than one way"; NICE 2004). So kann das Risiko, im Lauf des Lebens zu erkranken, in Form einer Prozentangabe genannt werden (z.B. „85%"). Außerdem sollte es in absoluten Zahlen erklärt werden: „Von 100 Frauen erkranken 85 im Lauf des Lebens; das heißt umgekehrt auch, dass 15 Frauen bis zum Alter von 80 Jahren keinen Brustkrebs bekommen". Ob die gegebene Information sich auf einen negativen oder positiven Ausgang bezieht („framing"; Brustkrebs versus keinen Brustkrebs), kann für viele Entscheidungen eine Rolle spielen (Kühberger 1995), insbesondere dann, wenn das Risiko nicht quantitativ, sondern qualitativ (z.B. „leicht erhöht", „sehr hoch") kommuniziert wird (Welkenhuysen et al. 2001).

Zurzeit gibt es keine klare Evidenz, wie die Information über ein individuelles und familiäres Krebsrisiko sensitiv und effektiv kommuniziert werden kann, um sicherzustellen, dass die Wahrscheinlichkeitsangaben korrekt mitgeteilt und verstanden werden (Bottorff et al. 1998). In der empirischen Untersuchung von Hallowell et al. (1997b) bevorzugten 52% der Ratsuchenden quantitative Aussagen ergänzt durch verbale Beschreibungen, 21% lediglich quantitative Aussagen, 7% lediglich verbale Umschreibungen, und 19% hatten keine Präferenz. Bezüglich der quantitativen Aussagen gab es nur geringe Unterschiede bei der Bevorzugung von Prozentangaben, Verhältnissen und Vergleich von Populationen. Ungeachtet der Tatsache, dass einige Ratsuchende eine Präferenz für den Vergleich mit einer Referenzpopulation ausdrückten, sollte mit derartigen Vergleichen sehr vorsichtig umgegangen werden. Fragt eine Frau explizit nach einem relativen Risiko, so sollte diese Angaben stets durch ein absolutes Risiko ergänzt werden. Erfährt zum Beispiel eine Frau mit einer an Brustkrebs erkrankten Schwester (erstgradig Verwandte), dass ihr individuelles Risiko doppelt so hoch ist wie bei genetisch nicht belasteten Frauen ihrer Altergruppe, so kann dies belastend sein. Kommuniziert man ihr jedoch, dass die Referenzpopulation ein Risiko von 10% hat, sie hingegen ein Risiko von 20%, so kann dies als weniger belastend erlebt werden.

Eine wesentliche Aufgabe der interdisziplinären Beratung ist die Aufklärung der Ratsuchenden über Möglichkeiten, Grenzen und Konsequenzen der molekularen Diagnostik. Dazu ist ein grundlegendes Verständnis über die Genetik (Chromosom, DNA, Gen, Mutation) und über die genetischen Grundlagen der Krebsentstehung nötig. Abhängig vom Kenntnisstand der Ratsuchenden und ihrem Wunsch nach Information werden die Zusammenhänge mehr oder weniger detailliert dargestellt. In der englischsprachigen Literatur wird dieses Vorgehen als „tailored information", zugeschnitten auf die Bedürfnisse der Ratsuchenden, bezeichnet. In diesem Kontext ist es wichtig, die Begriffe Risiko und Unsicherheit sauber voneinander zu trennen. Das „Risiko" ist eine exakte Zahl, zum Beispiel errechnet mittels der in Abschnitt 2.3.3 vorgestellten Modelle – „Unsicherheit" hingegen reflektiert die Tatsache, dass diese Zahl falsch sein kann, zum Beispiel aufgrund nicht zutreffender Anwendungsvoraussetzungen dieser Modelle. Derartige Unsicherheiten bei der Risikoermittlung und die sich daraus ergebenden Konsequenzen müssen thematisiert werden: „Women should be offered a personal risk estimate but information should be given about the uncertainties of the estimation" (NICE (2004); siehe auch Sachs et al. 2001).

Im Beratungsgespräch wird außer dem eigenen auch das Risiko für weitere Familienangehörige thematisiert. Hier steht vor allem das Risiko für die eigenen Kinder im Vordergrund. Das gilt insbesondere für bereits an Brustkrebs Erkrankte, die sich über ein erhöhtes Risiko für ihre Kinder oft größere Sorgen machen als über ihre eigene Prognose. Ratsuchende, die die Mendelschen Gesetze kennen und anwenden können, haben kein Problem, den autosomal-dominanten Erbgang zu verstehen. Für die anderen Ratsuchenden wird das Wiederholungsrisiko wie folgt erklärt: Ein Kind einer Frau mit einer BRCA1/2-Mutation hat ein Risiko von 50%, die Mutation zu erben – in diesem Fall hat es ein erhöhtes Risiko, an Brust- und Eierstockkrebs zu erkranken. Mit einer Wahrscheinlichkeit von 50% erbt das Kind das unveränderte Gen (jeder besitzt zwei Kopien eines Gens, eine vom Vater, eine von der Mutter; daher haben Frauen mit einem veränderten Brustkrebsgen immer auch eine normale Kopie des Gens) – in diesem Fall hat es kein erhöhtes Risiko und kann das veränderte Gen auch nicht an seine eigenen Kinder weitergeben. Anders ausgedrückt, das Risiko für die Kinder ist 1:1. Dabei sind zwei Dinge zu betonen: Erstens, eine BRCA 1/2-Mutation kann auch von väterlicher Seite vererbt werden, und zweitens, bei mehreren Kindern sind die Wahrscheinlichkeiten, dass die Mutation weitervererbt wird, unabhängig. Bei zwei Kindern eines Ehepaares, bei denen genau ein Elternteil die Mutation hat, kann also entweder bei keinem (p= 0,25), einem (p= 0,5), oder beiden Kindern (p= 0,25) die Mutation vorliegen. Die Erklärung wird unterstützt durch Schemata (Abbildung 2-3). Bei der Erklärung des Wiederholungsrisikos wird darauf hingewiesen, dass die Wahrscheinlichkeit, die Mutation zu erben, für jedes Kind gleich ist. Dies zu betonen ist wichtig angesichts der Tatsache, dass viele Frauen fälschlicherweise annehmen, wenn *ein* Kind die Mutation hat, dann muss das *andere* diesbezüglich normal sein (Bottorff et al. 1998). Ferner ist wichtig, darauf hinzuweisen, dass das Erkrankungsrisiko für die Söhne natürlich deutlich geringer ist als für Töchter. Allerdings können Söhne die Mutation genauso an ihre Kinder weitergeben wie Töchter, die die Mutation geerbt haben.

Nach dem Beratungsgespräch erhalten die Ratsuchenden einen individuellen Beratungsbrief, in dem der Gesprächsinhalt allgemeinverständlich zusammengefasst wird. Die Ratsuchenden betrachten diese schriftliche Zusammenfassung des genetischen Beratungsgesprächs als wertvoll (Hallowell et al. 1998).

2.4   Ethische und psychosoziale Aspekte der Beratung und Betreuung von Frauen aus Familien mit erblichem Brust- und Eierstockkrebs

In ihrer Stellungnahme zur Entdeckung des Brustkrebsgens BRCA1 (Bvmedgen & GfH 1995) fordert die Kommission für Öffentlichkeitsarbeit und ethische Fragen der Gesellschaft für Humangenetik eine koordinierte BRCA1-Genteststudie, um das Spektrum der relevanten BRCA1-Mutationen zu identifizieren und von gesundheitlich bedeutungslosen Polymorphismen abzugrenzen, die Häufigkeit von Neumutationen abzuschätzen, die klinische Bedeutung einer individuellen Mutation zu bestimmen und die Konsequenzen für die Familie sowie den Beratungsbedarf bei betroffenen und nicht-betroffenen Frauen zu klären. Dieser Forderung wurde durch die Initiierung des von der Deutschen Krebshilfe geförderten Verbundprojekts Rechnung getragen. Weiterhin stellte die Kommission fest, dass es sich bei der molekulargenetischen Untersuchung im Kontext erblicher Brustkrebserkrankungen um eine humangenetische Diagnostik handelt, die sich deshalb an Regelungen zu orientieren hat, die gegenwärtig in der medizinischen Genetik Gültigkeit haben. Nach dem Eckpunktpapier des Nationalen Ethikrats „Prädiktive Gentests. Eckpunkte für eine ethische und rechtliche Orientierung" muss vor und nach dem Test eine qualifizierte und interdisziplinäre Beratung durch einen formal qualifizierten Arzt angeboten werden, die sich beziehen muss auf:

- Die genetischen Aspekte der Untersuchung

- Mögliche medizinische Konsequenzen der Untersuchung oder ihrer Unterlassung

- Mögliche psychische Konsequenzen der Untersuchung oder ihrer Unterlassung

- Mögliche familiäre und soziale Konsequenzen der Untersuchung oder ihrer Unterlassung

Bei der Beratung sind die wissenschaftlichen Befunde der psychologischen und sozialen Forschung über die Folgen genetischer Tests zu berücksichtigen.

In der tumorgenetischen Beratung werden emotional belastende Themen angesprochen. Daher gehört eine Ausbildung in der Gesprächsführung und Psychotherapie zum Anforderungskatalog für die Weiterbildung zum Arzt für Humangenetik. Vor allem Frauen, die als

Kinder oder Jugendliche erlebt haben, wie die Mutter an Brustkrebs erkrankte und verstarb, fühlen sich häufig stark bedroht, insbesondere wenn sie das Alter erreichen, in dem die Mutter erkrankte (Decruyenaere et al. 2000). Sie kommen häufig zu diesem Zeitpunkt in die genetische Beratung.

Frauen aus Familien mit erblichem Brust- und Eierstockkrebs leben oft seit vielen Jahren und Jahrzehnten mit dem Wissen um ihr genetisches Risiko. Daher reagieren gesunde Frauen, die nach der molekulargenetischen Untersuchung erfahren, dass sie Mutationsträgerin sind und ein hohes Risiko haben, an Brust- und Eierstockkrebs zu erkranken, häufig sehr gelassen und sagen, sie hätten dieses Ergebnis erwartet (Lynch et al. 1997). Manche Frauen sind sogar erleichtert; andere wirken dagegen traurig oder entwickeln Schuldgefühle, z.B. gegenüber den Kindern, denen sie die Mutation vererbt haben. Auch Frauen, die erfahren, dass sie keine Mutation tragen, können durch sog. „survival guilt" negativen Gefühlen ausgesetzt sein. Diese negativen Gefühle scheinen jedoch schnell verarbeitet zu werden.

In der Literatur zu den psychologischen Konsequenzen der BRCA1/2-Diagnostik (für ein Review, siehe Lerman et al. (2002)) wird übereinstimmend berichtet, dass die Mitteilung, dass eine gesunde Frau eine Mutation trägt und damit ein hohes Risiko hat, im Lauf ihres Lebens an Brust- und/oder Eierstockkrebs zu erkranken, deutlich weniger belastend ist, als dies allgemein angenommen wird. In dem systematischen Review von Meiser & Halliday (2002) zeigten Frauen, bei denen keine Mutation nachgewiesen wurde, eine signifikante Reduktion der Angstparameter. Dagegen stiegen die Belastungswerte bei Frauen, die eine molekulargenetische Untersuchung der BRCA1/2-Gene ablehnten, signifikant (Lerman et al. 1998).

Die Wartezeit zwischen Blutentnahme und Ergebnismitteilung erleben die meisten Frauen als relativ ruhige Phase; nur einzelne Frauen waren sehr belastet (Lodder 1999). Zwei Drittel der Ratsuchenden sind mit der molekulargenetischen Diagnostik zufrieden bis sehr zufrieden (Metcalfe et al. 2003). Fast alle Frauen aus dieser kanadischen Studie (für die die Kostenübernahme des Früherkennungsprogramms und prophylaktischen Operationen sichergestellt war) würden anderen Frauen empfehlen, eine molekulargenetische Untersuchung durchführen zu lassen. In einer deutschen Pilotstudie (Nippert et al. 2003) würden zwar die meisten Frauen die Untersuchung wieder durchführen lassen; allerdings würde nur die Hälfte der Frauen, bei denen eine Mutation gefunden wurde, die Untersuchung anderen empfehlen. Von den befragten Frauen berichteten 21,1% über Probleme mit den Krankenkassen, insbesondere bei der Kostenübernahme für empfohlene diagnostische Maßnahmen wie z.B. vaginalen Ultraschall oder MRT-Untersuchungen der Brust. Der Abschluss von Lebensversicherungen oder privaten Krankenversicherungen war nur für 1,3% bzw. 5,3% der Befragten ein Motiv, die BRCA1/2-Diagnostik durchführen zu lassen.

Bisher ist wenig bekannt über die innerfamiliären Prozesse, die durch die genetische Beratung und Diagnostik in Familien mit erblichem Brust- und Eierstockkrebs ausgelöst werden. In manchen Familien kann es zu einer Intensivierung und Verbesserung, in anderen zu negativen Auswirkungen auf die familiären Beziehungen kommen (Metcalfe et al. 2003). Gesunde Frauen scheinen zurückhaltender zu sein, als bereits an Brustkrebs Erkrankte, das Ergebnis einer Mutationsanalyse mitzuteilen (Julian-Reynier et al. 2000). Die Information wird vor allem mit weiblichen Verwandten, vor allem mit Schwestern oder der Mutter geteilt. Eine distanzierte Beziehung verhindert oft die Weitergabe der Information. Mutationsträgerinnen unterrichten häufiger ihre Verwandten, als Frauen, bei denen kein weiterführendes Ergebnis erzielt wurde.

Die psychoonkologische Beratung hat zum Ziel, die psychosoziale Situation der Ratsuchenden zu beurteilen, um zu klären, ob sie einer möglichen zusätzlichen Belastung durch das Ergebnis der BRCA1/2-Diagnostik gewachsen ist. Der Psychoonkologie fällt dabei die Aufgabe zu, Ratsuchende zu identifizieren, die eine psychologische Beratung oder ggf. auch Behandlung benötigen. Dazu gehört auch die Hilfestellung bei der Bewältigung belastender Lebensumstände, z.B. durch Tod oder schwere Krankheit in der Familie oder bei sich selbst. Zu berücksichtigen ist, dass der frühe Tod der Mutter, insbesondere wenn die Tochter zu diesem Zeitpunkt in der Pubertät war, noch nach Jahrzehnten traumatisch erlebt wird. Auch wenn die Ratsuchenden primär keine psychischen Probleme haben, kann im Beratungsverlauf eine psychologische Intervention notwenig sein. Die Entscheidungsfindung bzgl. Gentest oder präventiver Optionen und auch schwierige Kommunikationsprozesse innerhalb der Familie nach dem Gentest können durch psychologische Beratungsgespräche unterstützt werden.

Daraus ergeben sich folgende Schlussfolgerungen:

- Frauen mit einem erhöhten erblichen Risiko für Brust- und Eierstockkrebs muss eine psychologische Beratung und Unterstützung angeboten werden. Dies gilt insbesondere für Frauen, die als Kinder oder Jugendliche die Brustkrebserkrankung ihrer Mutter erlebt haben.

- Frauen, die sich gegen eine molekulargenetische Untersuchung zum Nachweis von BRCA1/2-Mutationen entscheiden, zeigen eine erhöhte psychische Belastung und brauchen ggf. eine psychologische Unterstützung.

- Frauen, bei denen eine familiäre Mutation ausgeschlossen werden kann, werden durch die molekulare Diagnostik entlastet.

- Frauen, bei denen eine familiäre Mutation nachgewiesen wird, zeigen keine Veränderung ihrer psychischen Belastung.

- In der genetischen Beratung müssen die möglichen Auswirkungen der Risikoermittlung und der Ergebnisse der molekularen Diagnostik auf die familiären Beziehungen thematisiert werden.

- Frauen mit einem erhöhten genetischen Risiko für Brust- und Eierstockkrebs erleben es als belastend, wenn die Finanzierung des für sie geeigneten Früherkennungsprogramms nicht sichergestellt ist.

2.5   Zusammenfassende Darstellung der Erfahrungen aus dem Deutschen Krebshilfe-Konsortium „Familiärer Brust- und Eierstockkrebs"

Durch die großzügige finanzielle Unterstützung der Deutschen Krebshilfe wurde in Deutschland erstmals ein umfassendes Angebot zur Beratung und Betreuung von Familien mit erblichem Brust- und Eierstockkrebs geschaffen. Basierend auf den Erfahrungen aus der Beratung von >7000 Ratsuchenden aus >5000 Familien und der molekularen Diagnostik von >3000 Ratsuchenden wurden Empfehlungen zur interdisziplinären Beratung durch Humangenetiker, Gynäkologen und Psychoonkologen, zur einheitlichen, qualitätsgeprüften molekularen Diagnostik, einem risikoadaptierten Früherkennungsprogramm sowie Entscheidungsgrundlagen für prophylaktische Operationen entwickelt und inzwischen in einem Leitlinien-Papier des Konsortiums verbindlich festgelegt (Schmutzler et al. 2003). Diese erfolgreichen Konzepte stellen einen Meilenstein im Umgang mit genetisch bedingten Erkrankungen in Deutschland, insbesondere mit der prädiktiven genetischen Diagnostik, dar und wurden inzwischen auf andere Schwerpunktprogramme, z.B. für erblichen Darmkrebs, übertragen.

Durch den Aufbau von zwölf Zentren, in denen die Voraussetzungen für die interdisziplinären tumorgenetischen Beratungen, die molekulare Diagnostik und die weitergehende Betreuung der Hochrisiko-Patientinnen gegeben sind, ist deutschlandweit ein Angebot in erreichbarer Entfernung geschaffen. Zunächst wurden Zentren in München (Standort LMU), Ulm, Heidelberg, Würzburg, Frankfurt, Bonn, Düsseldorf, Münster, Berlin und Kiel gefördert. Inzwischen existieren weitere Zentren im Deutschen Krebshilfe-Konsortium am Standort TU München, in Dresden, Leipzig, Köln und Hannover. Diese Zentren haben inzwischen ein enges Netz an kooperierenden niedergelassenen Kollegen, die Patientinnen für Beratung überweisen und nach abgeschlossener Diagnostik einen Teil der Früherkennungsuntersuchungen übernehmen.

Die gesamten klinischen und genetischen Daten der im Konsortium erfassten Familien sind inzwischen pseudonymisiert in einer zentralen Datenbank in Leipzig gespeichert. Von der Auswertung dieser Daten erhofft man sich in absehbarer Zeit neue Erkenntnisse zum Risiko für andere Tumore, zur Risikokalkulation und Mutationswahrscheinlichkeit in Abhängigkeit von der Familienkonstellation, zur prognostischen Bedeutung einzelner Früherkennungsmaßnahmen sowie prophylaktischer Operationen, die langfristig zu einer weiteren Optimierung der Beratungs- und Betreuungskonzepte führen können. In diesem Zusammenhang ist es interessant festzustellen, dass sich in Deutschland die zunächst zurückhaltende Haltung gegenüber prophylaktischen Operationen zu ändern scheint: So wurden innerhalb des Konsortiums inzwischen >100 prophylaktische Mastektomien und >200 prophylaktische Ovarektomien durchgeführt.

Mittels eines Fragebogens wurden die zwölf Zentren des Deutschen Krebshilfe-Konsortiums „Familiärer Brust- und Eierstockkrebs" nach der gegenwärtigen Praxis der interdisziplinären tumorgenetischen Beratung und der molekulargenetischen Diagnostik befragt (für die detaillierte Auswertung s. Anhang): In den Jahren 2002 und 2003 wurden je Zentrum im Durchschnitt 108 (39 bis 218) bzw. 95 (19 bis 214) interdisziplinäre Beratungen durchgeführt. Für die interdisziplinären Beratungen stehen 1-4 (im Durchschnitt 1,9) Humangenetiker, 1-6 (im Durchschnitt 2,4) Gynäkologen, 0-3 (im Durchschnitt 1,2) Psychologen und 0-5 (im Durchschnitt 1,8) Mitarbeiter im Sekretariat, für die Dokumentation oder Koordination zur Verfügung.

Die Familien finden überwiegend auf Überweisung durch den Frauenarzt (zu 33-70%, im Durchschnitt 54%), auf Überweisung durch den Hausarzt (zu 5-30%, im Durchschnitt 14%), durch Berichte in den Medien (zu 2-32%, im Durchschnitt 13%), auf Empfehlung aus der Familie oder im Bekanntenkreis (zu 3-25%, im Durchschnitt 12%), seltener durch das Internet (zu 1-20%, im Durchschnitt 6%) oder durch Selbsthilfegruppen (zu 1-10%, im Durchschnitt 3%) den Weg in die interdisziplinäre Beratung.

Für die Beratung wird von den Humangenetikern ein zeitlicher Aufwand zwischen 30 und 120 Minuten für das Erstgespräch, zwischen 30 und 90 Minuten für das Zweitgespräch und zwischen 30 und 60 Minuten für das dritte Beratungsgespräch (Ergebnismitteilung) gerechnet, wobei auffällt, dass die Zentren, die weniger Zeit für das Erstgespräch einplanen, einen größeren Teil der Frauen, die sich anmelden, zum Gespräch einladen. Die Gynäkologen planen zwischen 20 und 60 Minuten für das Erstgespräch und zwischen 15 und 60 Minuten für das Zweit- und Drittgespräch ein. In vier Zentren wird immer oder meist auf das Zweitgespräch verzichtet, so dass alle Themen bereits in den meist sequentiellen Beratungsgesprächen erörtert werden.

Alle Zentren halten sich bei der Auswahl der Familien, denen eine molekulargenetische Diagnostik angeboten wird, an die im Leitlinien-Papier des Konsortiums festgelegten Kriterien. In einzelnen Antworten wird darauf hingewiesen, dass daran festgehalten werden sollte, keine Erkrankungswahrscheinlichkeit oder Mutationswahrscheinlichkeit zur Grundlage der Entscheidung für oder gegen die molekulargenetischen Diagnostik zu wählen. „Dies würde die nötige individuelle Betrachtung verhindern". In einem anderen Fragebogen werden Ausnahmesituationen beschrieben, in denen „trotz nicht erfüllter Kriterien eine BRCA-Diagnostik sinnvoll erscheint. Beispiele: 1) 35-jährige Mamma-Ca-Patientin mit fast ausschließlich männlichen Verwandten in der väterlichen Linie. 2) Junge adoptierte Betroffene. 3) Alle Indexpatienten verstorben, aber Ratsuchende hat aufgrund der Familienkonstellation und anhand der Risikoabschätzung eine hohe Wahrscheinlichkeit, Mutationsträgerin zu sein". In einem Fragebogen wird auf die Notwendigkeit hingewiesen, die definierten Kriterien des Leitlinien-Papiers anhand empirischer Daten zu überprüfen.

Für die Risikokalkulation werden die manuelle Claus-Tabellen (Chang-Claude et al. 1995) sowie als Computer-Programme Cyrillic 2.1 verwendet. Das Risiko, im Lauf des Lebens, z.T. auch in den nächsten 10 oder 20 Jahren zu erkranken sowie z.T. die Mutationswahrscheinlichkeit werden den Ratsuchenden auf Wunsch mitgeteilt – und zwar als absolute Zahl oder als relative Häufigkeit im Vergleich zur Durchschnittsbevölkerung. Dabei wird auch auf die Unsicherheit der Risikoberechnung hingewiesen. Zwei Zentren verzichten darauf, den Ratsuchenden das individuelle genetische Risiko mitzuteilen.

Alle Zentren befürworten, die etablierten Zentrumsstrukturen beizubehalten. Für nötig erachtet werden „universitätsgebundene, personelle Verfügbarkeit aller Fachdisziplinen (Gynäkologie, Humangenetik, Psychoonkologie, Molekulargenetik), eingespielte Koordinationsstrukturen, Gewährleistung adäquater Zeitkontingente für die Berater/Therapeuten, Personal und Struktur für die zentrale Koordination und Dokumentation, Einbindung in Wissenschaftsstrukturen". Wichtig erscheinen außerdem regelmäßige Teambesprechungen. Als ideal erachtet wird ein gemeinsamer räumlicher Kontext, z.B. in einem Comprehensive Cancer Center, in dem Krebspatienten fächerübergreifend behandelt werden, oder in Anbindung an ein zertifiziertes Brustzentrum. Alle klinischen Fachvertreter sollten Facharztqualifikation oder eine vergleichbare Qualifikation haben, außerdem sollte ein ärztlicher oder psychologischer Psychotherapeut zur Verfügung stehen.

Alle Zentren möchten die Beratungsstrategie beibehalten. Die Empfehlungen für ein intensiviertes Früherkennungsprogramm richten sich in allen Zentren nach den Richtlinien im Leitlinien-Papier. Hierzu wird von mehreren Zentren eine Konkretisierung der Empfehlungen, die Erarbeitung eines Früherkennungsprogramms für Männer und für Pankreaskarzinome vorgeschlagen. Ein Defizit besteht in der Referenzpathologie. Da bestimmte morphologische Kriterien bei der Klassifikation der BRCA1-assoziierten Tumore und bei der molekulargenetischen Untersuchungsstrategie (z.B. Beginn mit der Mutationsanalyse in BRCA1 oder BRCA2) helfen können, ist eine gute referenzpathologische Beurteilung der Tumore sehr wünschenswert. Es wird von mehreren Zentren über erhebliche Schwierigkeiten bei der Kostenübernahme für MRT-Untersuchungen der Brust berichtet, die innerhalb des Krebshilfe-Konsortiums zum empfohlenen Früherkennungsprogramm für Hochrisiko-Personen gehört (Schmutzler et al. 2003).

In der Perspektive des Deutschen Krebshilfe-Konsortiums sind die hohen Anforderungen an die Interdisziplinarität, an die Ergebniskontrolle und an die unmittelbare Integration des ständig fortschreitenden Erkenntnisgewinns in die tägliche Praxis am ehesten in den etablierten Zentrumsstrukturen zu verwirklichen.

Literatur

American Society of Clinical Oncology (ASCO) (1996) Statement of the American Society of Clinical Oncology: Genetic testing for cancer susceptibility. *J Clin Oncol* 14: 1730-36.

Berry DA, Parmigiani G, Sanchez J, Schildkraut J, Winer E. (1997) Probability of carrying a mutation of breast-ovarian cancer gene BRCA1 based on family history. *J Nat Cancer Inst* 89: 227-38.

Bottorff JL, Ratner PA, Johnson JL, Lovato CY, Joab SA. (1998) Communicating cancer risk information: the challenges of uncertainty. *Patient Educ Couns* 33: 67-81.

Brain K, Gray J, Norman P, Parsons E, Clarke A, Rogers C, Mansel R, Harper P. (2000) Why do women attend familial breast cancer clinics? *J Med Genet* 37: 197-202.

Bundesärztekammer. (1998) Richtlinien zur Diagnostik der genetischen Disposition für Krebserkrankungen. *Dt Ärztebl* 95: A1396-1403.

BVmedgen und GfH. (1996a) Richtlinien und Stellungnahmen: Leitlinien zur Genetischen Beratung. *medgen* 8:Bl 1-2.

BVmedgen und GfH. (1995) Richtlinien und Stellungnahmen: Stellungnahme zur Entdeckung des Brustkrebsgens BRCA1. *medgen* 7: 8-10.

Chang-Claude J, Becher H, Hamann U, Schroeder-Kurth T. (1995) Risikoabschätzung für das familiäre Auftreten von Brustkrebs. *Zentralbl Gynäkol* 117: 423-34.

Claus EB, Risch N, Thompson WD. (1991) Genetic analysis of breast cancer in the Cancer and Steroid Hormone Study. *Am J Hum Genet* 48: 232-42.

Claus EB, Schildkraut JM, Thompson WD, Risch N. (1996) The genetic attributable risk of breast and ovarian cancer. *Cancer* 77:2318-24.

Collaborative Group on Hormonal Factors in Breast Cancer (2001) Familial breast cancer: collaborative reanalysis of individual data from 52 epidemiological studies including 58 209 women with breast cancer and 101 986 women without the disease. *Lancet* 358: 1389-99.

Croyle RT, Lerman C. (1999) Risk communication in genetic testing for cancer susceptibility. *J Nat Cancer Inst Mon* 25: 59–66.

Davison C, Macintyre S, Smith GD. (1994) The potential social impact of predictive genetic testing for susceptibility to common chronic diseases: a review and proposed research agenda. *Sociol Health Ill* 16:341–71.

Decruyenaere M, Evers-Kiebooms G, Denayer L, Welkenhuysen M, Claes E, Legius E, Demyttenaere K. (2000) Predictive testing for hereditary breast and ovarian cancer: a psychological framework for pre-test counselling. *Eur J Hum Genet* 8: 130-6.

Easton DF, Ford D, Bishop DT, and the Breast Cancer Linkage Consortium. (1995) Breast and ovarian cancer incidence in BRCA1-mutation carriers. *Am J Hum Genet* 56: 265-71.

Eisinger F, Alby N, Bremond A et al. (1998) Recommendations for medical management of hereditary breast and ovarian cancer: The French National Ad Hoc Committee. *Ann Oncol* 9: 939-50.

Euhus DM, Smith KC, Robinson L et al. (2002) Pretest prediction of BRCA1 or BRCA2 mutation by risk counselors and the computer model BRCAPRO. *J Nat Cancer Inst* 94: 844-51.

Evers-Kiebooms G, Welkenhuysen M, Claes E, Decruyenaere M, Denayer L. (2000) The psychological complexity of predictive testing for late onset neurogenetic diseases and hereditary cancers: Implications for multidisciplinary counselling and for genetic education. *Soc Sci Med* 5: 831-41.

Ford D, Easton DF, Peto J. (1995) Estimates of the gene frequency of BRCA1 and its contribution to breast and ovarian cancer incidence. *Am J Hum Genet* 57: 1457-62.

Gail MH, Brinton LA, Byar DP, Corle DK, Gree SB, Schairer C, Mulvihill JJ. (1989) Projecting individualized probabilities of developing breast cancer for white females who are being examined annually. *J Nat Cancer Inst* 81: 1879-86.

Gigerenzer G, Hoffrage U, Ebert A. (1998) AIDS counseling for low-risk clients. *Aids Care* 10: 197–211.

Green J, Richards M, Murton F, Statham H, Hallowell N. (1997) Family communication and genetic counseling: the case of hereditary breast and ovarian cancer. *J Genet Couns* 6: 45-60.

Hallowell N, Murton F, Statham H, Green JM, Richards MP. (1997a) Women's need for information before attending genetic counselling for familial breast or ovarian cancer: a questionnaire, interview and observational study. *BMJ* 314: 281-3.

Hallowell N, Statham H, Murton F, Green J, Richards M. (1997b) "Talking about chance". The presentation of risk information during genetic counseling for breast and ovarian cancer. *J Genet Couns* 6: 269-86.

Hallowell N, Murton F. (1998) The value of written summaries of genetic consultations. *Patient Educ Couns* 35: 27-34.

Hoffrage U, Lindsey S, Hertwig R, Gigerenzer G. (2000) Communicating statistical information. *Science* 290: 2261–62.

Jernström H, Lerman C, Chadirian P et al. (1999) Pregnancy and risk of early breast cancer in carriers of BRCA1 and BRCA2. *Lancet* 354: 1846-50.

Julian-Reynier C, Eisinger F, Chabal F, Lasset C, Noguès C, Stoppa-Lyonnet D, Vennin P, Sobol H. (2000) Disclosure to the family of breast/ovarian cancer genetic test results: patient's willingness and associated factors. *Am J Med Genet* 94: 13-18.

Kerr B, Foulkes WD, Cade D, Hadfield L, Hopwood P, Serruya C, Hoare E, Narod SA, Evans DG. (1998) False family history of breast cancer in the family cancer clinic. *Eur J Surg Oncol* 24: 275-9.

King M-C, Marks JH, Mandell JB for The New York Breast Cancer Study Group. (2003) Breast and ovarian cancer risks due to inherited mutations in BRCA1 and BRCA2. *Science* 302:643-6.

Kuehberger A. (1998) The influence of framing on risky decisions: A meta-analysis. *Organ Behav Hum Decision Proc* 75: 23-55.

Leggatt V, Mackay J, Yates JR. (1999) Evaluation of questionnaire on cancer family history in identifying patients at increased genetic risk in general practice. *BMJ* 319: 757-8.

Lerman C, Hughes C, Lemon SJ, Main D, Snyder C, Durham C, Narod S, Lynch HT. (1998) What you don't know can hurt you: adverse psychologic effects in members of BRCA1-linked and BRCA2-linked families who decline genetic testing. *J Clin Oncol* 16: 1639-41.

Lerman C, Croyle RT, Tercyak KP, Hamann H. (2002) Genetic testing: Psychological aspects and implications. *J Consult Clin Psychol* 70: 784-97.

Lodder LN, Frets PG, Trijsburg RW et al. (1999) Presymptomatic testing for BRCA1 and BRCA2: how distressing are the pre-test weeks? Rotterdam/Leiden Genetics Working Group. *J Med Genet* 36: 906-13.

Lynch HT, Lemon SJ, Durham C et al. (1997) A descriptive study of BRCA1 testing and reactions to disclosure of test results. *Cancer* 79: 2219-28).

Lynch HT, Watson P, Tinley S et al. (1999) An update on DNA-based BRCA1/BRCA2 genetic counseling in hereditary breast cancer. *Cancer Genet Cytogenet* 109: 91-98.

Meiser B, Halliday JL. (2002) What is the impact of genetic counselling in women at increased risk of developing hereditary breast cancer? A meta-analytic review. *Soc Sci Med* 54: 1463-70.

Metcalfe KA, Liede A, Hoodfar E, Scott A, Foulkes WD, Narod SA. (2003) An evaluation of needs of female BRCA1 and BRCA2 carriers undergoing genetic counselling. *J Med Genet* 37: 866-74.

National Institute for Clinical Excellence, London. (2004) NICE Clinical Guideline 14: Familial breast cancer. The classification and care of women at risk of familial breast cancer in primary, secondary and tertiary care.

Nippert I, Schlegelberger B and the members of the Consortium "Hereditary Breast and Ovarian Can-cer of the Deutsche Krebshilfe (2003) Women's experiences of undergoing BRCA1 and BRCA2 testing: organisation of the German Hereditary Breast and Ovarian Cancer Consortium survey and preliminary data from Münster. *Community Genet* 6: 249-258.

Parmigiani G, Berry DA, Aguilar O. (1998) Determining carrier probabilities for breast cancer-susceptibility genes BRCA1 and BRCA2. *Am J Hum Genet* 62: 145-58.

Pearn JH, (1973) Patients' subjective interpretation of risks offered in genetic counselling. *J Med Genet* 10: 129-34.

Sachs L, Taube A, Tishelman C. (2001) Risk in numbers – difficulties in the transformation of genetic knowledge from research to people – the case of hereditary cancer. *Acta Oncol* 40: 445-453.

Schmutzler R, Schlegelberger B, Meindl A, Gerber W-D, Kiechle M. (2003) Beratung, genetische Testung und Prävention von Frauen mit einer familiären Belastung für das Mamma- und Ovarialkarzinom. Interdisziplinäre Empfehlungen des Verbundprojektes „Familiärer Brust- und Eierstockkrebs" der Deutschen Krebshilfe. *medgen* 15: 385-395.

Welkenhuysen M, Evers-Kiebooms G, d'Ydewalle G. (2001) The language of uncertainty in genetic risk communication: Framing and verbal versus numerical information. *Patient Educ Couns* 43: 179-87.

3 Systematischer Vergleich der Testverfahren

Henriette Schleberger, Dorothea Gadzicki, Brigitte Schlegelberger und
Ansgar Gerhardus

3.1 Zielstellung und Forschungsfragen

Ziel der Übersicht war eine systematische Bewertung der diagnostischen Genauigkeit von molekulargenetischen Testverfahren zur Identifikation von Mutationen in den Genen BRCA1 und BRCA2.

Nach der epidemiologischen Datenlage (German Consortium 2002) liegen in der deutschen Bevölkerung gehäuft auftretende Mutationen (sog. „Hotspots") vor. Als Teststrategie bietet sich an, zunächst eine Analyse dieser Mutationen durchzuführen. Allerdings werden – ausgehend von den zehn häufigsten Mutationen - nur 41% der Alterationen im BRCA1- und 19% im BRCA2-Gen tatsächlich in diesem Schritt erfasst (vgl. Tabelle 3-8). Eine vollständige Analyse im Sinne eines „Gen-Screenings" ist daher für den überwiegenden Anteil der zu testenden Individuen erforderlich.

Als „Goldstandard" der molekulargenetischen Untersuchung gilt die „Direkte Sequenzierung" (DS) (s. Abschnitt 1.3) eines Gens. Die Durchführung dieses Verfahrens ist allerdings mit hohem Arbeitsaufwand verbunden und verursacht im Vergleich zu anderen Methoden hohe Kosten (Sevilla et al. 2003). Es erschien daher sinnvoll, alternative Strategien zu bewerten, bei denen ein Screening-Verfahren mit der direkten Sequenzierung kombiniert wird. Diese Verfahren sollten eine hohe diagnostische Genauigkeit aufweisen und die Ergebnisse sollten auch außerhalb der Studiensituation reproduzierbar sein.

Die Bewertung der Testverfahren wurde unter den folgenden Fragestellungen vorgenommen:

1. Wie ist die Studienlage hinsichtlich der Qualität einzuschätzen?

2. Wie ist die diagnostische Genauigkeit von molekulargenetischen Screeningmethoden im Vergleich zur „Direkten Sequenzierung" als „Goldstandard" zu bewerten?

3. Welche Empfehlungen können für den Einsatz in der klinischen Routinepraxis abgeleitet werden?

3.2   Methoden

Die systematische Evaluation von Studien zu diagnostischen Verfahren ist mit spezifischen methodischen Schwierigkeiten verbunden. Studien zur Bewertung der diagnostischen Genauigkeit eines Testverfahrens sind in den elektronischen Datenbanken uneinheitlich und unvollständig verschlagwortet (Deeks 2001), so dass die Identifikation von qualitativ hochwertigem Material erschwert wird. Für die Bewertung der Studienqualität liegen zahlreiche Publikationen mit unterschiedlichen Kriterienlisten vor, jedoch existiert kein einheitliches, etabliertes Instrumentarium (Deeks 2001; de Vet et al. 2001; Knottnerus et al. 2002). Als optimales Studiendesign wird der prospektive, verblindete Vergleich eines Testverfahrens mit einem Referenztest („Goldstandard") in einer konsekutiven Serie von Patienten aus einer klinisch relevanten Kohorte angesehen (Lijmer et al. 1999).

Zielpopulation

Im Fokus der molekulargenetischen Untersuchungen stehen erkrankte Individuen (= Indexpatienten, Betroffene) aus Risikofamilien für das Vorliegen einer Mutation im BRCA1- oder BRCA2-Gen. Nur nachdem eine spezifische Mutation bei einem Betroffenen identifiziert worden ist, lassen sich aus der Mutationsanalyse weiterer Familienmitglieder eindeutige Bewertungen des Erkrankungsrisikos ableiten. Die genetische Untersuchung im Sinne eines „Genscreenings" wird daher in der Regel nur bei Indexpatienten durchgeführt (vgl. Kapitel 2).

Informationsquellen und Recherchen

Die Entwicklung der Recherchestrategie für die elektronischen Primär-Datenbanken erfolgte nach Extraktion von Titel- und Textwörtern, sowie Schlagwörtern der Autoren aus bereits vorliegenden Studien und des in die HTA-Berichte aufgenommenen Studienmaterials. Die Recherche wurde in die Aspekte „Thema" (z.B. „BRCA"), „Problem" (z.B. „mutation") und „Diagnostische Begriffe" (z.B. „testing") gegliedert. Abschließend wurden die drei Stränge miteinander verknüpft. Es sind keine Beschränkungen hinsichtlich des Publikationstyps und des Publikationsjahres vorgenommen worden. Die Recherche wurde im März und April 2004 durchgeführt. Details zur Literaturrecherche finden sich im Anhang. Thematisch relevante Publikationen in den HTA-Datenbanken wurden unter dem Schlagwort "Brustkrebs" einschließlich der deutsch- und englischsprachigen Synonyme ermittelt.

Die Literaturrecherche umfasste die folgenden elektronischen Datenbanken:

- Medline (Ovid®); Embase (Silverplatter WebSpirs®); Biosis; Pascal; Cancerlit (Datastar®); Cochrane Library

- Datenbanken der internationalen HTA-Organisationen, die INAHTA-Mitglieder sind

Ergänzend erfolgte eine Handsuche in den Journalen „Human Mutations", „Cancer Research", „Human Molecular Genetics", „Clinical Chemistry", "Genetic Testing", „Nucleic Acid Research", „Journal of Medical Genetics, und „Human Genetics". Außerdem wurden die Referenzlisten der eingeschlossenen Studien gesichtet.

Ein- und Ausschlusskriterien

In die Auswertung wurden diagnostische Primärstudien, systematische Übersichtsarbeiten und HTA-Berichte einbezogen. Die folgenden Einschlusskriterien für Primärstudien wurden a-priori festgelegt:

- Verfahren, die als Screeningverfahren auf Mutationen im BRCA1- und/oder BRCA2-Gen geeignet sind

- Mutationsanalysen über das gesamte Gen und das Spektrum von Sequenzalterationen, die mit der DS erfassbar sind

- Studienkollektiv aus Risikopopulation

- Verwendung des Referenzstandards DS

- Verblindung der Untersucher für die Ergebnisse

- Prospektive Studien

- Erstellung einer Vier-Felder-Tafel aus den Ergebnissen ist möglich

- Sprache: Deutsch, Englisch, Französisch, Niederländisch, Spanisch, Italienisch

Ausgeschlossen wurden:

- Unsystematische Übersichtsarbeiten; Veröffentlichungen als „Brief,", „Notiz", „Kommentar" und "Meeting Abstracts"

- Verfahren, denen DS nicht als Referenzstandard gegenübergestellt werden kann

- Verfahren, die nicht als Screening-Test eingesetzt werden können (Verfahren zur Identifikation einzelner bekannter bzw. spezifischer Mutationen)

- Studien mit Untersuchungen an nur einzelnen kleinen Exons oder nur einzelnen spezifischen Mutationen

- Pools von artifiziell erzeugten oder gewerblich erhältlichen definierten Sequenzen

- Vergleiche technologischer Varianten von Testverfahren untereinander (ohne Goldstandard)

- Ausschließlich mutationspositive Kollektive/Proben ohne Kontrollen

- Studien mit Durchführung einer Bestätigungsanalyse per direkter Sequenzierung nur in „testpositiven" Genfragmenten bzw. Fragmenten von mutationspositiven Probanden

- Nicht verblindete Untersuchungen

Unter strenger Einhaltung der ursprünglich entwickelten Einschlusskriterien hätten nur zwei Studien (Arnold et al. 1999, Eng et al. 2001) aus dem gesichteten Material für die Auswertung zur Verfügung gestanden. Daher sind die ursprünglichen Einschlusskriterien modifiziert worden.

Zusätzlich sind Studien aufgenommen worden, die folgende Kriterien erfüllten:

- Mutationsanalysen nur über repräsentativen Anteil der Gensequenz

- Beschränkung des Spektrums nur auf trunkierende Mutationen

- Retrospektives Design

- Ableiten von Aussagen zur diagnostischen Genauigkeit aus den Ergebnissen möglich, auch ohne dass eine Vier-Felder-Tafel erstellt werden kann (dieser Fall tritt z.B. ein, wenn die Autoren berichten, dass es keine falsch positiven Ergebnisse gab, die genaue Zahl der unauffälligen Befunde aber nicht genannt ist)

Methodisch bedingte potenzielle Verzerrungen des Ergebnisses sind der Bewertung von de Vet et al. (2001) und Lijmer et al. (1999) folgend im Abschnitt 3.4.2 dargestellt worden. Mögliche Implikationen für die externe Validität der Studienergebnisse auf inhaltlicher Ebene (z.B. Analyse nur für Exon 11 durchgeführt), wurden in den Abschnitten 3.4.3 - 3.4.5 bewertet.

Die Definition der Einschlussparameter wurde wie folgt vorgenommen:

Studienpopulation: Als „Risikopopulationen" wurden Betroffenen-Kollektive (Indexpatienten) definiert, die ein explizit von den Autoren beschriebenes erhöhtes a-priori-Risiko für eine Mutation aufwiesen oder als „Risikopopulation" von den Autoren bezeichnet wurden. Es wurden auch Studien akzeptiert, die Analysen sowohl an Indexpatienten als auch an nicht erkrankten Individuen aus Risikofamilien durchgeführt haben. Studien mit Probensammlungen (positive und negative Proben) für Ringversuche sowie Studien mit Kollektiven, deren Mutationsstatus bekannt ist und die ein Kontrollkollektiv ohne Mutationen enthielten, wurden ebenfalls eingeschlossen.

Testverfahren: Es wurden alle Verfahren, die von ihrer Art her als Screening-Verfahren geeignet sind und mit dem Referenzstandard vergleichbar waren, eingeschlossen. Als Herkunft des Probenmaterials wurden sowohl Blutproben als auch Gewebeproben akzeptiert.

Referenzstandard: Eine Vergleichsanalyse mit dem Referenzstandard musste für die gesamte untersuchte Gensequenz eingesetzt worden sein. Es wurden Studien akzeptiert, die nur für einen Teil des Kollektivs einen Vergleich mit dem Referenzstandard durchgeführt haben, sofern in diesem Teilkollektiv sowohl Proben mit Veränderungen der Sequenz als auch solche ohne Veränderung der Sequenz enthalten waren. Bewertet worden sind nur die Ergebnisse für den Teil des Gesamtkollektivs, für den ein vollständiger Vergleich mit dem Referenzstandard vorlag.

Mutationsanalysen: Der Begriff „Mutationsanalysen" bezieht sich für die vorliegende Arbeit auf die Identifikation von Veränderungen der genetischen Information gegenüber dem Wildtyp und umfasst potenziell krankheitsverursachende Veränderungen, unklassifizierte Varianten (UVs) und Polymorphismen. Studien, deren Untersuchungsgegenstand ausschließlich

„Polymorphismen" sind, wurden ausgeschlossen. Analysen, die nur das Exon 11 (61% der Kodiersequenz) bzw. wesentliche Anteile des Gens betrafen und Analysen, die nur eine Untersuchung auf „Trunkierte Proteine" (funktioneller Effekt aus Mutationen) durchgeführt haben, wurden eingeschlossen. Studien, die Verfahren zur Identifikation von großen Rearrangements im Gen (z.B. MLPA) untersucht haben, wurden nicht eingeschlossen, da diese Mutationen mit der DS nicht zu identifizieren sind.

Ergebnisse: Studien, aus deren Ergebnissen keine Vier-Felder-Tafel zu konstruieren war, die Autoren jedoch formuliert haben, dass keine falsch positiven oder falsch negativen Befunde vorlagen, wurden ebenfalls eingeschlossen.

Qualitätsbewertung der Studien

Für die Bewertung der Studienqualität wurde ein international gebräuchliches Schema (Flynn & Adams 1996) für die vorliegende Arbeit wie folgt adaptiert:

A   Studien, die auf ein breites Spektrum von Patienten angewandt werden können und die keine gravierenden methodischen Fehler enthalten:
- Prospektives Design
- ≥ 35 Proben jeweils mit und ohne Mutation
- Studienkollektiv stammt aus einer klinisch relevanten Grundgesamtheit
- Unabhängige Analyse aller Proben gegen den Referenzstandard

B   Nur eingeschränkt generalisierbare Studien (z.B. aufgrund einer zu kleinen Studienpopulation), die zwar methodische Mängel aufweisen; diese sind jedoch beschrieben und können hinsichtlich ihrer Bedeutung auf die Schlussfolgerungen abgeschätzt werden:
- Prospektives Design
- ≥ 35 Proben insgesamt (mit und ohne Mutation)
- eingeschränkt generalisierbares Studienkollektiv (z.B. Kollektive mit Founder-Mutationen, Fall-Kontrollstudien, Probensammlungen für Ringversuche, unvollständige Mutationsanalysen)
- Unabhängige Analyse zumindest eines Teils der positiven und negativen Proben gegen den Referenzstandard

C   Studien mit mehreren methodischen Mängeln:
- Retrospektive Studien
- < 35 Proben insgesamt
- mangelhafte Berichtsqualität (z.B. Charakteristika und Selektion der Studienpopulation sind nur unzureichend beschrieben, Unabhängigkeit der Analyse gegen den Referenzstand ist nicht sicher zu bestimmen, Anzahl der identifizierten Proben/Fragmente mit und ohne Alteration nicht berichtet)

D   Studien mit vielen methodischen Mängeln:
- Herkunft und Charakteristika des Probenmaterials (bzw. Studienkollektivs) nicht beschrieben

Studienselektion

Die Selektion des Studienmaterials aus dem Ergebnis der elektronischen Literaturrecherche wurde durch H.S. vorgenommen. In einem ersten Schritt wurden Referenzen entlang der folgenden Kriterien eingeschlossen:

- Alle Referenzen, deren Untersuchungsgegenstand nach Sichtung des Titels/Abstracts die „Evaluation von molekulargenetischen Testverfahren" war, wurden eingeschlossen
- Referenzen, deren Untersuchungsgegenstand nicht sicher dem Titel oder Abstract zu entnehmen war, wurden eingeschlossen
- Referenzen ohne Abstract und/oder ohne Angaben des Publikationsmodus wurden nach Sichtung des Titels im Zweifel eingeschlossen

Ausgeschlossen wurden Referenzen im ersten Schritt nach folgenden Kriterien:

- BRCA-Gen nicht als Untersuchungsgegenstand
- Keine Evaluation von molekulargenetischen Testverfahren
- Publikation nicht als Studie (Kommentare, Notizen, Briefe, Meeting-Abstracts)
- Sprache der Originalpublikation nicht: Deutsch, Englisch, Französisch, Italienisch, Spanisch, Niederländisch

Der endgültige Einschluss von Primärstudienmaterial erfolgte durch H.S. und A.G. entlang der o.g. Ein- und Ausschlusskriterien. In Zweifelsfällen wurde im Konsens mit allen Autoren entschieden.

Wenn methodische Aspekte oder Ergebnisdaten dem vorliegenden Studienmaterial nicht sicher zu entnehmen waren, wurde ein mehrschrittiger Prozess angeschlossen. Bezogen auf die Perspektive der Datenerhebung wurde „prospektiv" angenommen, wenn dies explizit ausgesagt wurde oder sich aus der Studie erschließen ließ (z.B. wenn explizit das Einverständnis der Patienten eingeholt worden ist). Falls sich die Perspektive aus der Studie nicht sicher ableiten ließ, wurden die Autoren angeschrieben. Erfolgte auf die Kontaktaufnahme keine Rückmeldung wurde der Aspekt als „unklar" gekennzeichnet. Eine Verblindung wurde nur dann als gegeben angenommen, wenn dies explizit von den Autoren dargestellt war. In allen anderen Situationen ergab sich die gleiche Vorgehensweise wie zum Aspekt „Perspektive". Eine Kontaktaufnahme zu den Autoren erfolgte auch bei unklarem Einsatz des Referenztestes für ein Studienkollektiv und zur Ermittlung von Zahlenmaterial für „falsch negative" und „falsch positive" Testergebnisse. Konnten den Antworten der Autoren die erfragten Informationen nicht entnommen werden, wurden sie nochmals angeschrieben. Erbrachten diese Schreiben ebenfalls keine Klärung der Situation wurden die betreffenden Aspekte auch als „unklar" gekennzeichnet.

Datenextraktion und Datensynthese

Die Datenextraktion aus dem Studienmaterial erfolgte durch H.S. und A.G., unklare Situationen wurden mit allen Autoren diskutiert. Es wurden Daten zu den Studiendetails, der Studienqualität und den Ergebnissen in tabellarischer Form und ausführlich als Textformat erfasst.

Studiendetails

- Art des Gens: BRCA1 u/o BRCA2
- Vollständigkeit der Untersuchung: Gesamtes Gen oder nur Teile
- Ziel der Studie
- Art der untersuchten Sequenzveränderungen
- Evaluierte Testverfahren
- Setting / Studienkollektiv;
- Design: Durchführung der Analyse, prospektiv / retrospektiv, Verblindung der Untersucher

Qualitätsbewertung der Studien in den Kategorien A-D.

Ergebnisse: Eine vollständige Evaluation eines diagnostischen Tests umfasst seine Genauigkeit, seine Zuverlässigkeit, seine Bedeutung im Gesamtkonzept diagnostischer und therapeutischer Maßnahmen und seinen Netto-Effekt auf das Outcome des Patienten (Deeks 2001). In Anlehnung an ein Stufenkonzept von Sackett & Haynes (2002), in dem sowohl die Entwicklungsphasen als auch die spezifischen methodischen Probleme bei der Durchführung diagnostischer Studien Eingang finden, werden diagnostische Studien in vier Phasen eingeteilt (Tabelle 3-1).

Tabelle 3-1: Phaseneinteilung diagnostischer Studien

Phase I	Unterscheiden sich die Testergebnisse von Individuen mit Mutationen gegenüber Testergebnissen von Individuen ohne Mutationen?
Phase II	Liegen Mutationen bei Individuen mit gewissen Testergebnissen mit höherer Wahrscheinlichkeit vor als bei Individuen mit anderen Testergebnissen?
Phase III	Kann der Test zwischen Individuen mit und ohne Mutationen unterscheiden, bei denen eine Mutation klinisch vermutet wird?
Phase IV	Haben Individuen, die getestet wurden, ein besseres Outcome als vergleichbare Patienten, die nicht getestet wurden?

Im Rahmen der vorliegenden Arbeit wurden Studien zu den Phasen I – III, aus denen sich Aussagen zur diagnostischen Genauigkeit und Zuverlässigkeit von Testverfahren ableiten lassen, bewertet. Phase IV-Studien treffen prognostische Aussagen und sind nicht Gegenstand der Untersuchung.

Aus dem Studienmaterial wurden die Daten zur diagnostischen Genauigkeit der Testverfahren mit folgenden Parametern erfasst:

- Sensitivität und Spezifität: liefern grundsätzliche Aussagen darüber, wie gut ein Test zwischen Individuen mit und ohne Zielkondition („Kranke" bzw. „Nicht-Kranke") unterscheiden kann (Tabelle 3-2).

Tabelle 3-2: Testgütekriterien Sensitivität und Spezifität. (Nach Gordis 2001)

Parameter und Berechnung	Definition
Sensitivität: Richtig-Positive / Richtig-Positive + Falsch-Negative	Fähigkeit eines Tests tatsächlich „Erkrankte" als „Krank" zu erkennen = Anteil der richtig positiven an allen Erkrankten
Spezifität: Richtig-Negative / Richtig-Negative + Falsch-Positive	Fähigkeit eines Tests tatsächlich „Gesunde" als „Gesund" zu erkennen = Anteil der richtig negativen an allen Gesunden
Falsch-Positive Testergebnisse	Anzahl „positiver" Testergebnisse bei „gesunden" Individuen
Falsch-Negative Testergebnisse	Anzahl „negativer" Testergebnisse bei „kranken" Individuen

„Krank" = Individuen mit Mutation; „Gesund" = Individuen ohne Mutation
Falsch-Positiv = „gesund" und positives Testergebnis; Richtig-Positiv = „krank" und positives Testergebnis
Falsch-Negativ = „krank" und negatives Testergebnis; Richtig-Negativ = „gesund" und negatives Testergebnis

- Positive und Negative Prädiktive Werte (PPV und NPV): Maßzahlen, die Aussagen darüber liefern, wie wahrscheinlich das Vorliegen einer Zielkondition bei positivem Testergebnis ist bzw. wie groß die Wahrscheinlichkeit ist, dass bei einem Individuum mit negativem Testergebnis die Zielkondition nicht vorliegt. Diese Maßzahlen sind prävalenzabhängig und schwanken deshalb je nach Zusammensetzung der Studienpopulation (Tabelle 3-3).

Tabelle 3-3: Prädiktionswerte. (Nach Gordis 2001)

Parameter und Berechnung	Definition
Positiver Prädiktionswert = PPV: Richtig-Positive / Richtig-Positive + Falsch-Positive	Wahrscheinlichkeit dafür, dass ein Individuum mit einem „positiven" Testergebnis tatsächlich „krank" ist.
Negativer Prädiktionswert = NPV: Richtig-Negative / Richtig-Negative + Falsch-Negative	Wahrscheinlichkeit dafür, dass ein Individuum mit einem „negativen" Testergebnis tatsächlich „gesund" ist

„Krank" = Individuen mit Mutation; „Gesund" = Individuen ohne Mutation

Diese Parameter wurden für die untersuchten Verfahren im Vergleich zur DS als Goldstandard aus Vier-Felder-Tafeln abgeleitet (Tabelle 3-4). Entsprechend wurde die diagnostische Genauigkeit der DS mit 100% festgelegt.

Tabelle 3-4: Vier-Felder-Tafel. (Nach Deeks 2001)

Testergebnisse	Studienkollektiv (Testteilnehmer)		
	„Erkrankte"	**„Nicht-Erkrankte"**	
Positives Testergebnis	**PPV** *Richtig positiv*	*Falsch positiv*	*Alle Testpositiven*
Negatives Testergebnis	**NPV** *Falsch negativ*	*Richtig negativ*	*Alle Testnegativen*
	Summe „Erkrankte"	*Summe „Nicht-Erkrankte"*	*Summe „Testteilneh-mer "(Gesamtkollek-tiv)*

Sensitivität   **Spezifität**

„Erkrankte" = Individuen mit Mutation per DS-Analyse ermittelt
„Nicht-Erkrankte" = Individuen ohne Mutation per DS-Analyse ermittelt

Die Berechnung der Parameter wurde - soweit möglich - auf der Basis der „getesteten Individuen" bzw. „Proben" als Gesamtkollektiv durchgeführt. Sofern dies abweichend von der Berechnungsgrundlage der Studienautoren (z.B. Fragmente, Mutationen) erfolgte, sind diese Ergebnisse gekennzeichnet worden. In Fällen, die keine Berechnung auf der Ebene der „Individuen" oder „Proben" zuließen (d.h. Fragmente/Mutationen nicht den Individuen/Proben zuzuordnen), sind die Ergebnisse der Studienautoren übernommen worden. Alle Berechnungen der Studien sind – soweit möglich – nachgerechnet worden. In die Bewertung gingen Ergebnisse ein, die ohne nachfolgende (retrospektive) Optimierungsansätze erzielt wurden. Ergebnisse aus Analysen nach Optimierung der Verfahren wurden ergänzend zu den einzelnen Studien und Verfahren berichtet.

3.3   Ergebnisse

3.3.1   Ergebnisse der Literaturrecherche

Die Recherche in den INAHTA-Datenbanken ergab drei HTA-Berichte:

- Noorani HZ & McGahan L. (1999) Predictive genetic testing for breast and prostate cancer. Ottawa: Canadian Coordinating Office for Health Technology Assessment (CCOHTA)

- Ho C, Banerjee S, Mensinkai S. (2003) Molecular diagnosis for hereditary cancer predisposing syndromes: genetic testing and clinical impact. Ottawa: Canadian Coordinating Office for Health Technology Assessment. Technology report no 41

- ITA (2002) Prädiktive Humangenetische Diagnostik bei Hereditärem Mamma- und Kolorektalkarzinom"; Institut für Technikfolgen-Abschätzung der Österreichischen Akademie der Wissenschaften, Wien

Aus den Literatur-Datenbanken wurden insgesamt 3.016 potenziell relevante Referenzen nach Entfernung von Duplikaten zur weiteren Sichtung eingeschlossen.

Tabelle 3-5: Verteilung der identifizierten Referenzen aus den elektronischen Datenbanken

Medline	1.951
Zusätzlich aus	
Embase	733
Cancerlit	157
Biosis	140
Pascal	35
Cochrane-Library	0

Aus der Handrecherche der Journale und der Sichtung der Referenzlisten der eingeschlossenen Studien wurden keine weiteren relevanten Publikationen ermittelt. Zusätzlich wurde eine im Mai 2004 veröffentliche klinische Leitlinie der englischen Organisation „National Institute for Clinical Excellence (NICE)" identifiziert: „The classifycation and care of women at risk of familial breast cancer in primary, secondary and tertiary care". Systematische Reviews/Metaanalysen wurden nicht identifiziert.

Alle in den HTA-Berichten und der Leitlinie vorliegenden Studien sind mit der Suchstrategie identifiziert worden.

3.3.2   Studienselektion

Es wurden nach Sichtung von Titeln und - soweit vorhanden - Abstracts 129 Referenzen selektiert und zur Vorlage als Volltext ausgewählt. Aus diesen Referenzen wurden zehn Studien für die vorliegende Arbeit eingeschlossen. Die Liste der in diesem Schritt ausgeschlossenen Publikationen mit Angaben des Ausschlusskriteriums findet sich im Literaturverzeichnis.

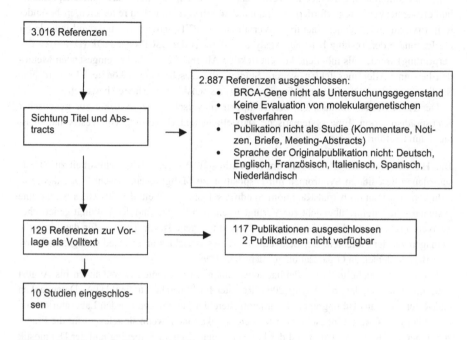

Abbildung 3-1: Flowchart „Studienselektion"

3.3.3 Ergebnisse zur diagnostischen Genauigkeit der Testverfahren

Die drei identifizierten HTA-Berichte sowie die klinische Leitlinie von NICE wurden nicht in die Ergebnisse für den vorliegenden Systemtischen Review einbezogen. Die Gründe für den Ausschluss werden in den folgenden beiden Abschnitten dargestellt.

3.3.3.1 HTA-Berichte

Der HTA-Bericht des CCOHTA aus dem Jahr 1999 beinhaltet eine qualitative Übersicht zur molekulargenetischen Basis des Brust- und Prostatakarzinoms mit Bewertung der klinischen Relevanz genetischer Veränderungen. Die Beratungssituation, Früherkennungs- und Therapieoptionen für Betroffene, sowie ethische und psychosoziale Aspekte und mögliche Implikationen genetischer Testung für die Gesundheitspolitik sind eingeschlossen. Die Literatur wurde in verschiedenen elektronischen Datenbanken recherchiert. Die Recherche umfasste die Jahre 1990 bzw. 1994 bis 1998 und war auf englischsprachige Publikationen beschränkt. Relevante Artikel wurden durch zwei der Autoren selektiert und den Fragestellungen des Berichtes zugeordnet. Der Bericht bietet eine Übersicht zum Ablauf genetischer Testung, den verschiedenen Prinzipien der Testverfahren und eine Darstellung der Anwendbarkeit und Limitationen einzelner Testverfahren. Es wird herausgestellt, dass einfache, schnelle und effiziente Verfahren erforderlich sind um den Arbeitsaufwand zu reduzieren, insbesondere in Erwartung steigender Nachfrage. Verfahren wie PTT werden als attraktive Methode für die Erstphase der Testung benannt. Analysen auf Basis der SSCP oder DDF (Didesoxy fingerprinting) werden als mögliche kosteneffektive Alternativen zu bisher eingesetzten Methoden benannt. Allerdings fehlen weitere Studien, die dies bestätigen könnten. Es wird eine Studie zitiert, die DDF (Didesoxy fingerprinting) als sensitives Verfahren bewertet.

Der HTA-Bericht umfasst ein breites Spektrum verschiedener Aspekte zur genetischer Krebsprädisposition. Eine systematische Darstellung und Bewertung von Testverfahren ist nicht durchgeführt worden.

Der HTA-Bericht des CCOHTA vom November 2003 ist eine Übersichtsarbeit zu 20 verschiedenen hereditären Syndromen mit Disposition zu Malignomen, einschließlich des „Hereditären Brust- und Ovarial-Karzinom Syndroms 1 und 2". Ziele des Berichtes waren eine systematische Literaturübersicht zur Verfügbarkeit, den Kosten und der Validität genetischer Testverfahren, sowie die Darstellung der Bedeutung genetischer Testung für das klinische Management der Patienten. Der Schwerpunkt dieses Berichtes unterschied sich gänzlich von dem Bericht derselben Organisation aus dem Jahr 1999.

Die Literatursuche umfasste Publikationen aus allen relevanten Datenbanken bis August 2002 mit einem Update bis August 2003. Register für klinische Studien, HTA- Datenbanken und Referenzen aus Bibliographien wurden recherchiert, ergänzend wurden Laboratorien und Genetiker kontaktiert. Eingeschlossen wurden Publikationen, wenn sie relevant für die Fragestellungen des Reportes waren und der Fokus auf genetischem Screening und der Diagnostik hereditärer Krebsformen lag. Genetische Testverfahren mussten Thema der Publikation sein. Es wurde keine Sprachrestriktion vorgenommen. Publikationen als Briefe, Notizen oder Zweitpublikationen derselben Studie wurden ausgeschlossen. Insgesamt 457 Publikationen zu allen 20 Krankheitsentitäten wurden eingeschlossen, darunter 20 Primärstudien zu Testverfahren bei BRCA1/2-Genalterationen. Die Datenextraktion wurde von zwei der Autoren vorgenommen. Es wurden Informationen zur analytischen (=technischen) und klinischen (=populationsbezogenen) Validität genetischer Testverfahren, sowie technischer Fragen und Kosten der Testung erhoben. Eine kritische Bewertung der Studienqualität wurde nach Aussagen der Autoren nicht vorgenommen, da bei der Durchführung der Testverfahren keine Randomisierung durchgeführt worden war. Eine quantitative Synthese unterblieb aufgrund der Heterogenität der Studienpopulationen. Im Ergebnisteil wurden zu verschiedenen Testverfahren die Sensitivitäten tabellarisch gelistet. Die Ergebnisse der Hauptstudien (Sensitivität/Spezifität und Prädiktive Werte) zu BRCA1 und BRCA2 wurden ebenfalls in einer Tabelle dargestellt. Deskriptiv wurden die Kernaussagen bzgl. der diagnostischen Genauigkeit der Testverfahren der Primärstudienautoren aufgenommen, je Verfahren wurde eine Studie zitiert. Die Anwendbarkeit bzw. die Limitationen der Testverfahren wurde zusammenfassend dargestellt.

Zusammenfassend stellen die Autoren fest, dass die Situation der genetischen Testung für viele Formen von hereditären Krebserkrankungen nicht zufriedenstellend ist. Gründe sind die relativ hohen Kosten, die variable Validität der Testverfahren und ihre limitierte Verfügbarkeit. Nimmt man den raschen Fortschritt in der Entwicklung neuer Verfahren auf der einen

Seite und die Nachfrage auf der anderen Seite, ist die Implementierung genetischer Testung in das klinische Management für einige der Erkrankungen gerechtfertigt.

Die Ergebnisse des HTA-Berichtes konnten aufgrund methodischer Mängel nicht für die vorliegende Arbeit übernommen werden. Im methodischen Teil wurden keine Kriterien für die Studienqualität beschrieben. Auch die Rücksprache (E-Mail vom Februar 2004) mit einem der Autoren hat dies bestätigt. Die Begründung auf den Verzicht einer Qualitätsbewertung, insbesondere bezogen auf diagnostische Studien erscheint nicht gerechtfertigt. In der eingeschlossenen Literatur (457 Referenzen) für den Bericht findet sich ein breites Spektrum von verschiedenartigen Publikationen. Unter welchen Kriterien vier der 20 Primärstudien zu BRCA-Gendiagnostik als „Hauptstudien" erfasst und ihre Ergebnisse zu Maßzahlen der diagnostischen Genauigkeit von Testverfahren dargestellt worden sind, geht aus dem Bericht nicht hervor. Es fehlen eine detaillierte Darstellung aller relevanten Studien, eine Datensynthese, die Diskussion der Methodik, eine kritische Analyse der Ergebnisse und die Schlussfolgerungen aus den Ergebnissen. Eine Diskussion der Methodik und eine kritische Analyse der Ergebnisse ist nicht eingeschlossen worden.

Der HTA-Bericht des ITA vom April 2002 ist eine umfassende Übersichtsarbeit zum hereditären Mamma- und hereditären Kolorektalkarzinom. Ziel der Autoren war die Darstellung und kritische Bewertung der aktuellen wissenschaftlichen und organisatorischen Situation der prädiktiven genetischen Diagnostik und den zu erwartende Perspektiven. Der Bericht ist in fünf Abschnitte gegliedert:

1. „Public-Health Perspektiven", einschließlich Kostenaspekte, ethischer/psychologischer und gesellschaftlicher Dimensionen,
2. „Epidemiologie"
3. „Diagnostische Testverfahren", einschließlich genetischer Aspekte der Karzinome, Detektionsmöglichkeiten in Praxis und Theorie – Möglichkeiten und Erwartungen
4. „Genetische Beratung und prädiktive Testung" am Beispiel von vier europäischen Ländern
5. „Präventive und therapeutische Optionen" mit abschließender Reflexion zu den Handlungsoptionen

Im Abschnitt „Diagnostische Testverfahren" werden Prinzipien molekulargenetischer Testverfahren und einzelne Testverfahren wie "Direkte Sequenzierung", PTT und DHPLC ausführlich in ihrem technischen Ablauf dargestellt und zusammenfassend unter den Aspekten der diagnostischen Genauigkeit und der Kosten bewertet. Weitere Methoden (Southern Blot, SSCP, CSGE) sind in kurzer Darstellung und Bewertung eingeschlossen. Unter der Überschrift „Zukunftsperspektiven" ist eine Standortbestimmung der „Chip"-Technologie vorgenommen worden.

Der Bericht hatte nicht zum Ziel eine systematische Übersichtsarbeit zur diagnostischen Genauigkeit von molekulargenetischen Testverfahren zu erarbeiten. Die dem Bericht zugrundliegende Methodik ist nicht beschrieben. Als Literaturangaben zur Sensitivität der Testverfahren sind einzelne Studien zitiert, einschließlich solcher, die auch Untersuchungen an anderen Genen durchgeführt haben.

3.3.3.2 Klinische Leitlinie: "The classification and care of women at risk of familial breast cancer in primary, secondary and tertiary care" des NICE

Ziel der im Mai 2004 von „NICE" veröffentlichten Leitlinie ist die Entwicklung von Behandlungspfaden für Frauen aus Brustkrebs-Risikofamilien, verbunden mit einer Bewertung von Möglichkeiten der Beratung und der Früherkennung. Die Erstellung einer erschöpfenden systematischen Übersicht für jeden Aspekt des Versorgungsweges ist aufgrund der begrenzten Mittel ausdrücklich nicht durchgeführt worden. Die Literatur wurde in allen relevanten Datenbanken recherchiert. Ergänzend wurden als Quellen die Datenbanken des US-amerikanischen „National Guideline Clearinghouse (NGC)", des „National Coordinating Centre for Health Technology Assessment (NCCHTA)", der britischen Organisationen „NICE" und „Scottish Intercollegiate Guidelines Network (SIGN)", sowie die „TRIP-Database" in die Recherche eingeschlossen. Zusätzlich wurde das Material durch die Experten der Leitliniengruppe ergänzt. Die Bewertung der Qualität von Studien zur Effektivität von Interventionen wurde entlang einer modifizierten „SIGN"-Checkliste durchgeführt. Die Ergebnisse von Studien sind deskriptiv und tabellarisch dargestellt.

Als Übersichtsarbeiten wurden der CCOHTA Report von 1999 (s.o.) und ein Bericht des „European Molecular Genetics Quality Network (EMQN)", basierend auf Workshopergebnissen identifiziert. Der Bericht der EMQN diskutiert verschiedene Testverfahren mit der Kernaussage, dass es nicht möglich ist ein einzelnes empfohlenes Testverfahren zu etablieren, weil die Wahl der eingesetzten Testverfahren im Wesentlichen von lokalen Präferenzen und Möglichkeiten abhängig ist. Zusammenfassend wird festgestellt, dass aufgrund der Kosten für die DS die meisten Laboratorien in Großbritannien andere Techniken einsetzen, deren Sensitivitäten verglichen mit DS wahrscheinlich zwischen 60% und 90% rangieren. Verfahren, die große Rearrangements im Gen identifizieren können, seien relativ aufwändig und derzeit nicht weit verbreitet.

Die tabellarische Darstellung der eingeschlossenen 15 Primärstudien umfasst eine Reihe von Studien, deren Ergebnisse nicht im Vergleich zur direkten Sequenzierung erhoben wurden oder Untersuchungen, die nur mutationspositive Kollektive ohne Kontrollen eingeschlossen haben. Einige Studien, die für die vorliegende Arbeit eingeschlossen worden sind, haben keinen Eingang in die Bewertung gefunden. Ein Teil der dargestellten Studien untersuchen Testverfahren zur Detektion von großen Rearrangements. Ein direkter Vergleich der einzelnen Testverfahren unter Angabe von Maßzahlen für die diagnostische Genauigkeit ist der Leitlinie nicht zu entnehmen.

3.3.3.3 Ergebnisse der eingeschlossenen Primärstudien

Insgesamt sind zehn Primärstudien für den vorliegenden Bericht eingeschlossen worden. Die folgende Darstellung der einzelnen Studien wird durch eine anschließende tabellarische Aufstellung der Studiencharakteristika ergänzt. Studien, die die a-priori festgelegten Einschlusskriterien erfüllten, sind darin gekennzeichnet. Berechnungen der Parameter für die diagnostische Genauigkeit, bei denen die Berechnungsgrundlage abweichend von den Autoren war, und Studien, für die keine oder nur in Teilen eine Berechnung der Parameter möglich war, sind ebenfalls gekennzeichnet. Der Absatz „Diskussion" gibt hier die Bewertung der Autoren wieder. Die Studiensituation insgesamt, die Ergebnisse und die Qualitätsbewertung über alle eingeschlossenen Studien wird im Abschnitt 3.3.3.4 zusammengefasst.

[1] Andrulis I.L. et al. (2002): „Comparison of DNA- and RNA-based methods for detection of truncating BRCA1 Mutations."

a) Ziel und Methoden

Ziel der Studie war es die Sensitivität und Spezifität verschiedener Methoden in der Identifikation von trunkierenden Mutationen im BRCA1-Gen zu bestimmen. Die Studienpopulation bestand aus 21 Zelllinien von Individuen aus Hochrisikofamilien für Brust- und Ovarialkarzinom. Das Material wurde aus Lymphozyten (peripheres Blut) gewonnen und für die Präparation von DNA und RNA aufgearbeitet. Der Mutationsstatus der Zelllinien wurde zunächst per DS bestimmt, dann wurden die Proben expandiert, kodiert und an sieben Laboratorien, denen der Mutationsstatus der Proben nicht bekannt war, versandt. Es wurden sechs verschiedene Testverfahren durchgeführt, von denen vier Verfahren (TDGS, DHPLC, SSCP, EMD) DNA-basiert und zwei Verfahren (PTT und PTT mit komplementärer 5′ Sequenzierung) RNA/DNA-basiert sind. SSCP wurde in zwei Laboratorien mit unterschiedlichen Protokollen durchgeführt. Die 21 Zelllinien beinhalteten zehn Proben mit Frameshift-Mutationen, vier Proben mit Nonsense-Mutationen und drei Proben mit Mutationen der Splice-Region. Vier Proben waren ohne trunkierende Mutationen. Eine der Mutationen bestand in einer Deletion des Exon 22, die zu einem trunkierten Protein führt. Zwei Mutationen waren in mehr als einer Probe vorhanden, so dass insgesamt 15 verschiedene trunkierende Mutationen bei 17 Individuen identifiziert wurden.

b) Ergebnisse

[Anm. der Autoren: 1. In die Bestimmung der diagnostischen Genauigkeit der einzelnen Testverfahren wurden in der Studie die Detektion einer großen Deletion eingeschlossen (ein Teilnehmer von 17). Mutationen dieser Art können von den genannten Verfahren nur mittels PTT detektiert werden. PCR-DNA basierte Verfahren, wie DS, eignen sich nicht für die Identifikation derartiger Mutationen. Sie wurden für die Berechung der Maßzahlen ausgeschlossen und die diagnostische Genauigkeit der DS mit 100% festgelegt. 2. Die Berechnung der Ergebnisse erfolgte abweichend von den Studienautoren auf der Basis von 20 Studienteilnehmern - 16 mit Mutationen, 4 ohne Mutationen].

Alle Verfahren waren konsistent in der Entscheidung über das Vorliegen oder Nicht-Vorliegen einer Mutation. Kein Verfahren zeigte falsch-positive Ergebnisse (Spezifitäten 100%). Im Gesamtkollektiv wurden neun der Mutationen (= neun Teilnehmer) von allen Verfahren identifiziert, für die verbleibenden acht Mutationen (= acht Teilnehmer) zeigten die Testverfahren unterschiedliche Ergebnisse. EMD, PTT mit komplementärer Sequenzierung und DHPLC waren zu 100% sensitiv. Mittels EMD wurde in der initialen Untersuchung zunächst bei einer Probe eine UV identifiziert und die Sequenz erst in einem zweiten Schritt vollständig analysiert (Detektion der trunkierenden Mutation in Exon 11). Mit PTT alleine konnten 12 von 16 Mutationen identifiziert werden (Sensitivität: 75%). Die TDGS-Analyse zeigte eine Sensitivität von 88% (14 aus 16). Nach Wiederholung der Analysen unter optimierten Bedingungen konnten mit diesem Verfahren alle Mutationen identifiziert werden. Die Ergebnisse der beiden Laboratorien mit SSCP-Analysen waren unterschiedlich: Detektion von 8 aus 16 im ersten Labor (Sensitivität: 50%) und 10 aus 16 im zweiten Labor (Sensitivität: 63%). Auch nach wiederholten Optimierungsansätzen konnten zwei der Mutationen in keinem der Laboratorien identifiziert werden.

[Anm. der Autoren: Die Detektion einer trunkierenden Mutation erst im zweiten Schritt mittels EMD war nicht verfahrensbedingt und wurde daher nicht als falsch negatives Ergebnis bewertet.]

c) Diskussion

EMD wurde als einfache, spezifische und unaufwendig einsetzbare Methode bewertet, die insbesondere zur Analyse von großen Genen mit häufigen Mutationen an unvorhersagbarer Position geeignet sei. Als Vorteil der DHPLC wurde der geringe Zeitaufwand durch Automatisierung nach PCR und Amplifikation und die weitere Verwendbarkeit des Materials für die nachfolgende DS dargestellt. Nachteilig beurteilten die Autoren die Möglichkeit mit dem Verfahren jede Nukleotidveränderung zu identifizieren mit nachfolgendem hohem DS-Aufwand zur Spezifizierung von Polymorphismen. Mit der PTT-Analyse können große Regionen des Gens in einem Schritt analysiert werden. Im Gegensatz zu anderen Methoden werden auch trunkierende Mutationen außerhalb der Kodierregion detektiert und die Effekte auch großer Deletionen können auf der mRNA-Ebene erfasst werden. Missense-Mutationen werden verfahrensbedingt nicht detektiert. Die Sensitivität der Methode ist stark designabhängig und Verbesserungen sind mit stärker überlappenden Fragmenten und sensitiveren Gels zu erzielen. Die Verluste in der Sensitivität durch Instabilität kleiner trunkierter Proteine können mit der o.g. Verfahrensvariante (PTT mit Sequenzierung) vermieden werden. SSCP zeigt die höchsten Detektionsraten bei Frameshift-Mutationen, Basensubstitutionen werden weniger zuverlässig erfasst. Die Sensitivität wurde je nach Analysebedingungen als sehr variabel bewertet und sei unter optimalen Konditionen zu verbessern. Zusammenfassend schlussfolgerten die Autoren, dass ein klinischer Test sowohl trunkierende Frameshift- und Nonsense-Mutationen, große Deletionen, Splice-Varianten als auch Missense-Mutationen detektieren sollte. Es wurde auf die Notwendigkeit hingewiesen, weitere Verfahren oder Kombinationen von Verfahren mit hoher Genauigkeit und niedrigen Kosten zu bewerten.

d) Bewertung

Die Studie war als prospektiver, unabhängiger, verblindeter Ringversuch von sieben Laboratorien methodisch gut angelegt, beschränkte sich allerdings auf die Detektion trunkierender Mutationen, zu denen auch die Deletion des Exon 22 gehört. Die Verfahren wurden mit ihren für die spezifische Laborsituation geltenden Bedingungen ausführlich beschrieben. Das Studienkollektiv schloss nur 21 Teilnehmer mit einer hohen Mutationsrate (81%) ein. Die Proben entstammten keiner klinischen Population und die Selektionskriterien für die Zelllinien wurden nicht benannt. Zwei der genannten Verfahren arbeiteten mit potentiell instabilen Materialen wie RNA (PTT mit Sequenzierung) und Enzymen (EMD). Weshalb die initiale Analyse mittels EMD für eine Probe nach Detektion einer UV nicht weitergeführt wurde, bleibt unklar. Es geht nicht sicher aus der Publikation hervor, dass der Endpunkt „Trunkierende Mutationen" den Laboratorien vermittelt wurde. Der von den Autoren als nachteilig bewertete potenziell hohe Sequenzierungsaufwand zur Bestätigung aller detektierter Alterationen wurde von anderen Autoren (Arnold et al. 1999; Gross et al. 1999) nicht bestätigt.

[2] Arnold, N. et al. (1999): "A highly sensitive, fast and economical technique for mutation analysis in hereditary breast and ovarian cancer"

a) Ziel und Methoden

Ziel der Autoren war eine Untersuchung zur Anwendbarkeit der DHPLC Technik in der Detektion von Sequenzveränderungen im BRCA1-Gen. Die DHPLC-Analyse wurde mit der DS in Bezug auf Sensitivität, Verlässlichkeit, Kosten sowie den Zeitaufwand zur Ermittlung der Resultate verglichen. Als Verfahrensvariante wurde die Technik zusätzlich auf silikonbasiertem Säulenmaterial getestet. Das Gesamtstudienkollektiv bestand aus 46 Frauen aus Hochrisikofamilien für Brust- und Ovarialkarzinome, bei denen im klinischen Setting eine genetische Testung vorgesehen war. Das Gesamtprobenmaterial bestand aus 1.518 Amplicons, entsprechend den 33 Fragmenten des BRCA1-Gens. Die Präparation des DNA-Materials erfolgte nach einem Standardverfahren. Die für die DHPLC eingesetzten Primer wurden tabellarisch gelistet (Primer nach Friedman und eigene Entwicklung). Spezifische Schmelzprofile für jedes Fragment wurden in Schritten von zwei Grad Celsius ermittelt. Als „positive" Ergebnisse wurden doppel- oder mehrgipfelige Peaks im Kurvenprofil bewertet. Proben mit Einzel-Peaks wurden als intakte Sequenzen bewertet. Aus den 1.518 Amplicons wurden 626 parallel und verblindet mittels DHPLC und DS analysiert. Die 626 Amplicons repräsentierten die 33 Fragmente des Gens. Jedes Fragment war mit $n \geq 10$ (max. 43 Proben) in der Analyse vertreten.

b) Ergebnisse

Es wurden in 38 Fragmenten Mutationen (19 verschiedene) und in 163 Fragmenten Polymorphismen (16 verschiedene) identifiziert, 425 Fragmente waren homozygot (= Wildtyp). Drei der identifizierten Mutationen waren zuvor nicht bekannt. Alle Alterationen wurden in der DHPLC-Analyse ermittelt. Es ergaben sich keine falsch-positiven Proben. Im Falle einer bekannten Variante, konnte die Natur der Veränderung (Mutation oder Polymorphismus) aufgrund der unterschiedlichen Retentionszeiten unabhängig von der Sequenzierung vorhergesagt werden mit der Möglichkeit den Sequenzierungs-aufwand potenziell zu reduzieren.

[Anm. der Autoren: Die Fragmente waren einzelnen Personen aus den Angaben der Studie nicht zuzuordnen, so dass eine Ergebnisberechnung nicht auf der Basis der Testteilnehmer erfolgen konnte.]

c) Diskussion

Die Chromatographiesäule konnte für über 5000 Injektionen ohne wesentliche Verluste in der Kurvenqualität genutzt werden. Ein Test mit anderem Säulenmaterial ergab gleiche Ergebnisse für die diagnostische Genauigkeit, allerdings mit Einschränkungen in der Kurvenqualität. Die Autoren beschreiben insbesondere die Wahl der Temperatur als kritische Größe in der Durchführung einer DHPLC-Analyse. Bei manchen Fragmenten resultierte eine Veränderung der Temperatur um 1 Grad Celsius in einer Verschiebung der Retentionszeiten und hatte einen signifikanten Effekt auf die Trennungseigenschaften von Hetero- und Homoduplices. Zusammenfassend schlossen die Autoren, dass die DHPLC eine der DS vergleichbare diagnostische Genauigkeit bietet, mit 10x niedrigeren Kosten pro Fragment. Innerhalb eines Tages und damit erheblich schneller als mit der DS könnte das Ergebnis einer Analyse vorliegen. Die Ermittlung der Resultate aus einer DHPLC-Analyse wurde als vergleichsweise einfach bewertet, da der Untersucher nur zwischen einzelnen und mehrfachen Peaks zu unterscheiden habe. Als weiterer Vorteil gegenüber anderen Verfahren wurde das Vermeiden von zeitaufwändigen Aufgaben wie Herstellung und Bearbeitung von Gelen bewertet.

d) Bewertung

Es handelte sich um eine prospektive, verblindete Studie an einem klinisch relevanten Kollektiv und, zumindest in repräsentativen Fragmenten, wurde das gesamte BRCA1-Gen und alle Arten von Alterationen analysiert. Die Studie entsprach den ursprünglichen Einschlusskriterien. Eine detaillierte Darstellung der Auswahlmodalitäten des Gesamtkollektivs und des a-priori-Risikos fehlten. Die verwendeten Materialien und die Testkonditionen für die DHPLC-Analyse wurden beschrieben. Die Begründung für die Beschränkung der Analyse auf 626 Amplicons und damit auf weniger als die Hälfte des Gesamtkollektivs wurde von den Autoren nicht dargestellt. Die Kriterien für die Auswahl dieser Amplicons wurden ebenfalls nicht benannt. Die Berichtsqualität der Publikation ist insgesamt als mäßig zu bewerten.

[3] Casadei, S. et al. (2001): „Detection of germline BRCA1 mutations by multiple-dye cleavase fragment length polymorphism (MD-CFLP) method"

a) Ziel und Methoden

Ziel der Autoren war die Bereitstellung einer im Vergleich zu anderen Analyseverfahren weniger aufwändigen, preiswerteren und schnellen Screeningmethode für das BRCA1-Gen. Es wurde zunächst ein Kollektiv von 30 Patienten mit familiärem Brust- oder Ovarialkarzinom untersucht. 27 der Probanden waren auch in eine internationale Multizenterstudie eingeschlossen und drei Proben wurden vom „Instituto Nazionale Tumori"(INT; Mailand) zur Verfügung gestellt. Die Analysen in diesem Kollektiv, dessen Mutationsstatus zuvor mittels DS (35 Amplicons) bestimmt worden war, wurden mit dem Ziel durchgeführt, optimale Konditionen für das Verfahren zu ermitteln. DNA wurde aus peripherem Blut extrahiert. Die Exons 11 und 16, entsprechend mehr als 70% der Kodiersequenz, sind in vier partiell überlappende Fragmente geteilt und amplifiziert worden. Die Fragmente wurden mit Floureszenzmarkern gekennzeichnet. Für die MD-CFPL-Reaktion wurden die Proben hitzedenaturiert, für die Bildung der Sekundärstruktur rasch abgekühlt und mit dem Restriktionsenzym Cleavase I (Endonuklase) gemischt. Das Verfahren beruht auf der unterschiedlichen Enzymreaktion für Wildtypsequenzen und Sequenzen mit Alterationen, die zu einem Mismatch in der Sekundärstruktur führen. Die optimalen Prozess-Temperaturen für jedes Amplicon sind im Vergleich zwischen Wildtyp-Sequenzen und veränderten Mustern korrespondierender Fragmente ermittelt worden. Die Auftrennung der Fragmente (nach Größe) erfolgte in einem automatischen Sequenzierer. Eine zweite unabhängige CFLP-Analyse wurde durchgeführt und Proben mit auffälligen Mustern direkt sequenziert. Zur Bewertung der Sensitivität des Verfahrens sind in einer zweiten Serie 20 DNA Proben des INT mit für die Untersucher unbekanntem Mutationsstatus für das Exon 11 und 16 analysiert worden. [Anm. der Autoren: Diese Analyse wurde nicht in die Bewertung für diesen Review einbezogen, da nicht geklärt werden konnte, mit welchem Analyseverfahren der Mutationsstatus der Probanden erhoben wurde; eine Kontaktaufnahme zu den Autoren gelang nicht.].

b) Ergebnisse

Von den 120 PCR Produkten der ersten Testserie beinhalteten 73 eine Sequenzveränderung: drei Frameshift-Mutationen und zwei UVs bei verschiedenen Probanden, sowie insgesamt 68 Polymorphismen. Alle Alterationen konnten mit dem Verfahren identifiziert werden, falsch positive Resultate lagen nicht vor. Die Mutationen zeigten spezifische Muster, die ohne Schwierigkeiten vom korrespondierenden Wildtyp zu unterscheiden waren. Polymorphismen gingen immer mit reproduzierbaren Peaks einher.

[Anm. der Autoren: Die Fragmente waren einzelnen Personen aus den Angaben der Studie nicht zuzuordnen, so dass eine Ergebnisberechnung nicht auf der Basis der Testteilnehmer erfolgen konnte.]

c) Diskussion

Eine gute Screeningmethode sollte wesentlich preiswerter und weniger aufwendig als die direkte Sequenzierung sein. Es gab nach Meinung der Autoren keine Technik, der überzeugend der Vorzug gegeben werden kann. Die Faktoren, die in der Auswahl des vorgestellten Verfahrens betrachtet wurden, waren: die Größe des betreffenden Gens, Höhe des Durchsatzes, die erforderliche diagnostische Genauigkeit, die Kosten und der Aufwand. Die erzielbare Sensitivität des MD-CFLP-Verfahrens wurde unter optimalen Bedingungen mit höher als 90% bewertet. Die Verfügbarkeit der GenScan-Software erlaubte die Analyse komplexer Elektropherogramme, so dass die simultane Analyse von ca. 70% der Kodiersequenz möglich war. Des weiteren könnten Polymorphismen anhand ihres spezifischen Musters erkannt und damit der Aufwand für die Sequenzierung reduziert werden.

d) Bewertung

Auch in dieser Publikation ist die erste Testserie als Feasibility-Studie mit Entwicklung und Optimierung der Konditionen für die zu untersuchende Sequenz anzusehen. Das Studienkollektiv entstammte einer klinisch relevanten Population, dessen Mutationsstatus vollständig mittels DS bestimmt wurde und das überwiegend aus den Teilnehmern einer Multizenterstudie gewählt wurde. Nähere Details zur Auswahl und Beschränkung auf dieses Kollektiv sind der Studie nicht zu entnehmen. „Positive" Ergebnisse wurden im Vergleich zur Wildtyp-Sequenz definiert. Die Verblindung der Untersucher für die Ergebnisse war der Publikation nicht sicher zu entnehmen. Die mögliche Übertragbarkeit des Verfahrens auf die Analyse aller weiteren Exons des BRCA1-Gens wurde von den Autoren nicht thematisiert und kann aus der Studie nicht abgeleitet werden.

[4] Eng, C. et al. (2001): „Interpreting epidemiological research: blinded comparison of methods used to estimate the prevalence of inherited mutations in BRCA1"

a) Ziel und Methoden

Ziel der Studie war ein Vergleich von Sensitivität, Spezifität und Kosteneffektivität von vier gebräuchlichen Testverfahren in der Detektion von 58 Mutationen im BRCA1-Gen. Die Proben wurden von „Myriad Genetic Laboratories" selektiert und anonymisiert. Alle Proben wurden gemäß der Routineprozedur für genetische Testung analysiert. Die DNA wurde aus mononuklearen Zellen des peripheren Blutes extrahiert und mittels PCR für die Exons 2-24 (Exon 1 und Exon 4 sind nicht kodierend) des BRCA1-Gens amplifiziert. Die Produkte wurden alle direkt sequenziert und sowohl automatisiert als auch visuell ausgewertet. Genetische Varianten wurden im Vergleich mit einer konstruierten, konsensuellen Wildtyp-Sequenz bestimmt. Eine definierte Restmenge von jeder Probe wurde an vier Laboratorien versandt. Die für die jeweilige Analyse erforderliche Probenmenge wurde von den Laboratorien erfragt. Die Prinzipien der Versuchsreihe sowie die Kriterien für die Erhebung der Sensitivität und Spezifität wurden den Laboratorien mitgeteilt. Die Sensitivität der Methode beinhaltete nicht nur die Detektion einer Veränderung, sondern auch die Möglichkeit diese mittels DS zu bestätigen und das Resultat korrekt zu übermitteln. Die Identität der Proben wurde von Myriad an einen Repräsentanten von BIC (Breast Cancer Information Core) übermittelt und die Ergebnisse der Laboratorien wurden ebenfalls an diese Institution versandt. Die Untersuchung in den Laboratorien erfolgte verblindet für die Ergebnisse der DS. Für die Studie wurde die Definition von „Mutation" festgelegt: Proteintrunkierende und Missense-Mutationen in den Exon 2-3 und 5-24 und in angrenzenden intronischen Sequenzen. Nicht-trunkierende genetische Varianten wurden von der Betrachtung ausgeschlossen, wenn sie mit einer Häufigkeit von mehr als 1% in einer entsprechenden Kontrollpopulation auftraten ohne Evidenz für ein häufigeres Auftreten bei Fällen als Kontrollen. Diese Varianten wurden auch ausgeschlossen, wenn publizierte Daten keinen Hinweis auf eine klinische Signifikanz ergaben oder sie weder die Aminosäurensequenz noch das Exon-Splicing beeinflussten. Das Studienkollektiv bestand aus 65 Proben, von denen 50 insgesamt 58 Mutationen mit bekannter oder potenzieller klinischer Relevanz enthielten. 15 Proben waren ohne Mutation. Die positiven Proben umfassten ein Spektrum von 20 Frameshift-, 18 Nonsense- und 15 Missense-Mutationen, sowie fünf Mutationen in der nicht-kodierenden Sequenz. 15 Proben enthielten keine Mutationen. Die vier Analysen (SSCP, CSGE, TDGS, DHPLC) wurden jeweils unter laborspezifischen Bedingungen durchgeführt. Für die TDGS und die DHPLC-Analyse sind die Kriterien für ein positives Resultat dargestellt. Alle als positiv identifizierten Varianten aus den vier Analysen wurden einer DS zur Bestätigung bzw. Spezifizierung der Alteration zugeführt. Proben für die keine PCR möglich war, wurden in der Betrachtung ausgeschlossen.

b) Ergebnisse

Die DHPLC-Analyse erkannte alle 58 Mutationen richtig (Sensitivität 100%) und hatte keine falsch positiven Ergebnisse. Bis auf drei Fälle (nur Verbreiterung des Signals) konnte für alle Mutationen ein deutliches mehrgipfeliges Muster gesehen werden. Elf Mutationen sind von mindestens zwei Verfahren nicht detektiert worden. Zwei der Basensubstitutionen sind von drei Laboratorien nicht übermittelt worden. Die initiale SSCP-Analyse mit verschiedenen Gelen führte zu divergierenden Resultaten. Nach wiederholter Amplifikation aller möglichen Varianten in unabhängigen Ansätzen wurden 42 von 58 Mutationen bestätigt, entsprechend einer Sensitivität von 72%. Es wurden keine verfahrensbedingten falsch positiven Resultate ermittelt. 19 von 20 Frameshift Mutationen konnten bestätigt werden, während die Identifikation von Basensubstitutionen sehr variabel war. Dieses Problem trat insbesondere bei Mutationen auf, die am Ende des PCR-Produktes gelegen waren. In der CSGE-Analyse konnten 13 Mutationen aufgrund von fehlgeschlagenen PCR-Reaktion nicht analysiert werden. Diese Mutationen wurden von der Betrachtung ausgeschlossen. Die Analyse ergab keine falsch positiven Befunde. 34 von den verbleibenden 45 Proben wurden korrekt positiv identifiziert, entsprechend einer Sensitivität des Verfahrens von 76%. Auch in dieser Analyse wurden überwiegend Basensubstitutionen nicht detektiert. In einer retrospektiven Analyse mit nochmaliger visueller Auswertung der Resultate konnten fünf der elf falsch negativen Befunde auf fehlerhafte Bewertung durch den Untersucher zurückgeführt werden. Auch nach wiederholter Analyse wurden die verbleibenden sechs Mutationen mit dem Verfahren nicht nachgewiesen. Das Laboratorium mit TDGS-Analyse berichtete 53 von 58 Mutationen korrekt (Sensitivität 91%). Alle fünf falsch negativen Ergebnisse waren auf eine Missinterpretation des 2D-Gels zurückzuführen. Es wurden vier falsch positive Ergebnisse ermittelt, die vermutlich auf induzierte Mutationen in der langstreckigen PCR bzw. auf PCR-Beiprodukte zurückzuführen waren. Ein falsch positiv berichtetes Ergebnis wurde auf einen Lesefehler in der Sequenzierung zurückgeführt.

[Anm. der Autoren:
1. Für die vorliegende Arbeit wurden zur Bewertung der diagnostischen Genauigkeit der Testverfahren- abweichend von der endgültigen Bewertung der Autoren - nur die Ergebnisse aus dem initialen Screening eingeschlossen. Verluste auf der Ebene der Sequenzierung und Ergebnisübermittlung an BIC wurden nicht betrachtet. Die Ergebnisse der Kostenanalyse sind hier nicht dargestellt
2. Die Mutationen waren einzelnen Proben aus den Angaben der Studie nicht zuzuordnen, so dass eine Ergebnisberechnung nicht auf der Basis der Proben erfolgen konnte.]

c) Diskussion

Die Ergebnisse der Testserie ergaben eine große Variabilität der diagnostischen Genauigkeit bei den vier gebräuchlichen Verfahren sogar in Experten-Laboratorien. Aus den Ergebnissen dieser Studie kann nach Meinung der Autoren angenommen werden, dass Studien, die Populationsanalysen mit SSCP oder CSGE durchgeführt haben, die Prävalenz von Mutationen unterschätzt haben. Die Prävalenz von Mutationen im BRCA2 Gen wurde vermutlich in analoger Weise zu niedrig bewertet. Sogar mit der Sequenzanalyse konnten verfahrensbedingt 10-15% aller Mutationen (große Rearrangements im Gen) nicht identifiziert werden. Beide Verfahren, die Mutationen auf der Basis von Konformationsveränderungen detektieren, zeigten insgesamt eine geringere Sensitivität als Verfahren, die Mutationen aufgrund ihrer Schmelztemperatur separieren. Die DHPLC-Analyse erzielte als einziges Verfahren eine der DS vergleichbare diagnostische Genauigkeit, hat allerdings auch von allen vier Verfahren die höchsten Kosten inklusive der relativ hohen Anschaffungskosten für das Instrumentarium. Alle Verfahren werden vermutlich von zukünftigen Entwicklungen profitieren. Als Vorteil der TDGS wurde der von allen Verfahren höchste Durchsatz und die niedrigen Kosten pro Probe bewertet. Als Problem wurden die Einschränkung der Sensitivität durch bevorzugte Amplifikation des nicht-mutierten Allels mit folgenden Schwierigkeiten in der Befundinterpretation, sowie insgesamt die Interpretation des komplexen Musters mit Auftreten von falsch positiven Befunden gesehen. Die SSCP- und CSGE-Analysen zeigten übereinstimmende Schwächen in der Detektion von Basensubstitutionen. Als Vorteil der Methoden wurde die relativ einfache Durchführung und Interpretation bewertet. CSGE eigne sich insbesondere für spezifische Mutationen unter der Voraussetzung, dass optimale Bedingungen geschaffen werden. Die hier ermittelten Sensitivitäten für die beiden Verfahren sind niedriger als in anderen Studien beschrieben. Die Autoren führen das Ergebnis auf das strikte Design der Studie zurück. Für die DHPLC wurde auch in dieser Studie auf die entscheidende Bedeutung der Temperaturwahl für die Sensitivität des Verfahrens hingewiesen. Fehlerhafte Befunde waren insgesamt nicht nur durch die Limitationen der Testverfahren selbst bedingt, sondern traten auch in der Bestätigungphase mit DS auf. Als kritischer Faktor wurde die Wahl einer adäquaten Software und entsprechender Materialien bewertet. Die Notwendigkeit der Durchführung einer Vorwärts- und Rückwärtssenquenzierung wurde ausdrücklich hervorgehoben. Zusätzlich waren administrative Fehler für einen Teil der falschen Befunde verantwortlich.

d) Bewertung

Die Studie war als Ringversuch methodisch gut angelegt, wies eine gute Berichtsqualität auf und schloss den gesamten Ablauf der Befunderhebung und Befundübermittlung ein. Eine präzise Definition für positive Ergebnisse („Mutationen") für den Zweck der Studie war von den Autoren gegeben. Zwar entstammte das Studienkollektiv keiner klinischen Population, jedoch schlossen die ausgewählten Mutationen ein klinisch relevantes Spektrum ein. Die Größe des Gesamtkollektivs bewegte sich im oberen Bereich aller hier bewerteten Publikationen. Die Durchführung der Testverfahren mit ihren spezifischen Limitationen wurden detailliert berichtet und diskutiert. Bemerkenswert erschienen insbesondere die Hinweise auf den hohen Stellenwert in der Auswahl der Materialien und Analysekonditionen, sowie die in den Ergebnissen dargestellte Problematik in der Befundinterpretation bei der TDGS- und CSGE-Analyse. Weshalb das letztere Verfahren in der Diskussion von den Autoren als „leicht zu interpretieren" bewertet wurde, ist vor dem Hintergrund, dass fünf der elf falsch negativen Befunde auf Interpretationsschwierigkeiten zurückzuführen sind, unverständlich. Die Berechnung der Spezifität insbesondere für das TDGS war aus dem gegebenen Datenmaterial nicht möglich, da unklar bleibt, ob falsch positive Ergebnisse in „mutationsnegativen" oder „mutationspositiven" Proben vorhanden waren. Die Antwort auf ein Schreiben an die Autoren ließ die Datengrundlage ebenfalls ungeklärt. Die entsprechenden Befunde lassen sich also nur rein deskriptiv darstellen. Hervorzuheben ist die Bemerkung der Autoren, dass in Studien ohne Verblindung für die Art und Anzahl der in den Proben vorhandenen Mutationen höhere Sensitivitäten für die SSCP- und CSGE-Analysen ermittelt worden sind. Die Studie erfüllte die ursprünglich aufgestellten Einschlusskriterien für die vorliegende Arbeit.

[5] Ganguly, T. et al. (1998): „High throughput flourescence-based conformation-sensitive gel electrophoresis (F-CSGE) indentifies six unique BRCA2 mutations and an overall low incidence of BRCA2 mutations in high-risk BRCA1 negative breast cancer families"

a) Ziel und Methoden

Ziel der Autoren war die Bereitstellung einer schnellen und zuverlässigen Methode zur genetischen Analyse. Hierfür wurden die PCR-Produkte mit Fluoreszenz-Farbstoffen markiert und die CSGE mit einem modifizierten Gel durchgeführt. Die Datenanalyse nach Größe der Fragmente erfolgte mit Hilfe einer entsprechenden Software und Erstellung eines graphischen Profils mit visueller Bewertung. Als initialer Test für die Sensitivität des Verfahrens in der Identifizierung von Basensubstitutionen wurden acht Patienten mit bekannten Polymorphismen und Mutationen im BRCA1 Gen ausgewählt. Der Mutationsstatus der Patienten war zuvor in einer DS-Analyse ermittelt worden. Zunächst aufgetretene falsch positive und falsch negative Signale wurden in der Optimierungsphase durch Änderungen der Primerpositionen, Größe der PCR-Produkte und Wechsel von Probenkonzentrationen korrigiert. Mit den modifizierten Primern konnten alle in den Proben vorhandenen Alterationen identifiziert werden. In einer vergleichenden Studie wurden 16 BRCA1-negative Individuen für eine vollständige Analyse des BRCA2 Gens (Exon 11) mit drei Methoden ausgewählt: Manuelle CSGE, F-CSGE und DS. Eine Mutationsanalyse für das BRCA2-Gen mittels F-CSGE wurde an einer Population von 105 Index-Individuen (60 nicht-jüdische und 45 Ashkenazi Familien) mit Brust- und/oder Ovarialkarzinom durchgeführt. Die Population setzte sich aus Individuen zusammen, welche die Einschlusskriterien für genetische Testung der „American Society of Clinical Oncology for Genetic Testing for Cancer Suspectibility" erfüllten und von verschiedenen Kliniken des Landes betreut wurden. Alle Individuen hatten eine positive Familienanamnese mit drei oder mehr betroffenen Mitgliedern. Identifizierte Alterationen wurden per DS bestätigt und spezifiziert.

b) Ergebnisse

Multiple aberrierende Shifts wurden in der Studienpopulation von 16 Individuen mit Mutationsanalyse für Exon 11 des BRCA2-Gens identifiziert. Für jede Veränderung in der F-CSGE konnte eine Sequenzvariante nachgewiesen werden und umgekehrt wurde für jede Sequenzvariante ein unterschiedliches Laufverhalten von Homo- und Heteroduplices detektiert. Sowohl für Basenaustauschmutationen als auch für Fraumeshift-Mutationen war die Methode sensitiv und spezifisch.

c) Diskussion

Der Vergleich der Ergebnisse aus der F-CSGE Analyse und DS wurde als Bestätigung für die Sensitivität der Methode gesehen. Die Spezifität jeder Mutationsanalyse sei durch das Vermögen eines Testverfahrens, verschiedene Nukleotidveränderungen zu erkennen und zu unterscheiden, determiniert. Das Profil der Proben in der F-CSGE Analyse zeigte charakteristische Heteroduplexmuster für unterschiedliche Basensubstitutionen. Als weiterer wichtiger Aspekt wurde die hohe Durchsatzgeschwindigkeit der Verfahrensvariante von den Autoren bewertet. Die Reproduzierbarkeit und die Genauigkeit der Methode in der Größenbestimmung wurden durch den Einsatz interner Größenstandards in jeder Spur gewährleistet.

d) Bewertung

Die für die vorliegende Arbeit eingeschlossene vergleichende, prospektive Untersuchung an einem kleinen Kollektiv von 16 Individuen war als Feasibility-Studie einer Weiterentwicklung eines etablierten Screening-Verfahrens zu bewerten. Die eingesetzten Materialien und Durchführung des Testverfahrens sind ausführlich dargestellt worden. Allerdings hatte die Studie neben der geringen Anzahl der Teilnehmer weitere methodische Schwächen: Herkunft und weiterführende Charakteristika für das BRCA1-negative Kollektiv wurden nicht beschrieben. Auf Nachfrage berichteten die Autoren, dass 2 der 16 Individuen (mutationspositive) Ashkenazi Juden waren. Die genaue Anzahl der insgesamt identifizierten Alterationen bzw. mutationspositiven Teilnehmer wurde auch auf Nachfrage nicht angegeben. Die Ergebnisse für die konventionelle CSGE Analyse wurden nicht beschrieben und eine vergleichende Darstellung aller Ergebnisse fehlte. Die Mutationsanalyse an einem großen, differenziert beschriebenen klinischen Kollektiv (105 Individuen), ist als epidemiologische Studie angelegt worden. Es wurden Ergebnisse hinsichtlich der Bedeutung von BRCA2 Mutationen, den damit verbundenen Erkrankungsrisiken und möglichen Implikationen für das Design von Untersuchungen an ethnischen Gruppen ermittelt und bewertet. Ziel dieser Untersuchung war nicht die Evaluation des Verfahrens. Eine vergleichende Analyse der Teilnehmer mittels DS ist nicht durchgeführt worden. Die Studie ist eine der beiden eingeschlossenen Publikationen zur Analyse des BRCA2-Gens.

[6] Gross, E. et al. (1999): „A comparison of BRCA1 mutation analysis by direct sequencing, SSCP and DHPLC"

a) Ziel und Methoden

Ziel der Studie war die Bestimmung der Sensitivität und Zuverlässigkeit der DHPLC-Analyse verglichen mit SSCP und DS zur Identifikation von Alterationen im BRCA1-Gen. Als Studienkollektiv wurden 23 Patienten aus Hochrisikofamilien für früh auftretendes Brust- und Ovarialkarzinom, die eine genetische Testung vornehmen lassen wollten, gewählt. Die Familien erfüllten die Einschlusskriterien des Deutschen Konsortiums, indem sie mindestens zwei Familienmitglieder mit früh auftretendem Brust- oder Ovarialkarzinom aufwiesen. Ein Kontrollkollektiv von vier Probanden ohne Risikoprofil wurde ebenfalls eingeschlossen. DNA wurde aus Blut isoliert. Die Fragmente des BRCA1-Gens wurden unter Einsatz von Primermaterial nach Friedman für alle Analyseverfahren amplifiziert. Nur für das Exon 11G` und 17` in der DHPLC-Analyse wurden im eigenen Labor spezifische Primer entwickelt. Die Mutationsanalyse per DHPLC wurde in Anlehnung an die Methodik von Oefner und Underhill durchgeführt. Eine Schmelztemperaturkurve wurde konstruiert und für jedes Fragment der Punkt ermittelt zu dem 50% Denaturierung auftrat. Die tatsächliche Lauftemperatur war jeweils ein bis zwei Grad Celsius niedriger. Heteroduplex-Formationen wurden zusätzlich mit Hilfe eines positiven Fragmentes mit einer bekannten Sequenzvariante kontrolliert. Die SSCP-Analyse wurde für die Studiensituation hinsichtlich ihrer Genauigkeit und Reproduzierbarkeit optimiert. Die Elektrophoresekonditionen wurden für jedes Fragment bestimmt und Versuche wurden bei unterschiedlichen Temperaturen, Gelkonzentrationen und mit verschiedenen Geladditiven durchgeführt. Es wurden neun Fragmente des BRCA1-Gens mit bekannter hoher Inzidenz von krankheitsrelevanten Mutationen für das Studienkollektiv untersucht und nach „Wildtyp", „Heterozygoten" und „Homozygoten" für alle identifizierten Alterationen (Mutationen, Polymorphismen und UVs) klassifiziert. Ein Fragment wurde als Nicht-Wildtyp bewertet, wenn mindestens eine heterozygote respektive eine homozygote Variation detektiert wurde. Die Proben wurden jeweils verblindet für die Ergebnisse der anderen Verfahren analysiert. Im Exon 13 konnte mittels SSCP auch unter verschiedenen Separationsbedingungen in keiner der Proben eine Variation identifiziert werden. Exon 13 wurde daher aus der Ergebnisermittlung für die SSCP-Analyse ausgeschlossen.

  b) Ergebnisse

Insgesamt wurden vier Fragmente über das gesamte Studienkollektiv (27 Probanden) und fünf Fragmente bei 26 Probanden analysiert. In den 238 untersuchten Fragmenten lagen als Ergebnis der DS 125 als Wildtyp, 86 als heterozygote und 27 als homozygote Veränderungen vor. Mittels DHPLC-Analyse wurden alle Befunde in 238 Fragmenten korrekt identifiziert. In der SSCP-Analyse (212 Fragmente) wurden aus allen untersuchten Fragmenten 204, entsprechend 96%, korrekt bewertet. Aus 112 sind zwei Wildtyp-Fragmente falsch befundet worden. Drei aus 77 heterozygoten und drei aus 23 homozygoten Sequenzvarianten wurden nicht korrekt identifiziert. Die Sensitivität des Verfahrens für die Detektion sowohl von heterozygoten als auch homozygoten Alterationen liegt bei 94 % (94 aus 100 Fragmenten richtig positiv) und die Spezifität bei 98 % (110 von 112 richtig negativ). Bezogen nur auf die Detektion von heterozygoten Sequenzvarianten erreichte die Methode eine Sensitivität von 96% (74 von 77 richtig positiv).

[Anm. der Autoren: Die Fragmente waren einzelnen Testteilnehmern aus den Angaben der Studie nicht zuzuordnen, so dass eine Ergebnisberechnung nicht auf der Basis der Individuen erfolgen konnte.]

  c) Diskussion

Die eingesetzten Primer nach Friedman arbeiteten für den Großteil der Fragmente mit beiden Methoden (SSCP und DHPLC) ohne Schwierigkeiten. Jedoch konnte für das Exon 17 in der DHPLC-Analyse zunächst kein zuverlässiges Ergebnis erzielt werden und erst nach Austausch der Primer wurden distinkte Mehrfach-Peaks deutlich. Für das Exon 13 mit Primermaterial nach Friedman, das für diesen Zweck entwickelt wurde, konnte in der SSCP-Analyse kein verwertbares Ergebnis auch durch einen weiteren externen Untersucher erzielt werden. Diese Primer wiederum waren in der DHPLC-Analyse unproblematisch. Die Autoren schlossen, dass für jede der Methoden das Primermaterial spezifisch getestet werden müsse. Die Ergebnisse aus der SSCP-Analyse wurden als nicht immer eindeutig bewertet und die Anzahl der vorhandenen Alterationen war nicht für alle Fragmente sicher zu bestimmen. Im Falle einer bekannten Sequenzalteration könne die Natur der Veränderung anhand des Profils unabhängig von Sequenzinformationen mittels DHPLC vorhergesagt werden. Die Sequenzierung könne daher in den meisten Fällen durch eine DHPLC-Analyse ersetzt werden. In einer Studie von Markoff et al. (1998) stellte sich die CSGE-Analyse in ihrer diagnostischen Genauigkeit vergleichbar mit der DHPLC-Analyse oder der DS dar. Allerdings bemerkten die Autoren, dass dieses Verfahren nicht automatisierbar ist und alle detektierten Alterationen per DS charakterisiert werden müssten. In der DHPLC-Analyse wurde auch die Bereitung und der Umgang mit Gelen vermieden.

[Anm. der Autoren: Die genannte Studie von Markoff et al. vergleicht die SSCP- und CSGE-Analyse miteinander. Die Publikation wurde in die vorliegende Arbeit nicht eingeschlossen, da nur Bereiche, die sich in einem der Verfahren als „suspekt" darstellten, mittels DS untersucht wurden. Eine vollständige Sequenzierung der Proben wurde nicht vorgenommen.]

d) Bewertung

Es handelte sich um eine prospektive, verblindete Vergleichanalyse zweier Screeningverfahren. Das formale Vorgehen in der Durchführung der Studie ist nicht detailliert dargestellt worden. Die Materialauswahl und die Analysekonditionen für die drei verglichenen Methoden wurden beschrieben. Als Studienkollektiv wurde eine klinisch relevante Gruppe gewählt. Die Auswahl aus der Grundgesamtheit und Gründe für die Beschränkung auf das insgesamt kleine Kollektiv von 23 Indexpatienten ist nicht dargestellt worden. Der Einschluss von vier Kontrollprobanden erklärte sich nicht aus der Studie. Es ist nicht das gesamte Gen untersucht worden, sondern nur neun Fragmente, die nach damaligem Wissensstand gehäuft Sequenzalterationen aufweisen. Die in Deutschland aus den Untersuchungen des Konsortiums ermittelten „Hot-Spot"-Regionen für die deutsche Bevölkerung Exon 5 und Exon 20 waren in die Analyse nicht eingeschlossen. Die auf der Ebene von „negativen" und „positiven" Fragmenten durchgeführte Ergebnisermittlung war aus dem dargestellten Tabellenmaterial nur unzureichend nachvollziehbar und der Bezug zum im Text gegebenen Zahlenmaterial war nicht klar dargestellt. Die schriftliche Rückfrage (Mail vom 20.07.2004) bei der Erstautorin bestätigte das Prozedere für die Ermittlung der Ergebnisse und das Vorliegen von mehreren Alterationen in einem Fragment bei einzelnen Probanden. Bezogen auf die klinisch relevante Detektion von Heterozygoten wurde in dieser Analyse die höchste Sensitivität im vorliegenden Studienmaterial für die SSCP-Analyse ermittelt. Der Ausschluss des Exons 13 in der SSCP-Analyse für die Bestimmung der diagnostischen Genauigkeit aus verfahrenstechnischen

Gründen (Primermaterial) erschien insofern legitim, als dass zur Optimierung dieses Analyseverfahrens im Unterschied zur DHPLC keine spezifischen Primer durch die Studiengruppe entwickelt worden sind.

[7] Jakubowska, A. et al. (2001): „Detection of germline-mutations in the BRCA1-gene by RNA-based sequencing"

a) Ziel und Methoden

Im peripheren Blut sind nur geringe Mengen von mRNA vorhanden, daher wurde von anderen Autoren vorgeschlagen, geschachtelte (nested) PCRs durchzuführen oder mRNA aus kultivierten Gewebezellen zu gewinnen um den Zerfall von mutanter mRNA zu vermeiden. Ziel der Autoren war zum einen nachzuweisen, ob die Anwendung von spezifischem Primer-Material für die Reverse Transkription die Sensitivität der Detektion von BRCA1-Mutationen mit cDNA-Sequenzierung verbessern kann. Zweitens wurde untersucht, ob die Durchführung einer einfachen PCR mit diesen spezifischen Primern und geringer Erhöhung der Anzahl von Amplifikationszyklen genügend Produkte für die folgende Sequenzierung ergibt. Das Studienkollektiv bestand aus 21 polnischen Familien mit Brust- und/oder Ovarialkarzinomen. In elf Familien lagen beide Karzinome vor, neun Familien wiesen nur Brustkarzinome und eine Familie nur Ovarialkarzinome auf. In den meisten Familien waren mindestens drei Individuen betroffen. Alle Proben sind mit RT-PCR gefolgt von cDNA-Sequenzierung und unabhängig mittels Sequenzierung von genomischer DNA untersucht worden. RNA wurde aus frischen Leukozyten unter Einsatz von Trizol nach den Angaben des Herstellers extrahiert. Genomische DNA wurde aus frischen Leukozyten nach den Methoden von Lahiri und Schnabel extrahiert. Die reverse Transkriptionsreaktion zur Synthese von cDNA ist bei einer Temperatur von 60 Grad Celsius nach den Angaben des Herstellers durchgeführt worden. Für die langstreckige PCR wurden zwei überlappende Fragmente amplifiziert. Die experimentellen Bedingungen für die langstreckige PCR sind insofern modifiziert worden, als dass die Zahl der Amplifikationszyklen von 35 auf 42 erhöht wurde um genügend spezifisches Produkt für die weitere Analyse zu gewinnen. Die cDNA wurde in 13 überlappenden Fragmenten sequenziert. Zur Identifikation von großen genomischen Rearrangements, die initial auf cDNA Ebene detektiert werden konnten, ist zusätzlich eine langstreckige gDNA-PCR durchgeführt worden.

b) Ergebnisse

Es wurden 10 Mutationen bei 21 nicht verwandten Individuen identifiziert. Sechs Mutationen wurden in Familien mit Brust- und Ovarialkarzinom gesehen, drei in Familien nur mit Brustkarzinom und eine Mutation bei einer Familie mit Ovarialkarzinom. Zwei der Mutationen waren Basensubstitutionen im Exon 5. Die restlichen Mutationen waren entweder Insertionen oder Deletionen, die zu einem frühzeitigen Abbruch der Translation führten. Eine Insertion wurde bei drei Patienten gefunden. Die Deletionen beinhalteten auch eine große Deletion des Exon 22 mit den flankierenden Intronsequenzen. Diese Deletion ist mittels langstreckiger PCR nur in der cDNA-Analyse erkannt worden. Zusätzlich wurden drei Transkriptvarianten mit Überspringen eines Teils der Basensequenz in Exon 1a, Exon 8 und Exon 14 identifiziert. Alle Fälle wurden als heterozygot eingestuft. Die Varianten in Exon 8 und Exon 14 können zu Verlusten von einzelnen Aminosäuren im Protein führen. Diese Varianten sind zuvor nicht beschrieben worden. Sie wurden allerdings in allen Proben gesehen und als physiologische Ereignisse bewertet. Weiterhin wurden einige bekannte Polymorphismen detektiert. In der gDNA-Sequenzierung zeigten sich keine weiteren Alterationen.

c) Diskussion

Aus der Sicht der Autoren könnten die Limitationen verschiedener gebräuchlicher Verfahren (SSCP, HA, DGGE, DHPLC, PTT) sowie der Sequenzierung genomischer DNA mittels RNA-basierter Sequenzierung zumindest teilweise überwunden werden. Einige Autoren äußerten jedoch Befürchtungen, dass RNA-basierte Strategien aufgrund der Schwierigkeiten in der Interpretation von Transkriptvarianten und der Möglichkeit nur geringe Mengen RNA aus dem Blut zu gewinnen unzuverlässig sind. Der Unterschied zu anderen Analysestrategien auf dieser Basis war der Einsatz von spezifischem Primermaterial in dieser Studie, der als entscheidend für die Detektion von BRCA1-Mutationen angesehen wurde. Mit der dargestellten Strategie konnten zuvor beschriebene häufige Transkriptvarianten (z.B. das Überspringen von Exon 11) verfahrensbedingt nicht identifiziert werden. Zur Detektion größerer Deletionen an spezifischen Positionen im Gen war das Verfahren nicht geeignet. Allerdings wurde nur mittels cDNA-Sequenzierung – nicht mit der Sequenzierung genomischer DNA – die Deletion des Exon 22 detektiert. Die Resultate weisen insgesamt darauf hin, dass die angewandte Methodik sensitiver ist als die PTT. Die Autoren schließen, dass die hier beschriebene Technik eine zuverlässige Methode mit einer der gDNA-Sequenzierung vergleichbaren Sensitivität sei, die zudem den Vorteil der Kosteneffektivität gegenüber anderen Verfahren biete.

d) Bewertung

Die Studie stellte die Neuentwicklung einer Verfahrensvariante vor und wurde in ihrer Anlage als Feasibility-Studie bewertet. Sie schloss ein klinisch relevantes Kollektiv ein, die Untersuchung wurde für das gesamte Gen durchgeführt und eine Verblindung der Untersucher wurde benannt. Weitere Charakteristika und Auswahlmodalitäten für die Familien bzw. Teilnehmer wurden nicht dargestellt. Eine klare Definition für ein „positives" Testergebnis wurde nicht genannt. Die Methodik ist insgesamt nur zusammenfassend beschrieben worden und die Ergebnisse wurden nur für die cDNA-Sequenzierung tabellarisch dargestellt.

[8] Kringen, P. et al. (2002): "BRCA1 mutation screening using restriction endonuclease fingerprinting-single-strand conformation polymorphism in an automated capillary electrophoresis system"

a) Ziel und Methoden

Ziel der Autoren war die Entwicklung und Evaluation der REF-SSCP (Verfahrensvariante der SSCP unter Einsatz von Restriktionsenzymen) in einem Kapillarelektrophoresystem mit Fluoreszenzmarkierung für das Exon 11 des BRCA1-Gens. Das Verfahren wurde für den Einsatz in Analysesituationen mit hohem Probendurchsatz entwickelt. Es wurde zunächst eine Evaluationsserie an 14 Individuen mit bekannten Mutationen zur Etablierung optimaler Analysebedingungen durchgeführt. In die folgende Anwendungsserie wurden 73 Patientinnen eines Universitätskrankenhauses eingeschlossen. 40 der Patientinnen gehörten 35 verschiedenen Familien mit zumindest zwei erstgradig an Brust- oder Ovarialkarzinom erkrankten Familienmitgliedern an. 22 Patientinnen hatten nur einen erkrankten erstgradig Verwandten oder einen zweitgradig Verwandten mit Brustkrebs unter 50 Jahren. Elf gesunde Individuen aus Hochrisikofamilien wurden ebenfalls eingeschlossen. Die DNA wurde aus Leukozyten isoliert und vier überlappende PCR-Fragmente amplifiziert. Die weitere Aufspaltung erfolgt mit Hilfe von drei bis vier Restriktionsenzymen. Die Profile wurden mittels Detektion durch Laser erstellt. Die Beurteilung des Profils erfolgte visuell. Zusätzliche Peaks oder veränderte Muster im Profil wurden als positiv bewertet und zur Spezifizierung der Veränderung eine DS des betreffenden Abschnitts durchgeführt. Alle 73 Proben (292 Fragmente) wurden unabhängig vom Mutationsstatus vollständig sequenziert. Die DS-Analyse der Proben erfolgte verblindet und Wildtyp-DNA wurde als Negativ-Kontrolle eingesetzt.

b) Ergebnisse

In 114 von 292 Fragmenten, entsprechend 39%, wurden zusätzliche Peaks identifiziert und diese Proben als „positiv" bewertet. Die DS bestätigte 112 der Fragmente als richtig positiv mit dem Vorliegen einer oder mehreren Veränderungen. Es fanden sich insgesamt 172 Veränderungen in den 112 Fragmenten, denen 11 verschiedene Alterationen zugrunde lagen: zwei Frameshift-Mutationen, sieben Missense-Mutationen und zwei Silent-Mutationen. Zwei Fragmente wurden falsch positiv bewertet. Falsch negative Ergebnisse lagen nicht vor, so dass sich eine Sensitivität von 100% mit einer Spezifität von 99% ergab. Der positive prädiktive Wert für dieses Kollektiv ist 98%.

[Anm. der Autoren: Die Fragmente waren einzelnen Teilnehmern aus den Angaben der Studie nicht zuzuordnen, so dass eine Ergebnisberechnung nicht auf der Basis der Individuen erfolgen konnte.]

c) Diskussion

Als Vorteil der REF-SSCP Analyse wurde die Möglichkeit der Auftrennung des Exon 11 in nur vier große Fragmente mit entsprechend geringem PCR Aufwand bewertet. Mutationen, die am Ende des Fragments gelegen sind, wurden unzuverlässiger identifiziert als mittig gelegene Veränderungen. Mit Hilfe der parallelen Untersuchung von überlappenden Restriktionsfragmenten sollte diese Problematik vermieden werden. Als kritischer Faktor wurde daher die Auswahl adäquater Enzyme betrachtet, insbesondere hinsichtlich ihrer Halbwertzeit und Temperatursensitivität. Die Analyse in einem automatisierten Kapillarelektrophorese-System reduzierte den Arbeitsaufwand im Vergleich zur traditionellen SSCP und REF-SSCP (Gelpräparationen, Beladen des Systems mit Proben). In dem beschriebenen System ist die radioaktive Markierung bei der REF-SSCP durch eine Fluoreszenz-Markierung ersetzt worden. Allerdings wurde in der Evaluationsserie eine der endständigen Mutationen durch die beschriebene System-Variante nicht identifiziert und die Autoren schlossen, dass die Position der Alterationen und der Sequenzkontext von entscheidender Bedeutung für die diagnostische Genauigkeit des Systems seien. Für SSCP-Analysen insgesamt wurde auf den hohen Stellenwert der Temperatur hingewiesen.

d) Bewertung

Die Studie war die einzige eingeschlossene Publikation zu der beschriebenen Verfahrensvariante und wurde in ihrer Gesamtkonzeption als Feasibility-Studie bewertet. Methodisch ist die Studie gut angelegt mit Einschluss eines klinisch relevanten Kollektivs von 73 Teilnehmern, dessen Charakteristika und Herkunft beschrieben sind. Die Durchführung des Testverfahrens sowie die Kriterien zur Bewertung eines Ergebnisses als „positiv" wurden ausführlich dargestellt. Eine verblindete DS-Analyse des gesamten Probenmaterials war gewährleistet. Allerdings wurde nur das Exon 11 analysiert. Aus der Ergebnisdarstellung ging nicht sicher hervor, ob alle einzelnen Veränderungen in den Fragmenten tatsächlich auch mit dem Testverfahren identifiziert worden sind oder die korrekte Anzahl der Alterationen pro Fragment erst in der DS ermittelt wurde. Eine Gegenüberstellung der Ergebnisse aus dem Testverfahren und den Ergebnissen der DS sowie die Ergebnispräsentation in Form einer Vier-Felder-Tafel fehlten. Problematisch erschien insgesamt die Auswahl und die potenzielle Instabilität der Enzyme sowie die Verlässlichkeit des Verfahrens in der visuellen Beurteilung des Ergebnisses durch den Untersucher.

[9] Rothfuß, A. et al. (2000): „Induced micronucleus frequencies in peripheral lymphocytes as a screening test for carriers of a BRCA1 mutation in breast cancer families"

a) Ziel und Methoden

Ziel der Studie war es zu untersuchen, ob eine erhöhte mutagene Sensitivität auf Noxen im Zusammenhang mit Mutationen im BRCA1-Gen steht und die Anwendung des Mikronukleus-Tests (MN-Test) als Screeningtest für BRCA-Mutationen zu evaluieren. Blutproben wurden von 22 Mitglieder aus 13 Familien mit einer familiären BRCA1 Mutation entnommen. Die Studie war Teil einer Multicenter-Studie zu familiärem Brustkrebs und die Einschlusskriterien für die Teilnehmer waren wie folgt festgelegt: Familien mit zwei oder mehr von Brust- und/oder Ovarialkarzinom betroffenen Frauen (waren nur zwei Familienangehörige betroffen: eine Diagnosestellung vor dem Alter von 50 Jahren); Familien mit zumindest einer von bilateralem Brustkrebs Betroffenen oder Brust- und Ovarialkarzinom; Familien mit zumindest einer Brustkrebserkrankten unter 30 Jahren oder der Diagnose eines Ovarialkarzinoms unter 40 Jahren. Als Kontrollpopulation wurden 17 altersgematchte Individuen aus Familien ohne Risiko für hereditäre Erkrankungen gewählt. Die Blutproben wurden einer Cobaltbestrahlung von 4Gy/Min ausgesetzt. Innerhalb von fünf Minuten nach Exposition wurde der MN-Test durchgeführt. In einem weiteren Schritt wurden den Kulturen Wasserstoffperoxid zur Induktion von Mikronuklei zugesetzt. Für den MN-Test aus peripheren Lymphocyten wurden Kulturen angesetzt und nach 68 Std. zentrifugiert. Die Präparate wurden fixiert und die Mikronukleusfrequenz durch die Analyse von 1000 zweikernigen Zellen von kodierten

Präparaten bestimmt. Für die DS wurde DNA aus Blutproben isoliert und die 22 kodierenden Exons des BRCA1-Gens in 36 Fragmenten analysiert. Für die Exons 7, 9 und 16 wurden neu entwickelte Primer verwendet. Die Sequenzierung erfolgte in beide Richtungen nach den Anweisungen des Herstellers. Die Sequenzierungsdaten wurden mit Hilfe einer Software erhoben. Der MN-Test wurde sowohl ohne als auch mit Gamma-Bestrahlung für alle Proben durchgeführt. Die strahleninduzierten Mikronukleusfrequenzen wurden als Differenz der Mikronukleusfrequenz vor und nach der Bestrahlung für eine individuelle Probe erhoben. Die 39 Probanden wurden in drei Gruppen geteilt: Kontrollen (17), Frauen mit BRCA1-Mutationen aus Risikofamilien (12) und Frauen aus Risikofamilien ohne Mutationen (10). Als „positives" Ergebnis, folgend einer Publikation von Scott (1998), wurden MN-Frequenzen jenseits des Mittelwertes für die Kontrollpopulation (+ zwei Standardabweichungen) bewertet. In einem zweiten Test wurde die Sensitivität auf radioaktive Bestrahlung mit den Effekten aus dem Zusatz von Wasserstoffperoxid verglichen. Ein dritter Ansatz verglich die Strahlensensitivität im MN-Test und die Effekte aus der Induktion von MN und der Reparatur von DNA-Schäden im Komet-Assay.

b) Ergebnisse

Aus der Anwendung des o.g. Schwellenwertes in dem untersuchten Kollektiv von 22 Frauen zeigten sieben von zwölf Proben mit Mutation ein positives Ergebnis und acht von insgesamt zehn Proben ohne Mutation ein negatives Ergebnis.

[Anm. der Autoren: Aus der Konstruktion einer Vier-Felder-Tafel, die von den Autoren nicht dargestellt worden ist, ergab sich ein Wert für die Sensitivität des Verfahrens von 58% und eine Spezifität von 80%.]

In einem direkten Vergleich der induzierten MN-Frequenz von Mutationsträgern und entsprechenden Kontrollindividuen zeigte sich bei zehn von elf Frauen mit Mutation eine deutlich erhöhte MN-Frequenz und die Autoren bewerteten diese Ergebnisse als positiv im Sinne des Testprotokolls. Für eine Frau war keine entsprechende Kontrolle vorhanden und eine weitere Mutationsträgerin zeigte keine Elevation der MN-Frequenz im Vergleich zur Kontrolle.

c) Diskussion

Von den Autoren wurde eine Korrelation zwischen einer erhöhten strahleninduzierten Mikronukleusfrequenz und dem Vorliegen einer familiären BRCA1-Mutation gesehen. Ebenso lag eine größere Variabilität der spontanen MN-Frequenzen bei Betroffenen im Vergleich zum Kontrollkollektiv vor. Eine mögliche Erklärung für dieses Phänomen sei in manchen Fällen eine vorausgegangene Radiotherapie. Eine Erhöhung der induzierten MN-Frequenz bei mutationspositiven Individuen wurde jedoch unabhängig von vorherigen Strahlenexpositionen beschrieben. Die Autoren wiesen darauf hin, dass größere Studien zur Bewertung des hier eingesetzten Schwellenwertes erforderlich seien. Der direkte Vergleich mit einer parallelen Kontrollprobe ließ unter den Studienbedingungen eine bessere Diskrimination zu. Die in der unabhängigen Analyse (Gruppenvergleich) gefundenen Variationen wurden auf die angewendete Strahlungsintensität und auf die Qualität der Zellseparation zurückgeführt. Die Größenordnung der gefundenen Differenzen zwischen Kontrollindividuen und Mutationsträgern

würde zumindest eine weitergehende genetische Testung bei positiven Individuen rechtferti-
gen. Der MN-Test wurde insgesamt als einfacher, schneller und preiswerter Pre-Screening-
Test angesehen.

d) Bewertung

Für die vorliegende Arbeit wurde nur die Testreihe der Studie an 22 Individuen aus Risikofamilien und 17 Kontrollen zur Bewertung der diagnostischen Genauigkeit des MN-Tests betrachtet. Die Studie ist als Feasibility-Studie mit zahlreichen methodischen Schwächen, auch
bezogen auf die Berichtqualität, zu bewerten. In der Antwort auf ein Anschreiben der Autoren
zur Klärung der Perspektive der Datenerhebung wurde das Design als retrospektiv eingestuft,
eine Verblindung der Untersucher für die Ergebnisse wurde bestätigt. Die 22 Probanden
stammten aus Familien für die bereits das Vorliegen einer BRCA1-Mutation bekannt war und
somit ein Gen-Screening für die Mitglieder dieser Familien nicht erforderlich sein würde. Der
Einschluss dieser Probanden aus einem größeren Gesamtkollektiv schien auf formalen Gründen zu beruhen. Die Auswahl altersentsprechender Kontrollen im Rahmen dieses Testverfahrens erschien sinnvoll, jedoch wurde ein möglicher Einfluss des Alters auf die Strahlensensitivität nicht thematisiert und das Gesamtkollektiv schloss eine breite Spanne von 23 – 58 Jahren ein. Weitere mögliche Einflussgrößen auf die Strahlensensibilität, abgesehen von der höheren spontanen MN-Frequenz zuvor radiotherapierter Probanden, und ihre evtl. unterschiedliche Verteilung in den Teilkollektiven sind nicht erfasst worden. Die Größe des Kontroll-
kollektivs ließ eine Normalverteilung des untersuchten Merkmals nicht erwarten. Zwar wurde
in der Publikation die Anwendung eines statistischen Verfahrens mit Signifikanzniveaus von
$p < 0,01$ beschrieben, jedoch wurde die Signifikanz weder für die beschriebenen Varianzen
noch für die ermittelten Differenzen in der induzierten MN-Frequenz in der Publikation dargestellt. Auffällig erschien der Unterschied in den Ergebnissen aus der Bewertung nach Festlegung eines Schwellenwertes für positive und negative Ergebnisse im Vergleich mit den Ergebnissen aus dem Einzelabgleich von Individuen aus Risikofamilien und Kontrollen. Die
Autoren machten keine Angabe zur Mindestgröße einer Differenz, die als signifikant positives Testergebnis gewertet wurde. Es waren nicht für alle Individuen aus Risikofamilien entsprechende Kontrollen verfügbar (22 versus 17). Die Ergebnisse aus dem Vergleich von mutationsnegativen Risikoindividuen und den Kontrollprobanden - soweit vorhanden - wurden
nur für einzelne Ergebnisse graphisch dargestellt und eine Gesamtbewertung insbesondere
auch hinsichtlich der Signifikanz dieser Vergleiche wurde nicht beschrieben. Die Maße für
die diagnostische Genauigkeit wurden aus den Ergebnissen für beide Ansätze nicht abgeleitet.
Insgesamt ist dieser auf schadensinduzierte Effekte ausgerichtete Ansatz, auch nach Darstellung der Autoren, unspezifisch für die Detektion von Mutationen im BRCA1- oder BRCA2-
Gen.

[10] Sakayori, M. et al. (2003): „Evaluation of the diagnostic acurracy of the stop codon (SC) assay for identifying protein-truncating mutations in the BRCA1 and BRCA2 genes in familial breast cancer"

a) Ziel und Methoden

Ziel der Autoren war die Evaluation der diagnostischen Genauigkeit des Hefe-basierten Stop-Codon-Assay in der Detektion von trunkierenden Mutationen im BRCA1- und BRCA2-Gen. Die Studienpopulation bestand aus 29 japanischen Patienten aus 24 Risikofamilien für das Brustkarzinom. Dieses Kollektiv erfüllt die Einschlusskriterien der „Tohoku Familial Cancer Society": mindestens drei Verwandte mit Brust- oder Ovarialkarzinom (mindestens ein erstgradig Verwandter); mindestens zwei erstgradig Verwandte mit Brust- oder Ovarialkarzinom mit mindestens einem Betroffenen unter 40 Jahren oder bilateralem Karzinom oder Karzinom anderer Organe; frühes Auftreten von bilateralem Krebs mit mindestens einem Betroffenen unter 40 Jahren. Die Teilnehmer waren zuvor nicht genetisch getestet worden. Die Blutproben wurden kodiert und wurden vom Untersucher ohne klinische Informationen zur Person analysiert. Drei Techniker führten die Untersuchungen verblindet für die Ergebnisse der anderen Gruppe durch: ein Techniker das Stop-Codon-Assay, zwei Techniker die direkte Sequenzierung. DNA wurde direkt aus dem Blut extrahiert. RNA wurde entweder direkt aus mononuklearen Zellen extrahiert oder aus Epstein-Barr-Virus infizierten lymphoblastoiden Zellen. Für das BRCA1-Gen wurden drei Fragmente amplifiziert, ein größeres Fragment aus genomischer DNA und zwei kleinere Fragmente aus cDNA. Das BRCA2-Gen wurde in sechs Fragmente amplifiziert, drei Fragmente aus cDNA und drei Fragmente aus genomischer DNA. Hefe wurde unter Einsatz der o.g. Fragmente transformiert und diese Klone auf ihre Fähigkeit untersucht in einem uracil-freien Nährmedium zu wachsen. Wuchsen mehr als 80% der Kolonien wurde das jeweilige Fragment dem Wildtyp zugehörig klassifiziert. Wuchsen weniger als 80% der Kolonien, wurde das PCR-Fragment erneut amplifiziert und das SC-Assay zur Bestätigung des Resultates wiederholt. Ergab auch dieses Resultat ein Wachstum von weniger als 80%, wurde das Fragment als „positiv" für das Vorliegen einer heterozygoten trunkierenden Mutation angesehen. Bei Patienten mit einer trunkierenden Mutation liegt die Wachstumsrate bei ca. 50%. Die DS-Analyse wurde bei alle Patienten und die gesamte Kodiersequenz mit flankierenden Introns für beide Gene durchgeführt. Bei 12 der 29 Patienten war sowohl DNA als auch RNA verfügbar und alle neun Fragmente (BRCA1 und BRCA2) konnten analysiert werden. In 17 Fällen wurden nur die vier Fragmente aus genomischer DNA analysiert, entsprechend 57% der gesamten Sequenz beider Gene. Insgesamt wurden 176 Fragmente mit dem SC-Assay untersucht.

b) Ergebnisse

Die Analyse mit DS zeigte das Vorliegen von fünf trunkierenden Mutationen (drei Frameshift-Mutationen in BRCA1, zwei Nonsense-Mutationen in BRCA2) im Gesamtkollektiv. Zusätzlich wurden 40 weitere Alterationen identifiziert. Die meisten dieser Alterationen wurden als Polymorphismen angesehen. Es wurden jedoch auch zwölf Basensubstitutionen detektiert, die jeweils nur bei einem Patienten des Studienkollektivs vorlagen und zuvor nicht bekannt waren. Diese Alterationen sind als potenziell pathogene Mutationen zu bewerten. In der SC-

Analyse wurden 172 der 176 untersuchten Fragmente richtig als mutationsnegativ erkannt. Die verbleibenden vier Fragmente von verschiedenen Patienten zeigten ein deutlich vermindertes Koloniewachstum in der ersten Analyse. In der zweiten Untersuchung wurden drei der vier Resultate als „positiv" bestätigt. Das verbleibende Fragment (aus cDNA) wies initial ein Wachstum von 72% auf und in der Bestätigungsanalyse ein Wachstum von 88% und wurde endgültig richtig als „negativ" bewertet. Zwei der trunkierenden Mutationen, die in der DS identifiziert wurden, konnten mit dem Assay nicht verglichen werden, weil keine RNA für die entsprechenden Fragmente verfügbar war. Bezogen auf die untersuchten Fragmente ergab sich eine Sensitivität von 100% und eine Spezifität von 99%.

[Anm. der Autoren: Die Fragmente waren einzelnen Teilnehmern aus den Angaben der Studie nicht zuzuordnen, so dass eine Ergebnisberechung nicht auf der Basis der Individuen erfolgen konnte.]

c) Diskussion

Zur Evaluation des Schwellenwertes von 80% wurden aus dem verfügbaren Studienmaterial „Receiver Operator Characteristics Kurven (ROC)" erstellt und es zeigte sich, dass Werte zwischen 60% und 80% eine Sensitivität von 100% bei einer Spezifität von größer 99% bieten. Die Autoren weisen ausdrücklich darauf hin, dass - auch nach früheren Erfahrungen - Klone mit Fragmenten aus RT-Reaktionen (Reverse Transkriptase) gelegentlich zu unerwartet geringer Koloniebildung führen. Auf diesen Mechanismus wurde das initial falsch positive Ergebnis zurückgeführt. Generell sei es nicht möglich die Qualität von RNA zu prüfen und zu kontrollieren. Es sei unbedingt erforderlich die SC-Analyse zu wiederholen und die Ergebnisse mittels DS zu bestätigen insbesondere, wenn die PCR-Fragmente aus einer RT-PCR stammen. Insgesamt wurde das Testverfahren als nützlich und zuverlässig bewertet. Neben den technischen Vorteilen wurde für das Verfahren ein Kostenvorteil im Vergleich mit der DS gesehen. Um die Überlegenheit des Verfahrens gegenüber dem PTT zu belegen sei der Vergleich an einem großen klinischen Kollektiv erforderlich. Die Autoren schlossen, dass zur Identifikation von Missense-Mutationen, die einen Anteil von zumindest 10%-15% der pathogenen Mutationen bilden, andere Methoden entwickelt werden müssen, einschließlich eines zuverlässigen, schnellen und genauen funktionellen Assays.

d) Bewertung

Es handelt sich um eine prospektive, verblindete Studie in der ein klinisch relevantes Kollektiv getestet wird. Die Einschlusskriterien für die Patienten sind allerdings nicht klar benannt. Das Kollektiv ist mit 29 Patienten klein. Die Kriterien für ein positives Testergebnis wurden benannt und die Auswahl der Materialen für das SC-Assay wurden in der Publikation selbst dargestellt bzw. es wurde auf eine ältere Publikation (Feasibility-Studie des Assays am BRCA1-Gen) verwiesen. Allerdings wurde der Schwellenwert aus dem für die Autoren verfügbaren Material experimentell festgelegt, weitere Bestätigungen für die Verlässlichkeit dieses Wertes fehlten. Mit dem dargestellten indirekten Ansatz waren verfahrensbedingt nur trunkierende Mutationen zu identifizieren. Die zwölf bei unterschiedlichen Probanden mit DS identifizierten Basensubstiutionen mit möglicher klinischer Relevanz wurden somit nicht erfasst. Problematisch für den Einsatz im Mutationsscreening erschien der Umgang mit RNA. Für einen erheblichen Teil des Kollektives (17 Individuen) konnten für das BRCA1-Gen nur ca. 70% und für das BRCA2-Gen nur ca. 50% der Fragmente untersucht werden, da für die restlichen Fragmente keine RNA zur Verfügung stand. Nur für zwölf Individuen war eine vollständige Analyse beider Gene möglich. Im Resultat wurden daher zwei der fünf trunkierenden Mutationen, die im Gesamtkollektiv vorlagen, nicht identifiziert. Eine differenzierte Darstellung und Bewertung dieser Problematik fehlt.

Systematischer Vergleich der Testverfahren

Tabelle 3-6: Studiendetails

Studie	Gen / Exons / Art der Alteration	Ziel der Studie	Testverfahren / Probenmaterial	Population / a-priori-Risiko	Design	Ergebnisse	Qualität
[1] Andrulis et al. (2002)	BRCA1 Trunkierende Mutationen	Vergleich diagnostische Genauigkeit von fünf (sechs) Testverfahren	EMD TDGS SSCP DHPLC PTT PTT + (= PTT mit komplementärer 5'Sequenzierung) DNA-Proben Zusätzlich RNA-Proben: PTT+	21 Zelllinien von Individuen aus HBOC Risikofamilien: 17 Proben mutationspositiv: 1x Deletion Exon 22 (hier nicht berücksichtigt, da durch Referenzstandard DS nicht detektierbar), 10x Frameshift-Mutation, 4x Nonsense-Mutation, 3x Mutationen Splice-Region 2 Mutationen in je 2 Proben 4 Proben mutationsnegativ (Anteil Proben mit Sequenzenalterationen: 17/21 = 81%	7 Laboratorien beteiligt; 2 Laboratorien führten eine SSCP-Analyse mit unterschiedlicher Anzahl von Amplikons durch Prospektiv Verblindet	¹) 16 x mutationspositiv; 4x mutationsnegativ [Probe mit Exon 22 Deletion n. bew.] EMD, DHPLC, PTT+ Sens: 16/16 (100%) Spez: 4/4 (100%) PPV: 16/16 (100%) NPV: 4/4 (100%) PTT Sens: 12/16 (75%) Spez: 4/4 (100%) PPV: 12/12 (100%) NPV: 4/8 (50%) TDGS Sens:14/16 (88%) Spez: 4/4 (100%) PPV:14/14 (100%) NPV: 4/6 (67%) SSCP (Labor1) Sens: 8/16 (50%) Spez: 4/4 (100%) PPV: 8/8 (100%) NPV: 4/12 (33%) SSCP (Labor 2) Sens: 10/16 (63%) Spez: 4/4 (100%) PPV: 10/10 (100%) NPV: 4/10 (40%)	C

Systematischer Vergleich der Testverfahren

Studie	Gen / Exons / Art der Alteration	Ziel der Studie	Testverfahren / Probenmaterial	Population / a-priori-Risiko	Design	Ergebnisse	Qualität
[2] Arnold et al. (1999) #	BRCA1	Bewertung der diagnostischen Genauigkeit von DHPLC im Vergleich zu DS	DHPLC DNA-Proben	46 Frauen aus HBOC Hochrisikofamilien (für genetische Testung vorgesehen); 33 Fragmente = 1.518 Amplikons a-priori-Risiko: n.b.	Analyse von 626 Amplikons; n>/= 10/ Fragment Prospektiv Verblindet „Positives Ergebnis" = doppel- oder mehrgipflige Peaks	a) 38 Mutationen 163 Polymorphismen 425 Homozygote (= Wildtyp) Sens: 201/201 (100%) Spez: 425/425 (100%) PPV + NPV: 100% (Anteil alterierter Amplikons: 201/626 = 32%)	C
[3]. Casadei et al. (2001)	BRCA1 Exon 11 und 16	Bereitstellung eines schnellen und preiswerten Screeningverfahrens	MD-CFLP (Multiple-Dye-Cleavase Fragment Length Polymorphism) DNA-Proben	30 Patienten aus HBOC Risikofamilien (27 Patienten aus einer internationalen Multizenterstudie, 3 Proben vom „Instituto Nazionale Tumori", Mailand) a-priori-Risiko: n.b.	Analyse der Proben in 4 überlappenden Amplikons (= 120 Amplikons Perspektive unklar (§) Verblindung unklar (§) „positives Ergebnis" = Veränderung des Musters gegenüber korrespondierender Wildtypsequenz	a) 73 Amplikons mit Sequenzalterationen detektiert Sens: 73/73 (100%) Spez: 47/47 (100%) PPV + NPV: 100% (Anteil alterierter Fragmente: 73/120 = 61%)	D Feasibility-Studie

Systematischer Vergleich der Testverfahren

Studie	Gen / Exons / Art der Alteration	Ziel der Studie	Testverfahren / Probenmaterial	Population / a-priori-Risiko	Design	Ergebnisse	Qualität
[4] Eng et al. (2001) #	BRCA1	Ermittlung der relativen Sensitivität von gebräuchlichen Testverfahren	DHPLC SSCP TDGS CSGE DNA-Proben	65 DNA Proben (von „Myriad Gentic Laboratories" ausgewählt) 50 Proben mit 58 Mutationen: 20x Frameshift-Mutation, 18x Nonsense-Mutation, 15x Missense Mutationen, 5x Intronveränderungen (Anteil Proben mit Mutationen: 50/65 = 77%)	Ringversuch in vier Laboratorien; SSCP-Analyse mit verschiedenen Gels durchgeführt Prospektiv Verblindet Def. „Mutation" = Trunkierende und Missense-Mutationen in Exon 2-3, 5-24; Veränderungen an Intron-Exon-Grenzen; ausgeschlossen: Alterationen >1% Kontrollpopulation, publizierte Daten sprechen gegen Relevanz, Aminosäuresequenz wird nicht verändert, Exon-Spicing wird nicht beeinträchtigt	²) DHPLC Sens: 58/58 (100%) Spez: keine falsch pos. SSCP Sens: 42/58 (72%) Spez: keine falsch pos. TDGS Sens: 53/58 (91%) Spez: 4 falsch pos. [Nenner unklar] (§) CSGE (13 Proben: PCR fehlgeschlagen) Sens: 34/45 (76%) Spez: keine falsch pos.	B
[5] Ganguly et al. (1998)	BRCA2 Exon 11	Bereitstellung einer schnellen und zuverlässigen Methode zur genetischen Analyse	F-CSGE (Flourescence based-) DNA-Proben	16 BRCA1-negative Indexpatienten a-priori-Risiko: n.b.	Vergleichende Analyse Exon 11: F-CSGE, manuelle CSGE Prospektiv Verblindet (§)	Sens: keine falsch neg. Spez: keine falsch pos. [Anteil Proben mit Sequenzalteratioen unklar] (§) Ergebnisse aus manueller CSGE-Analyse: n.b.	C Feasibility-Studie

Studie	Gen / Exons / Art der Alteration	Ziel der Studie	Testverfahren / Probenmaterial	Population / a-priori-Risiko	Design	Ergebnisse	Qualität
[6] Gross et al. (1999)	BRCA1 9 Fragmente	Bestimmung der Sensitivität und Zuverlässigkeit der DHPLC-Analyse	DHPLC SSCP DNA-Proben	23 Patienten aus HBOC Hochrisikofamilien für früh auftretendes Mamma- oder Ovarialkarzinom: Proben aus deutschen Instituten mit erfüllten Einschlusskriterien des deutschen Konsortiums für genetische Testung 4 gesunde Individuen ohne Risiko a-priori-Risiko: n.b.	Analyse von insgesamt 9 Fragmenten mit häufigen Sequenz-Alterationen 4 Fragmente an 27 Probanden, 5 Fragmente an 26 Probanden = 238 untersuchte Fragmente DHPLC-Analyse 212 Fragmente in SSCP-Anylse Prospektiv Verblindet „positives Fragment" = Vorliegen mindestens einer heterozygoten oder homozygoten Alteration	^{2}) Wildtyp: 125 Fragmente Heterozygot: 86 Fragmente Homozygot: 27 Fragmente (Anteil Fragmente mit Alterationen: 113/236 =47%) DHPLC (aus 238 Fragmenten) Sens: 113/113 (100%) Spez: 125/125 (100%) PPV + NPV: 100% SSCP (aus 212 Fragmenten) Sens: 94/100 (94%) [Sens Heterozygote: 74/77 (96%)] Spez: 110/112 (98%) PPV: 94/96 (98%) NPV: 110/116 (95%)	C

Systematischer Vergleich der Testverfahren

Studie	Gen /Exons / Art der Alteration	Ziel der Studie	Testverfahren / Probenmaterial	Population / a-priori-Risiko	Design	Ergebnisse	Qualität
[7] Jakubowska et al. (2001)	BRCA1	Verbesserung der Qualität RNA-basierter Sequenzierung	RNA-basierte Sequenzierung RNA und DNA-Proben	21 polnische HBOC-Familien: 11 Familien mit Brust- und Ovarialkarzinom, 9 Familien nur Brustkarzinom, eine Familie nur Ovarialkarzinom; überwiegend mehr als 3 Fälle/Familie (Anzahl der getesteten Individuen: 21 Probanden) a-priori-Risiko: 10/21	RT-PCR mit cDNA Sequenzierung in 13 überlappenden Fragmenten Langstreckige PCR für gDNA und cDNA Perspektive unklar § Verblindet	10 Mutationen bei 21 nicht verwandten Individuen: 2x Basensubstitutionen im Exon 5; 8x Deletionen oder Insertionen, davon eine große Deletion des Exon 22 (Anteil der Proben mit Sequenzalterationen: 10/21 =48%) Sens: 10/10 (100%) Spez: 11/11 (100%)($) cDNA-Analyse: Identif. der großen Deletion des Exon 22, zusätzliche Identifikation von drei physiologischen Transkriptvarianten	C Feasibility-Studie
[8] Kringen et al. (2002)	BRCA1 Exon 11	Einführung und Evaluation einer Verfahrensvariante der SSCP	REF-SSCP (Restriction Endonuclease Fingerprinting-)	73 Patientinnen aus HBOC Risikofamilien (Universitätskrankenhaus) 62 erkrankte Frauen 11 gesunde Frauen a-priori-Risiko: n.b.	Analyse von 292 Fragmenten (= 73 Probanden) Prospektiv Verblindet „positives Ergebnis" = Zusätzliche Peaks oder veränderte Muster	²) 112 Fragmente mit 11 verschiedenen Sequenzalterationen Gesamt: 172 Alterationen Sens: 112/112 100% Spez: 178/180 (99%) PPV: 112/114 (98%) NPV: 180/180 (100%) (Anteil der Fragmente mit Sequenzalterationen: 112/292 = 38%)	B Feasibility-Studie

Studie	Gen / Exons / Art der Alteration	Ziel der Studie	Testverfahren / Probenmaterial	Population / a-priori-Risiko	Design	Ergebnisse	Qualität
[9] **Rothfuß et al. (2000)**	BRCA1	Nachweis einer mutagenen Sensitivität auf Noxen und Evaluation des MNT als Screeningtest für BRCA1-Mutationen	MNT (Mikronukleus-Test) DNA-Proben	22 Mitglieder aus 13 Familien mit BRCA1-Mutation (Population entstammt einer Multizenterstudie): Gruppe 1: Risikoindividuen mit Mutation, Gruppe 2: Risikoindividuen ohne Mutation	MNT für alle Proben mit und ohne Gamma-Bestrahlung Bestimmung der „induzierten Mikronukleusfrequenz" als Differenz der Ergebnisse Gruppenvergleich: Cut-off für positves Ergebnis = ind. MN-Frequenz + 2 Standardabweichungen jenseits des Mittelwertes der Kontrollen 22 getestete Probanden Retrospektiv (§) Verblindet (§)	22 Probanden: Gruppe 1: 12 mit Mutationen Gruppe 2: 10 ohne Mutationen Sens: 7/12 (58%) Spez: 8/10 (80%) PPV: 7/9 (78%) NPV: 8/13 (62%) (Anteil der Proben mit „positivem" Ergebnis: 54%)	C Feasibility-Studie

Studie	Gen / Exons / Art der Alteration	Ziel der Studie	Testverfahren / Probenmaterial	Population / a-priori-Risiko	Design	Ergebnisse	Qualität
[10] Sakayori et al. (2003)	BRCA1 BRCA2 Trunkierende Mutationen	Evaluation der diagnostischen Genauigkeit des Verfahrens	SC-Assay (Stop-Codon-) DNA und RNA-Proben	29 japanischen Patienten aus 23 HBC-Risikofamilien: Erfüllung der Einschlusskriterien der "Tohoku Familial Cancer Society", Japan; genetische Ersttestung a-priori-Risiko: n.b.	Amplifikation von 3 Fragmenten für BRCA1 (1x gDNA, 2x cDNA) und 6 Fragmenten für BRCA2 (3x gDNA, 3x cDNA) Teilkollektiv: 12 von 29 Probanden mit verfügbarer RNA (9 Fragmente), 17 Probanden nur DNA verfügbar 4 Fragmente) = 176 Fragmente analysiert, entsprechend 57% der Kodiersequenz Prospektiv Verblindet "Positives Ergebnis" = Wachstum <80% der Kolonien	²) Teilkollektiv: 173 von 176 Fragmenten „negativ" Sens: 3/3 (100%) Spez: 172/173 (99%) PPV:3/4 (75%) NPV: 173/173 (100%) Gesamtkollektiv 29 Patienten): 2 weitere trunkierende Mutationen per DS ermittelt (Anteil Probanden mit trunkierenden Mutationen: 5/29 =17%)	C

Sens = Sensitivität; Spez = Spezifität; PPV = Positiver Prädiktiver Wert; NPV = Negativer Prädiktiver Wert;
n.b. = von den Studienautoren nicht berichtet; n. bew. = von den Autoren des Syst. Reviews nicht bewertet;
HBOC = Hereditary Breast and Ovarial Carcinoma; HBC = Hereditary Breast Carcinoma
# = Studie mit Erfüllung der ursprünglich gewählten Einschlusskriterien (s. Abschnitt „Methoden")
¹ = Basis der Ergebnisermittlung abweichend von Studienautoren
² = Ergebnisberechnung auf Basis von „Teilnehmern" oder „Proben" nicht möglich
(§) = Informationen der Studie nicht zu entnehmen und auch nach Anschreiben der Autoren nicht zu klären
(§) = Informationen der Studie nicht zu entnehmen; Angaben nach Antwort aus Anschreiben der Autoren

Anmerkungen: alle Proben wurden aus Blutzellen extrahiert; DS-Analysen wurden für Studien [2] und [4] in externen Instituten durchgeführt

3.3.3.4 Zusammenfassung der Ergebnisse

In den eingeschlossenen zehn Primärstudien wurden insgesamt zwölf verschiedene Screeningverfahren (die Strategie PTT mit komplementärer direkter Sequenzierung wird dargestellt aber nicht als gesondertes Verfahren gezählt) für Mutationen im BRCA1- und/oder BRCA2-Gen bewertet. Acht Studien führten ausschließlich Analysen des BRCA1-Gens durch. In zwei Studien [5, 10] wurde das Testverfahren für die Analyse des BRCA2-Gens [5] an einem Kollektiv von BRCA1-negativen Probanden eingesetzt bzw. die Sequenz beider Gene [10] zumindest partiell mit dem Testverfahren untersucht. Drei Studien haben einen Vergleich verschiedener Testverfahren durchgeführt [1, 4, 6] und zu drei Testverfahren (DHPLC, SSCP, TDGS) konnte mehr als eine Studie identifiziert werden. Variationen von Testverfahren, die sich in wesentlichen Aspekten vom zugrundeliegenden Testprinzip unterschieden, wurden als eigenständige Methode bewertet. Von den sieben Studien, die jeweils nur ein Testverfahren eingesetzt haben, sind fünf [3, 5, 7, 8, 9] nach den Darstellungen der Autoren als Feasibility-Studien mit Einführung und Bewertung einer - zumindest für den Einsatz in Analysen der BRCA-Gene - nicht etablierten Methode oder Verfahrensvariante zu betrachten.

Qualität der Studien

Zwei Studien [4, 8] waren der Qualitätskategorie B, sieben Studien [1, 2, 5, 6, 7, 9, 10] der Kategorie C und eine Studie [3] der Kategorie D nach dem modifizierten Schema von Flynn & Adams (1996) zuzuordnen. Gründe für die insgesamt mäßige Qualität der Studien waren insbesondere in der Größe der Studienkollektive und der unzureichenden Berichtsqualität zu sehen. Eine differenzierte Diskussion der Studienqualität findet sich im Abschnitt 3.4.2.

Ergebnisse

In vier Studien [1, 2, 4, 6] wurde für die **DHPLC** eine Sensitivität und Spezifität von 100% bzw. keine falsch negativen oder falsch positiven Ergebnisse ermittelt. Zwei der Studien [2, 4] führten vollständige Sequenzanalysen für ein breites Spektrum von Alterationen durch, eine Studie [6] untersuchte nur neun Fragmente und eine Studie [1] beschränkte sich auf die Detektion von trunkierenden Mutationen. Alle Studien betrachteten nur das BRCA1-Gen.

Für die Sensitivität der **SSCP** ergaben sich aus drei Studien [1, 4, 6] Ergebnisse von 50% bei einer Spezifität von 100% bis zu einer Sensitivität von 94% mit einer zugehörigen Spezifität von 98%. Eine Studie [4] untersuchte das BRCA1-Gen vollständig, eine Studie nur neun Fragmente [6] an einem breiten Spektrum von Sequenzalterationen und eine Studie [1] beschränkte sich auf die Detektion trunkierender Mutationen.

Das **TDGS** wurde in zwei Studien [1, 4] evaluiert. Eine Studie [4] analysierte die Sequenz des BRCA1-Gens vollständig mit breitem Spektrum, die zweite Studie [1] war auf trunkierende Mutationen reduziert. Die Sensitivität lag in einer Studie [1] bei 88% mit einer Spezifität von 100%, in der zweiten Studie [4] wurde eine Sensitivität von 91% mit vier falsch positiven Ergebnissen (bei unklarem Nenner) ermittelt.

Für zwei weitere Verfahren (**EMD** und **MD-CFLP**) sowie für die Strategie **PTT** mit komplementärer Sequenzierung der kleinen Exons 2, 3, 5 und 6 sind in jeweils einer Studie [1, 3] am BRCA1-Gen Sensitivitäten und Spezifitäten von 100% bzw. keine falsch negativen oder falsch positiven Ergebnisse beschrieben worden. Beide Studien hatten Einschränkungen in Bezug auf die Vollständigkeit der untersuchten Gensequenz [3] oder das Spektrum der erfassten Mutationen [1].

Auch die Untersuchung mittels **F-CSGE** [5] am Exon 11 des BRCA2-Gens ergab keine falsch negativen oder falsch positiven Befunde.

Für die **RNA-basierte Sequenzierung** [7] am BRCA1-Gen zeigte sich ebenfalls eine Sensitivität von 100%. Eine Spezifität von 100% für das Verfahren kann aus der Studie nur indirekt abgeleitet werden.

In der **REF-SSCP** Untersuchung [8] (BRCA1, Exon 11) und der Analyse mittels **Stop-Codon-Assay** [10] für Teile des BRCA1- und BRCA2-Gens war jeweils die Sensitivität der Verfahren 100% und die Spezifität 99%.

Aus der Studie mit Einsatz der **CSGE** [4] ergibt sich eine Sensitivität mit 76% bei einer Spezifität von 100% für die vollständige Untersuchung des BRCA1-Gens.

Die Ergebnisse einer Studie zum **PTT** [1] alleine lagen für die Sensitivität bei 75% mit einer Spezifität von 100% in der Detektion von trunkierenden Mutationen im BRCA1-Gen.

Der **Mikronukleus-Test** [9] auf trunkierende Mutationen im BRCA1-Gen war zu 58% sensitiv mit einer Spezifität von 80%.

Die folgende Tabelle zeigt die zusammenfassende Bewertung der diagnostischen Genauigkeit und Studiencharakteristika zu den einzelnen Testverfahren.

Tabelle 3-7: Übersicht der Testverfahren

1. DHPLC: 4 Studien [1, 2, 4, 6]
DHPLC = Denaturing High Performance Liquid Chromatography

Diagnostische Genauigkeit	Prospektives Design	Studienkollektiv	Verblindung der Untersucher	Gen/Genanteil/ Mutationsspektrum
Sensitivität:100% Spezifität: 100% bzw. keine falsch pos.	Ja	2 Studien [1, 4] 21 Zelllinien bzw. 65 DNA-Proben „Positiver" Anteil: 77% und 80%	Ja	Alle Studien BRCA 1:
		2 Studien [2, 6]: 27 und 46 Teilnehmer „Positiver" Anteil: unklar 1 Studie [2]: Analyse von 626 aus 1.518 Amplikons		2 Studien [2, 4] vollständig 1 Studie[6] Neun Fragmente 1 Studie [1] nur auf trunkierende Mutationen

2. SSCP: 4 Analysen in 3 Publikationen [1, 4 , 6]
SSCP = Single-Strand-Conformation-Polymorphism

Diagnostische Genauigkeit (Range)	Prospektives Design	Studienkollektiv	Verblindung der Untersucher	Gen/ Genanteil/ Mutationsspektrum
Sensitivität 50% Spezifität 100% [1] Sensitivität 63% Spezifität 100% [1] Sensitivität 72% Spezifität 100% [4] Sensitivität 94% Spezifität 98% [6]	Alle Studien / Analysen	2 Studien [1, 4] 21 Zelllinien; 65 DNA-Proben (Ringversuche) „Positiver" Anteil: 77% bis 81% 1 Studie [6] 23 Pat. aus HBOC Hochrisikofamilien; vier gesunde Kontrollen „Positiver" Anteil: 48%	Alle Studien / Analysen	BRCA1 1 Studie [4] Vollständig 1 Studie [6] Neun Fragmente 1 Studie [1] Nur auf trunkierende Mutationen

3. TDGS: 2 Studien [1, 4]
TDGS = Two-Dimensional-Gene-Scanning

Diagnostische Genauigkeit	Prospektives Design	Studienkollektiv (Ringversuche)	Verblindung der Untersucher	Gen/ Genanteil/ Mutationsspektrum
Sensitivität 88% Spezifität: 100% [1] Und Sensitivität 91% Spezifität: 4 falsch pos. Ergebnisse (Nenner unklar) [4]	Beide Studien	1 Studie[1] 21 Zelllinien; 1 Studie [4] 65 DNA-Proben „Positiver" Anteil: 81% und 77%	Beide Studien	BRCA1 1 Studie [4] Vollständig 1 Studie [1] Nur auf trunkierende Mutationen

4. EMD: 1 Studie [1]
EMD = Enzymatic Mutation Detection

Diagnostische Genauigkeit	Prospektives Design	Studienkollektiv (Ringversuch)	Verblindung der Untersucher	Gen/ Genanteil/ Mutationspektrum
Sensitivität und Spezifität 100%	Ja	21 Zelllinien „Positiver" Anteil: 81%	Ja	BRCA1 Nur trunkierende Mutationen

5. PTT mit komplementärer Sequenzierung der kleinen Exons 2,3,5,6 (PTT+): 1 Studie [1]
PTT = Protein Truncation Test

Diagnostische Genauigkeit	Prospektives Design	Studienkollektiv (Ringversuch)	Verblindung der Untersucher	Gen/ Genanteil/ Mutationsspektrum
Sensitivität und Spezifität: 100%	Ja	21 Zelllinien „Positiver" Anteil: 81%	Ja	BRCA1 Nur trunkierende Mutationen

6. MD-CFLP: 1 Studie [3]
MD-CFLP = Multiple Dye – Cleavase Fragment Lenth Polymorphism

Diagnostische Genauigkeit	Prospektives Design	Studienkollektiv	Verblindung der Untersucher	Gen/ Genanteil/ Mutationsspektrum
Sensitivität und Spezifität: 100%	Unklar	30 Pat. Risikofamilien „Positiver" Anteil: 61%	Unklar	BRCA 1 Nur Exon 11 u. 16

7. F-CSGE: 1 Studie [5]
F-CSGE = Flourescence- Conformation Sensitive Gel Electrophoresis

Diagnostische Genauigkeit	Prospektives Design	Studienkollektiv	Verblindung der Untersucher	Gen/ Genanteil/ Mutationsspektrum
Sensitivität: keine falsch neg. Spezifität: keine falsch pos.	Ja	16 BRCA1-negative Indexpatienten	Ja	BRCA2 Nur Exon 11

8. RNA-basierte Sequenzierung: 1 Studie [7]

Diagnostische Genauigkeit	Prospektives Design	Studienkollektiv	Verblindung der Untersucher	Gen/ Genanteil/ Mutationsspektrum
Sensitivität: keine falsch neg. Spezifität: falsch pos nicht benannt. [Ableitung aus Text: keine]	Unklar	21 HBOC Hochrisikofamilien [Ableitung aus Text: 21 getestete Individuen]	Ja	BRCA1 Vollständig

9. REF-SSCP : 1 Studie [8]
REF-SSCP =Restriction Enconuclease Fingerprinting –SSCP

Diagnostische Genauigkeit	Prospektives Design	Studienkollektiv	Verblindung der Untersucher	Gen/ Genanteil/ Mutationsspektrum
Sensitivität 100% Spezifität 99 %	Ja	73 Frauen aus Risikofamilien „Positiver" Anteil:38%	Ja	BRCA 1 Nur Exon 11,

10. SC-Assay 1 Studie [10]
Stop-Codon-Assay

Diagnostische Genauigkeit	Prospektives Design	Studienkollektiv	Verblindung der Untersucher	Gen/ Genanteil/ Mutationsspektrum
Sensititvität 100% Spezifität 99%	Ja	29 Indexpatienten Risikofamilien „Positiver" Anteil: 59%	Ja	BRCA 1 u. 2 12 vollständige Analysen 17 nur 57% der Kodiersequenz Nur trunkierende Mutationen

11. CSGE: 1 Studie [4]
CSGE = Conformation Sensitive Gel Electrophoresis

Diagnostische Genauigkeit	Prospektives Design	Studienkollektiv	Verblindung der Untersucher	Gen/ Genanteil/ Mutationsspektrum
Sensitivität 76% Spezifität: keine falsch pos.	Ja	65 DNA-Proben (Ringversuch) „Positiver" Anteil: 77%	Ja	BRCA 1 Vollständig

12. PTT: 1 Studie [1]
PTT = Protein Truncation Test

Diagnostische Genauigkeit	Prospektives Design	Studienkollektiv	Verblindung der Untersucher	Gen/ Genanteil/ Mutationsspektrum
Sensitivität 75% Spezifität 100%	Ja	21 Zelllinien (Ringversuch) „Positiver" Anteil: 81%	Ja	BRCA1 Nur trunkierende Mutationen

13. Mikronukleustest: 1 Studie [9]

Diagnostische Genauigkeit	Prospektives Design	Studienkollektiv	Verblindung der Untersucher	Gen/ Genanteil/ Mutationsspektrum
Sensitivität 58% Spezifität 80%	Nein	22 Individuen (Familien mit BRCA1-Mutationen) 17 Kontrollen ohne Risiko „Positiver" Anteil: 54%	Unklar	BRCA1 Vollständig

Unklar = keine Klärung auch nach Schreiben an die Autoren
„Positiver" Anteil = Anteil der Fragmente oder Proben/Individuen mit Sequenzalterationen nach Angaben der Studienautoren oder Ableitung aus dem Studienmaterial
„Vollständig" = Untersuchung des gesamten Gens über ein breites Spektrum von Sequenzalterationen

3.4   Diskussion

3.4.1   Diskussion der eigenen Methodik

Ziel der Strategie für die Literaturrecherche war eine möglichst hohe Sensitivität. Es wurden insgesamt 3.016 Referenzen aus fünf Primär-Datenbanken und der Cochrane Library gesichtet. Zusätzlich wurde eine Recherche der Datenbanken von INAHTA-Organisationen vorgenommen. Für den HTA-Bericht des CCOHTA (2003) ist eine systematische, umfangreiche Literaturrecherche durchgeführt worden. Alle in diesem HTA-Bericht und in der NICE-Leitlinie (2004) eingeschlossenen Studien zur diagnostischen Genauigkeit von molekulargenetischen Testverfahren für das BRCA1- und BRCA2-Gen wurden mit der hier gewählten Strategie erfasst. Darüber hinaus konnten weitere relevante Studien in den elektronischen Datenbanken identifiziert werden. Eine Befragung von Experten außerhalb des Autorenteams ist nicht durchgeführt worden, da ein solches Vorgehen weder für den HTA-Bericht des CCOHTA von 2003 noch in der Leitlinie von NICE zusätzliche relevante Publikationen ergeben hatte. Unveröffentlichte Studien wurden ausgeschlossen. Der Ein- und Ausschluss von Referenzen erfolgte anhand einer a-priori entwickelten Liste von Kriterien. In Zweifelsfällen entschieden die Autoren im Konsens. Bei unklaren grundlegenden Aspekten in der Darstellung der Methodik wurden die Autoren kontaktiert. Zwei potenziell relevante Publikationen (Abbaszadegan 1997, Moore 2000) waren trotz Mail-Anfrage beim Autor bzw. versuchter Kontaktaufnahme zum Autor nicht verfügbar. Die endgültig einzuschließenden Publikationen mussten hinsichtlich der Sprache des Originaltextes eingeschränkt werden. Diese Limitation betraf 43 Referenzen, wobei eine potenziell relevante Publikation aus Korea (Suh 2001) nicht berücksichtigt werden konnte. Insgesamt wurden zehn relevante Publikationen eingeschlossen, die Analysen von Sequenzalterationen im BRCA1- und/oder BRCA2-Gen mit zwölf verschiedenen Testverfahren durchführten. Eine valide vergleichende Bewertung der Verfahren war daher nur bedingt möglich.

Ziel der a-priori definierten Einschlusskriterien war die Identifikation von Studiener-gebnissen, die eine hohe interne und externe Validität gewährleisten. Allerdings konnten un-ter diesen Kriterien nur zwei Publikationen eingeschlossen werden [2, 4], so dass eine Modi-fikation der Einschlusskriterien vorgenommen werden musste. Die möglichen Ergebnisver-zerrungen und Implikationen für die externe Validität, die sich durch eine Untersuchung nur von Teilen der Gensequenzen oder durch die Beschränkung der Untersucher auf die Identifi-kation nur trunkierender Mutationen ergeben, sind im Abschnitt 3.4.3 dargestellt. Bezogen auf das Studiendesign wurden zusätzlich retrospektive Analysen eingeschlossen. Die Berech-nung der Parameter für die diagnostische Genauigkeit aus einer Vier-Felder-Tafel wurde nicht zwingend gefordert, allerdings mussten aus der Publikation Ergebnisse zur Sensitivität und Spezifität abzuleiten sein.

3.4.2   Diskussion der Methodik der eingeschlossenen Primärstudien

Berichtsqualität

In Anlehnung an die CONSORT Initiative zur Verbesserung und Standardisierung der Be-richtsqualität von randomisierten kontrollierten Studien, wurde 2003 eine Checkliste von 25 Punkte für diagnostische Studien entwickelt: „Standards for reporting of diagnostic accuracy (STARD)" (Bossuyt et al. 2003). Wesentliche Defizite in der Berichtsqualität bezogen auf die Darstellung der Studienmethodik (z.B. Expertise der Untersucher, statistische Bewertungen) und der Ergebnisse (z.B. Zeitraum der Studie, Reproduzierbarkeit der Ergebnisse) fanden sich in allen Studien. Auch eine explizite Aussage zur Verblindung der Untersucher fehlte in drei Studien [3, 5, 9], bei zwei Studien [5, 9] wurde die Verblindung auf Anfrage bestätigt. Die Studie von Eng et al. [4] mit einem Vergleich verschiedener Testverfahren bot die beste Be-richtsqualität, allerdings war hier auch nach einer Antwort auf ein Anschreiben an die Auto-ren der Nenner für die Berechnung der „falsch positiven" Ergebnisse nicht zu klären. Insge-samt antworteten auf Anschreiben bei unklaren Darstellungen in der Methodik oder den Er-gebnissen vier [4, 5, 7, 9] von fünf Autoren.

Studienkollektive

Keine der Studien erfüllte die Qualitätskriterien in Bezug auf die Größe des Kollektivs und nur in zwei Studien [4, 8] wurden die Analysen an Kollektiven von mindestens 70 Proben bzw. Teilnehmern insgesamt durchgeführt. Die statistische Signifikanz der Ergebnisse wurde in keiner Studie bewertet. Nach de Vet et al. (2001) ist die Wahrscheinlichkeit hoch, dass in Studien mit einem kleinen Kollektiv eine Selektion von Teilnehmern vorliegt. Idealerweise sollten in diagnostische Studien Teilnehmer konsekutiv eingeschlossen werden, für die der Test indiziert ist. Ein nicht-konsekutiver Einschluss von Patienten kann zu Verzerrungen des Ergebnisses führen (de Vet et al. 2001). Allerdings wurde dieser Effekt in der großen empiri-schen Studie von Lijmer et al. (1999) als nicht signifikant bewertet. In zwei Studien [1, 4] wurden DNA/RNA-Proben für Ringversuche an Laboratorien versandt und mit verschiedenen

Verfahren analysiert. Der Anteil der Proben mit einer Sequenzveränderung war mit 77% bzw. 80% weit höher als in einem Kollektiv für eine klinische Testsituation zu erwarten. Allerdings waren die Kollektive nicht von den Untersuchern bestimmt und der Mutationsstatus der Proben den Untersuchern nicht bekannt. Ein Einfluss auf die Ergebnisse aus der hohen Zahl von positiven Proben war daher nicht wahrscheinlich. Eine Selektion von Teilnehmern zugunsten eines im Vergleich zu klinischen Kollektiven unrealistisch hohen Mutationsrisikos von über 50% lag in einer Studie [9] bedingt durch die Wahl der eingeschlossenen Teilnehmer sicher vor: Diese Studie wählte als Kollektiv Mitglieder aus Familien, in denen BRCA1-Mutationen bekannt waren. Ein Gen-Screening würde an diesem Kollektiv in einer klinischen Situation nicht durchgeführt werden. Alle weiteren Studien führten Untersuchungen an klinisch relevanten Kollektiven mit Probanden aus Risikofamilien durch. In zwei der Studien mit Analysen per DHPLC [2, 6] und MN-Test [9] wurde explizit ausgesagt, dass die Teilnehmer den Einschlusskriterien für eine klinische genetische Testung entsprachen. In der Studie [3] mit einer Analyse per MD-CFLP musste eine Selektion der Teilnehmer aufgrund des hohen Anteils alterierter Fragmente im Kollektiv (61%) vermutet werden.

Charakteristika der Familien wurden in fünf Studien [6, 7, 8, 9, 10] dargestellt. Eine Definition von a-priori entwickelten Einschlusskriterien für Studienteilnehmer wurde nur in der Studie zum Mikronukloeus-Test [9] explizit beschrieben. Die Studie benannte auch das Selektionskriterium aus der klinischen Grundgesamtheit. Alle anderen Studien stellten weder die Einschluss- noch die Selektionskriterien explizit dar. Das A-priori-Risiko wurde in keiner Studie benannt. Lijmer et al. (1999) berichteten eine Überschätzung der diagnostischen Genauigkeit eines Testverfahrens in Studien mit einer ungenügenden Beschreibung des Studienkollektivs. Die Rationale für den zusätzlichen Einschluss von vier gesunden Probanden ohne Risiko in einer Studie zur DHPLC [6] wurde nicht dargestellt.

Die Studie von Gross et al. [6] beschränkt sich auf die Analyse von nur neun Fragmenten, in denen nach Aussagen der Autoren gehäuft Mutationen auftreten. Die Exons 5 und 20 – relevant für die deutsche Bevölkerung – wurden dabei nicht analysiert. Arnold et al. (1999) untersuchte weniger als die Hälfte der ursprünglich eingeschlossenen Amplikons aus dem Kollektiv mittels DHPLC, allerdings waren alle Fragmente des Gens in diesem Teilkollektiv repräsentiert. Eine Begründung für das Vorgehen wurde nicht dargestellt. Drei Studien [3, 5, 8] führten Analysen nur für das Exon 11 bzw. Exon 11 und 16 [3] durch. Mögliche Verzerrungen der Ergebnisse zur diagnostischen Genauigkeit von DHPLC, MD-CFLP, F-CSGE und REF-SSCP aus der selektiven Untersuchung von Fragmenten oder Exons wurden im Abschnitt 4.5.1 dargestellt.

Datensammlung

Die Berichtsqualität der Studien zur Datensammlung war insgesamt unbefriedigend, sie wurde lediglich in der als Ringversuch angelegten Studie von Eng et al. [4] differenziert dargestellt. Die Perspektive (prospektiv oder retrospektiv) wurde in den meisten Publikationen nicht explizit aufgeführt, war jedoch aus der Darstellung zu erschließen. Eine Studie [9] war nach Auskunft durch die Autoren retrospektiv angelegt. Bei einer Studie [3] blieb ein Anschreiben mit der Bitte um die entsprechende Auskunft unbeantwortet. Nach Lijmer et al. (1999) hat die Perspektive keinen verzerrenden Einfluss auf die Ergebnisse.

Unabhängigkeit der Untersuchungen

Um Verzerrungen des Ergebnisses zu vermeiden, sollten der Indextest und der Referenztest unabhängig voneinander (verblindet) durchgeführt werden (de Vet et al. 2001). Lijmer et al. (1999) berichteten eine geringe Überschätzung der diagnostischen Genauigkeit, insbesondere wenn der Referenztest im Wissen um das Ergebnis des Indextestes durchgeführt wurde. Explizit wurde eine Verblindung der Untersucher für den Mutationsstatus der Proben in sieben Studien [1, 2, 4, 6, 7, 8, 10] benannt. Die Verblindung der Untersucher konnte für eine Studie [9] nach Anschreiben der Autoren geklärt werden. Bei einer Studie [3] gelang die Kontaktaufnahme zu den Autoren nicht, sodass dieser methodische Aspekt nicht definitiv geklärt werden konnte. Der Studienansatz als Ringversuch [1, 4] mit Versendung der Proben an die Laboratorien gewährleistete das höchste Maß an diagnostischer Unabhängigkeit. In der Studie von Arnold et al. zur DHPLC [2] wurden die Untersuchungen parallel durchgeführt, für drei Studien zu DHPLC, RNA-basierte Sequenzierung und dem SC-Assay [6, 7, 10] blieb die Reihenfolge unklar. In einer Studie [8] wurde explizit - und in einer Studie [9] nach Auskunft durch die Autoren - zunächst der Indextest REF-SSCP und anschließend die DS durchgeführt. Inwieweit den Untersuchern in Studien mit klinischen Kollektiven das a-priori-Risiko des Studienkollektivs bekannt gewesen ist, war aus den Publikationen nicht abzuleiten. Nur Sakayori et al. [10] stellten die Durchführung der Analysen für das SC-Assay und die DS auf der Ebene der einzelnen Untersucher differenziert dar.

Referenztest

Die direkte Sequenzierung gilt als „Goldstandard" in der molekulargenetischen Diagnostik. Allerdings sind verfahrensimmanent große Rearrangements der Gensequenz wie Deletionen von ganzen Exons nicht zu erfassen.

Ergebnisse

Die Definitionen für ein positives oder negatives Testergebnis sollten so präzise wie möglich beschrieben sein (de Vet et al. 2001). Eine explizite Definition für ein positives Ergebnis des Testverfahrens in der visuellen Bewertung, wurde in fünf Studien [2, 3, 6, 8, 9] benannt. Zur Definition eines positiven Ergebnisses gehört auch eine präzise Bestimmung der gesuchten Art und Relevanz der Sequenzalteration. Gross et al. [6] bewerteten ein Fragment aus der DHPLC Analyse als „positiv", wenn mindestens eine Veränderung gegenüber dem Wildtyp gefunden wurde. Eine Studie zu DHPLC und je eine Studie zu MD-CFLP, RNA-basierter Sequenzierung und REF-SSCP [2, 3, 7, 8] führten Analysen zur Detektion unterschiedlicher Alterationen (Mutationen, Polymorphismen, UVs) durch. In einer Studie [5] war die Art der untersuchten Sequenzalteration nicht beschrieben, auf Anfrage wurden Mutationen und Polymorphismen genannt. Eine Studie [9] schloss familiäre BRCA1-Mutationen ein. Nur Eng et al. [4] benannten detailliert die Studienkriterien zur Bewertung einer nicht-trunkierenden Alteration als „Mutation" im Sinne eines klinisch relevanten Ereignisses [4].

Die Analysen waren in zwei Studien [1, 10] auf die Detektion von trunkierenden Mutationen beschränkt. Verfahren wie SSCP und CSGE zeigten in einer Studie Schwächen insbesondere in der Detektion von Basensubstitutionen [4]. Das SC-Assay [10] ist verfahrensbedingt auf die Detektion von trunkierenden Mutationen beschränkt. Die möglichen Implikationen für die externe Validität der Ergebnisse aus dieser Beschränkung sind im Abschnitt 3.4.5 dargestellt.

Die Darstellung der Ergebnisse sollte, entsprechend der klinischen Situation, auf der Ebene der Proben bzw. Teilnehmer erfolgen oder zumindest eine Rückführung der Ergebnisse auf diese Ebene zulassen. Die Berechnung der Parameter für die diagnostische Genauigkeit sollte aus der Konstruktion einer Vier-Felder-Tafel möglich sein (Bussuyt et al. 2003). Nur zwei Studien [1,9] zur DHPLC und dem MN-Test erfüllten beide Kriterien. Als Basis der Ergebnisermittlung wählten die Autoren von sechs Studien entweder die Anzahl der „positiv" bewerteten Fragmente [2, 3, 6, 8, 10] oder die Gesamtzahl der identifizierten Sequenzalterationen [4] ermittelt. Für drei Studien [4, 5, 7] war die Ableitung der Ergebnisse aus einer Vier-Felder-Tafel nur für die Sensitivität [4, 7] oder aufgrund fehlender Zahlenangaben gar nicht möglich [5]. Nur in einer Studie [10] war eine Vier-Felder-Tafel dargestellt. Die Entscheidung, ob ein Ergebnis als positiv oder negativ zu betrachten ist sollte sicher und reproduzierbar sein. Nur Andrulis et al. [1] bestätigten, dass die Ergebnisse für alle untersuchten Verfahren konsistent waren. Gross et al. [6] beschrieben, dass die Bewertung eines Befundes aus der SSCP nicht immer eindeutig war. Die mögliche Reproduzierbarkeit der Ergebnisse (Bussuyt et al. 2003) auch außerhalb der Studiensituation wurde in keiner Studie thematisiert. Reanalysen der Proben wurden nur in einer Studie zur MD-CFLP [3] durchgeführt. Alle anderen Studien wiederholten Analysen, wenn die Ergebnisse nicht eindeutig waren oder mit dem Ziel der Methodenoptimierung (s. Abschnitt 3.4.3) Problematisch erscheint die von den Autoren vorgenomme Bewertung der diagnostischen Genauigkeit für das SC-Assay [10], da nur für knapp 60% des ursprünglich eingeschlossenen Probenmaterials aufgrund verfahrensbedingter Mängel Ergebnisse ermittelt werden konnten. Zwei von fünf trunkierenden Mutationen wurden dabei nicht erfasst.

Zusammenfassende Bewertung

Unterschiede im Ergebnis in Abhängigkeit von der Studienqualität waren für die DHPLC nicht nachweisbar. Die Varianz der diagnostischen Genauigkeit der SSCP und TDGS ließ sich aus der unterschiedlichen methodischen Qualität der Studien nicht erklären. Für alle weiteren Verfahren lag jeweils nur eine Studie vor. Bis auf die Studie zur REF-SSCP [8] mit einer hohen Sensitivität und Spezifität des Verfahrens (100% resp. 99%) in der Kategorie B und der Studie zur MD-CFLP [3] in der Kategorie D (Sensitivität und Spezifität: 100%) waren alle anderen Einzelstudien zu den Testverfahren der Kategorie C zuzuordnen. Insgesamt erfüllten die als Ringversuche in professionellen Laboratorien angelegten Studien mit Vergleich verschiedener Testverfahren das Kriterium der hohen externen Validität am ehesten.

3.4.3   Diskussion der Verfahrenskonditionen

Das Ergebnis der molekulargenetischen Diagnostik bei erblichem Brust- und Eierstockkrebs kann beträchtliche Auswirkungen auf die zukünftige Lebensplanung der untersuchten Person und deren Familie haben, daher werden an die diagnostische Genauigkeit der eingesetzten Verfahren hohe Anforderungen gestellt. Das Verfahren sollte die höchstmögliche Sensitivität aufweisen und dabei unabhängig vom Untersucher sein. Des Weiteren sollte es automatisierbar sein, um einen hohen Durchsatz zu ermöglichen. Das Verfahren der direkten Sequenzierung wird als Goldstandard der molekulargenetischen Diagnostik angesehen. Hiermit wird die Abfolge der Nukleotidbasen innerhalb des untersuchten Fragmentes dargestellt, sodass die Position und die Art der Veränderung genau abgelesen werden kann. Da das Verfahren der direkten Sequenzierung in der Durchführung aufwändig ist, ist die Suche nach Verfahren sinnvoll, welche eine möglichst gleich hohe Sensitivität aufweisen und dabei einfacher in der Durchführung sind. Der größte Teil der Studien zum Thema „Erblicher Brust- und Eierstockkrebs" hat andere Schwerpunkte als die molekulargenetische Diagnostik. Daher konnten letztlich in diesen HTA nur zehn Studien eingeschlossen werden, die sich mit dem Vergleich einzelner Testverfahren hinsichtlich ihrer diagnostischen Genauigkeit beschäftigen. Von den eingeschlossenen Studien, welche die oben aufgeführten Kriterien erfüllen, wird etwa die Hälfte als experimentell bewertet, da die untersuchten Verfahren sich nach Meinung der Autoren nicht für den Einsatz in der Routinediagnostik eignen. Im Folgenden wird dies unter verschiedenen Gesichtspunkten näher betrachtet.

Ausgangsmaterial / Materialempfindlichkeit

Einen sensiblen Punkt bei der Umsetzung aller Verfahren stellt sowohl die Empfindlichkeit des zu untersuchenden Materials als auch die Empfindlichkeit der Agenzien dar, welche im Rahmen der Untersuchung Verwendung finden.

Drei der Studien [1,7,10] basieren (zumindest in Teilen) auf dem Einsatz von RNA anstelle von genomischer DNA. Während der Transkription wird die DNA-Matrize in RNA umgeschrieben und diese anschließend während des Vorgangs der Translation in das Protein übersetzt. RNA enthält im Gegensatz zur DNA als Zucker Ribose statt Deoxyribose und damit anstelle des Wasserstoffs eine Hydroxygruppe. RNA ist empfindlich gegenüber den in großer Menge ubiquitär vorkommenden RNasen und damit einer hohen Abbaurate ausgesetzt. Die Halbwertszeit der RNA beträgt wenige Minuten bis Stunden, wobei längere Fragmente selbstverständlich mit einer höheren Wahrscheinlichkeit auf RNasen treffen und degradieren (Berger & Cooper 1975, Auer et al. 2003). Dieses wirkt sich natürlich auch auf die Transkriptvarianten verschiedener Länge aus und wurde in der Studie von Jakubowska et al. (2001) berücksichtigt. Daher wurden für die cDNA-Synthese außer randständigen Primern zusätzlich Oligonukleotide aus mittleren Bereichen des BRCA1-Gens in den Reaktionsansatz hinzugefügt. Hiermit konnte gewährleistet werden, dass das längste mögliche Transkript in cDNA umgeschrieben wird. Anschließend wurde die cDNA im Vergleich zur genomischen

DNA direkt sequenziert. Untersucht wurde das BRCA1-Gen bei 21 Frauen aus Hochrisiko-Familien. Die Ergebnisse zeigen komplette Übereinstimmung. Zusätzlich wurde mittels cDNA-Sequenzierung in einem Fall die Deletion von Exon 22 nachgewiesen, die bei der Sequenzierung der genomischen DNA übersehen wurde. Auf den ersten Blick wirkt diese Studie überzeugend und greift auch von sich aus das Problem des nonsense-mediated RNA decay (NMD) auf. Es handelt sich hierbei um das Phänomen, dass Transkripte, die ein vorzeitiges Stopkodon enthalten, erkannt und zeitnah degradiert werden (Wagner & Lykke-Andersen 2003, Wormington 2003). Ausschließlich das vom Wildtypallel generierte Transkript würde übrigbleiben. Die Autoren der Studie beschreiben, dass sie durch Zugabe der Substanz Cyclohexamid zur Zellkultur diesen vorzeitigen Degradations-Prozess bewusst verhindert haben. Die Ergebnisse der Untersuchung bestätigen das zwar, dennoch stellt dies einen subtilen Punkt dar, der nicht allgemein für jedes Gen und jedes Labor zu gewährleisten ist.

Goldstandard „Direkte Sequenzierung"

Die direkte Sequenzierung wird als Goldstandard innerhalb des molekulargenetischen Methodenspektrums angesehen. Daher werden alle anderen Verfahren gegen die direkte Sequenzierung getestet und mit ihr verglichen. Dies ist darin begründet, dass die direkte Sequenzierung als einzige Methode in der Lage ist, die Position und die Art der detektierten Veränderung genau zu spezifizieren. Es existieren unterschiedliche Möglichkeiten zur Durchführung der direkten Sequenzierung, die ständig weiterentwickelt werden. Früher wurde mit radioaktiv-markierten Nukleotiden gearbeitet, mittlerweile werden nahezu ausschließlich mit Fluoreszensfarbstoffen markierte Nukleotide verwendet. Insgesamt hat sich die Kettenabbruchmethode nach Sanger durchgesetzt. Als Ausgangsmaterial wird ein PCR-Produkt eingesetzt, dieses wird in der Sequenzierungs-PCR erneut amplifiziert. Theoretisch wird davon ausgegangen, da dass mutierte Allel zu Beginn in der selben Menge vorliegt wie das Wildtypallel, dass dieses am Ende der Reaktion ebenfalls im Verhältnis 1:1 vorhanden ist. Das ist aber nicht zwangsläufig so. Aufgrund von, durch bestimmte Sequenzen bedingten, unterschiedlichen Sekundärstrukturen kann es zu unterschiedlichen Effizienzen bei der Amplifikation der Allele kommen. Dieses Phänomen erwähnen Eng et al. [4] als Begründung für die fünf falsch-negativen Interpretationen der Ergebnisse der TDGS. Wenn dieses Problem bei der TDGS zum Tragen kommt, könnte es theoretisch auch bei der direkten Sequenzierung eine Rolle spielen. Wagner et al. (1999) erwähnen Probleme bei der direkten Sequenzierung. Eine zuvor mit der DHPLC detektierte Auffälligkeit im Exon 5 des BRCA1-Gens konnte erst nach einigen Wiederholungen der direkten Sequenzierung entdeckt werden. Ob dieses Phänomen öfter vorkommt, jedoch vernachlässigt wird, da die direkte Sequenzierung als Goldstandard gilt, ist nicht bekannt. Die Autoren haben ähnliche Beobachtungen bei der Verifizierung von -durch die DHPLC identifizierten- Veränderungen im Exon 1 des BRCA1-Gens (nicht kodierend) oder des Exons 10.1 des BRCA2-Gens mittels direkter Sequenzierung gemacht.

Methodenoptimierung während des laufenden Verfahrens

In den Studien von Eng et al. (2001) und Gross et al. (1999) und Andrulis et al. (2002) wird davon berichtet, dass während des Untersuchungszeitraums die Primersequenzen oder Temperaturbedingungen für einzelne Verfahren, insbesondere für SSCP, DHPLC und TDGS geändert und angepaßt wurden. Zunächst wirkt dieses Vorgehen wie eine Verfälschung der Ausgangsbedingungen, da die Änderungen nicht für alle Verfahren gleichmäßig vorgenommen wurden. Für die einzelnen Verfahren gibt es jedoch kein vorgefertigtes Rezept, das abgearbeitet werden könnte. Das Prinzip, nach welchem ein Verfahren funktioniert und die Reihenfolge der einzelnen Schritte bei der Versuchsdurchführung sind immer dieselben. Die Versuchsbedingungen sind jedoch sehr variabel und müssen für jedes Labor einzeln angepasst werden. Letztlich sollten ja die Verfahren in ihrer optimierten Form miteinander verglichen werden. Insofern entspricht es der wissenschaftlichen Praxis einzelne Komponenten bei der Versuchsdurchführung zu optimieren. Allerdings sollten während der Vergleichsstudie die Bedingungen beibehalten werden.

In der Studie von Gross et al. (1999) konnten für Exon 13 keine Primer für die SSCP generiert werden, welche die Detektion von Sequenzänderungen erlauben würden. Daher wurde Exon 13 aus der Auswertung der SSCP-Analyse herausgenommen. Es ist davon auszugehen, dass ein ausführlicher Optimierungsvorgang der einzelnen Bedingungen die Analyse von Exon 13 ermöglicht hätte. Im Rahmen der Studie erschien dies wohl nicht lohnenswert, da ein alternatives Untersuchungsverfahren zur Verfügung stand.

Sicherheitsaspekt

Im Zusammenhang mit der SSCP- und der CSGE-Analyse ist darauf hinzuweisen, dass in beiden Methoden mit Polyacrylamid-Gelen gearbeitet wird. Polyacrylamid ist stark neurotoxisch (King & Noss 1989). Vorsichtsmaßnahmen, wie das Tragen spezieller Handschuhe sind im Umgang mit Polyacrylamid notwendig. Im Fall von SSCP wird zudem für die Fixierlösung Essigsäure benutzt. Um möglichst viele Proben auf ein Gel aufzutragen, sind diese meist etwa DIN-A-3 groß, so dass die Wannen, in denen fixiert, gewaschen und entwickelt wird, entsprechend groß sein müssen. Das Arbeiten unter einem Abzug ist daher kaum möglich und die durchführende Person ist direkt den Schleimhaut-reizenden Essigsäuredämpfen ausgesetzt. Unter dem Aspekt des Personenschutzes, nach dem gefährliche Chemikalien möglichst vermieden werden sollten, stellen die SSCP und die CSGE problematische Methoden dar.

Bei der DHPLC wird Acetonitril zum Eluieren verwendet, um die Homo- und Heteroduplexe von der Säule zu waschen. Durchschnittlich wird hierbei mit 10%igem Acetonitril gearbeitet, doch wird zwischenzeitlich auch 75%iges Acetonitril benutzt. Acetonitril ist ein giftiges und gesundheitsschädliches Lösungsmittel. Lösungsmittelfeste Handschule müssen verwendet werden. Des Weiteren ist Acetonitril flüchtig. Damit das Verdampfen verhindert wird, sind die käuflich erwerbbaren Pufferlösungen für die DHPLC mit Argon übergeschichtet.

Untersucherabhängigkeit

Die Ergebnisse molekulargenetischer Untersuchungen hängen nicht nur von der richtigen Durchführung der Technik, sondern auch von der richtigen Interpretation ab. Eng et al. (2001) verweisen im Zusammenhang mit diesem Problem darauf, dass falsch-negative Ergebnisse, insbesondere bei Verwendung der beiden Methoden SSCP und CSGE nicht nur auf Fehler, die in der Technik an sich begründet sind, sondern auch auf menschliche Fehler bei der Auswertung der Ergebnisse zurückzuführen sind. Auch in der Studie von Gross et al. (1999) war die Auswertung der SSCP-Gele unter den Wissenschaftlern nicht immer einheitlich.

Die Auswertung der DHPLC-Läufe erfolgt zwar wie die der Gele visuell, sie ist jedoch weniger vom Untersucher abhängig. Die Profile erscheinen als distinkte Linien auf weißem Hintergrund. Homoduplexe zeigen sich in Form von ein-buckligen Kurven, Heteroduplexe in Form zwei-buckliger Kurven. Es muss nicht wie bei den Gel-basierten Verfahren mit verschieden starken Banden und dem Hintergrundrauschen gekämpft werden. Außerdem ist für die Auswertung mittlerweile eine Software verfügbar, welche in der Lage ist, die Lauf-Profile verschiedener Proben übereinander zulegen und miteinander zu vergleichen. Treten z. B. verschiedene Profile auf und sind darunter mehrere Proben mit jeweils demselben Profil vertreten, werden diese bei der Erstellung des Scatter Plots automatisch zu einer Gruppe geclustert.

3.4.4   Bewertung der einzelnen Methoden

3.4.4.1   Experimentelle Verfahren

Folgende Kriterien wurden für die Einstufung eines Verfahrens als experimentell zugrunde gelegt:

1. Das Verfahren wurde nur in einer Publikation oder von einer Gruppe beschrieben.

2. Weder das BRCA1- noch das BRCA2-Gen wurden mit dem Verfahren jemals komplett untersucht.

3. Es wurden nur einzelne Patientenproben / Zelllinien untersucht, so dass die Aussagekraft des Ergebnisses eingeschränkt ist.

4. Die Methode stellt schwierige Anforderungen, die unter Routinebedingungen kaum zu erfüllen sind.

Zunächst sollen die als experimentell eingestuften Verfahren behandelt werden.

Hefe-basierte Verfahren (Stop-Codon-Assay)

Sakayori et al. (2003) stellen ein neuartiges, Hefe-basiertes Verfahren zum Nachweis von Mutationen vor. DNA- bzw. cDNA-Fragmente werden in das Genom der Hefezellen inseriert. Unter speziellen Kulturbedingungen kommt es ausschließlich zum Wachstum von Kolonien, welche das Wildtypallel beinhalten. Liegt dagegen eine trunkierende Mutation vor, ist die Zellteilung verhindert und der Klon kann nicht expandieren. Es wurden jeweils beide Gene untersucht. Im Fall der vielen kleinen Introns wurde mit cDNA, welche aus mRNA umgeschrieben wurde, gearbeitet. Für die großen Exons wurde von vornherein mit genomischer DNA gearbeitet. Zum einen erscheint das verwendete Hefe-System sehr anfällig und zum anderen ist es nicht ausreichend, nur trunkierende Mutationen zu erkennen, denn auch eine Reihe von Missense-Mutationen führen zu einem Funktionsverlust des Proteins und sind krankheits-verursachend. Eine weitere große Schwäche dieser Studie liegt darin begründet, dass sie auch auf Verwendung von RNA beruht. Dies führte auch dazu, dass in der Mehrzahl der Fälle nur etwa die Hälfte der zu untersuchenden Regionen untersucht werden konnte, da für die restlichen Untersuchungen die benötigte RNA nicht verfügbar war.

Bewertung: Das Verfahren ist nur in der Lage trunkierende Mutationen zu erkennen. Für die Routinediagnostik nicht geeignet. Es treffen die o.g. Kriterien 1. und 2. zu; Sensitivität 100%, Spezifität 99% im untersuchten Teilkollektiv, nur drei von fünf trunkierenden Mutationen konnten analysiert werden (Studienqualität: C).

Mikronukleus-Test

Die Studie von Rothfuß et al. (2000) schlägt die Durchführung eines Mikronukleustest als Screeningverfahren vor, um Mutationsträger zu identifizieren. Für diagnostische Zwecke ist dieser Vorschlag nicht haltbar. Zum Hintergrund: Die BRCA1- und BRCA2-Proteine spielen eine wichtige Rolle bei der Reparatur von DNA-Doppelstrangbrüchen, welche spontan während der Zellteilung auftreten aber auch durch Bestrahlung mit ionisierender Strahlung oder schädigenden Agenzien induziert werden können. Mikronuklei bestehen aus chromosomalen Material, welches sich nach DNA-Schädigung im Anschluss an eine Zellteilung in Zellkernen ansammelt. Diese Bruchstücke schließen sich zusammen und werden als Mikrokerne sichtbar. Deren Menge korreliert direkt mit dem Ausmaß der DNA-Schädigung. In der erwähnten Studie wurden 22 Frauen aus 13 Familien mit BRCA1-Mutationen getestet. Zwölf dieser Frauen waren Mutationsträgerinnen. Des Weiteren wurden zusätzlich 17 alters-gematchte Kontroll-Personen getestet. Nachdem die Blutleukozyten bestrahlt wurden, wurden die Zellkulturen mit Wasserstoffperoxid versetzt. Anschließend konnten die Mikrokerne detektiert werden. Der Grenzwert, ab welchem das Ergebnis als auffällig eingestuft wurde, wird nicht genau definiert. Es scheint, als ob er daran bemessen wurde, wie viele Mikrokerne die Kontrollpersonen aufwiesen zuzüglich doppelter Standardabweichung. Es zeigt sich sowohl eine hohe Rate an falsch-negativen als auch an falsch-positiven Untersuchungsergebnissen, was nicht verwunderlich erscheint, da das Auftreten von Mikrokernen eben nicht auf Mutationsträger beschränkt ist, sondern auch bei gesunden Personen auftritt (Ganguly et al. 1993, Surralles &

Natarajan 1997). Auffällige Werte werden bei Menschen mit Defekten in der DNA-Reparatur verzeichnet. In diesen Prozess sind zahlreiche verschiedene Mechanismen involviert, die jeweils aus verschiedenen Komponenten bestehen und nicht ausschließlich auf BRCA1/2 beschränkt sind. Als Funktionstest, um die Rolle von DNA-Reparaturmechanismen zu studieren macht der Mikronukleus-Test durchaus Sinn, er ersetzt jedoch keinesfalls ein Mutationsscreening im Rahmen der Routinediagnostik und ist zudem nicht spezifisch für BRCA1 und BRCA2.

Bewertung: Das Verfahren ist unspezifisch, es identifiziert alle Veränderungen der DNA-Reparatur, nicht nur durch BRCA1/2-Funktionsverlust bedingte. Für die Routinediagnostik nicht geeignet. Es treffen die o.g. Kriterien 1., 2., 3. und 4. zu; Sensitivität 58%, Spezifität 80% (Studienqualität: C).

Automatisierte Varianten Gel-basierter Verfahren (F-CSGE; REF-SSCP)

Ganguly et al. (1998) stellen eine automatisierte Variante der CSGE, die fluorescence-based conformation sensitive gel electrophoresis (F-CSGE) vor. Von der manuellen Form des Verfahrens unterscheidet sich dieses weiterentwickelte Verfahren dadurch, dass die PCR-Produkte mit Fluoreszensfarbstoff-markierten Primern versehen sind und das Laufverhalten in der leicht denaturierenden Gelmatrix am Sequenzer ABI 377 detektiert werden kann. Bei 16 Proben wurden Veränderungen im Exon 11 des BRCA 2-Gens mit Hilfe dieses Verfahrens im Vergleich zur direkten Sequenzierung untersucht. Alle Veränderungen wurden richtig erkannt. Aufgrund der geringen Anzahl der untersuchten Proben überzeugt es nicht, dieses Verfahren der Sequenzierung vorzuziehen. Ziel der Studie war es, die Vorteile des automatisierten Verfahrens gegenüber der manuellen Variante hervorzuheben. Dieser Aspekt ist durchaus gelungen, wenn man bedenkt, wie aufwändig die Durchführung der manuellen CSGE ist. Der zeitliche und arbeitstechnische Aufwand ist enorm. Für die Routinediagnostik sind derartige Verfahren nur bedingt geeignet. Die Handhabung der großen Glasplatten erfordert einige Übung und auch im Umgang mit den millimeterdünnen Gelen ist Erfahrung nötig. Insgesamt ist nicht davon auszugehen, dass die Automatisierung des Verfahrens Einfluss auf die Sensitivität hat.

Eine Weiterentwicklung der herkömmlichen SSCP beschreibt Kringen et al. (2002). 73 Proben wurden mittels restriction endonuclease fingerprinting (REF)-SSCP im Exon 11 im Vergleich zur direkten Sequenzierung untersucht. Vier große überlappende PCR-Produkte wurden jeweils mit verschiedenen Restriktionsenzymen geschnitten und anschließend im Sequenzer der Größe nach aufgetrennt. Eine am Ende eines Fragmentes gelegene Mutation wurde mit diesem Verfahren nicht nachgewiesen. In diesem Zusammenhang wird darauf hingewiesen, dass die am Ende eines Fragmentes gelegenen Sequenzveränderungen schwieriger zu erfassen seien, als Veränderungen in der Mitte eines Fragmentes. Gegen den Einsatz dieses Verfahrens allgemein spricht, dass das bei diesem Verfahren benutzte nicht-denaturierende Gel, bisher nicht für alle Sequenzier-Geräte kommerziell verfügbar ist. Des Weiteren erscheint die beschriebene Strategie, welche sich verschiedener Restriktionsenzyme bedient, um Fragmente geeigneter Größe zu erhalten zu kniffelig und kompliziert, als dass sie Anwendung bei einem hohen Probendurchsatz finden könnte. Zudem erwähnen die Autoren selbst die Instabilität und kurze Halbwertszeit einiger Restriktionsenzyme. Eines der Ziele dieser Studie bestand darin, mit Hilfe des vorab geschalteten Restriktionsverdaus den Umgang mit großen Exons zu vereinfachen. Das Verfahren wäre sicherlich nach Reduktion der Verdaureaktionen ebenfalls für die restlichen Exons einsetzbar.

Bewertung: Die beiden Verfahren haben die gleichen Einschränkungen wie die manuelle CSGE und SSCP (s.u.). Für die Routinediagnostik nicht geeignet. Es treffen die o.g. Kriterien 1. und 2. zu; Sensitivität und Spezifität F-CSGE: keine falsch negativen, keine falsch positiven Befunde (Studienqualität: C); REF-SSCP: Sensitivität 100%, Spezifität 99% (Studienqualität: B).

RNA-basierte Verfahren

In der Studie von Jakubowska et al. (2001) wurde das BRCA1-Gen bei 21 Frauen aus Hochrisiko-Familien analysiert. Die Ergebnisse zeigen komplette Übereinstimmung mit der direkten Sequenzierung. Zusätzlich wurde mittels cDNA-Sequenzierung in einem Fall die Deletion von Exon 22 nachgewiesen, die bei der Sequenzierung der genomischen DNA übersehen wurde.

Die Bedeutung von Splice-Mutationen, die nur mit RNA-basierten Verfahren erkannt werden können, ist zurzeit nicht abschließend geklärt. Die Verteilung der aus dem Splice-Vorgang resultierenden Trankskript-Varianten ist gewebespezifisch, so dass zwischen Blutleukozyten und dem Brustgewebe Unterschiede existieren können. Daher können an RNA aus Blutleukozyten gewonnene Ergebnisse nur mit Einschränkung auf die Situation im Brustgewebe übertragen werden (Lu et al. 1996).

Im Rahmen der Routinediagnostik mit hohen Durchsatzzahlen ist die Verwendung von RNA-basierten Verfahren schwierig. Längere Transportzeiten und jahreszeitlich bedingte Temperaturschwankungen haben direkten negativen Einfluss auf die Qualität der RNA. Die sofortige Aufarbeitung der entnommenen Blutprobe ist zwar die Regel bei Forschungsarbeiten, jedoch im Rahmen der Routinediagnostik nicht realisierbar.

Bewertung: Wie unter 3.4.3 dargestellt, ist RNA instabil. Daher sind auf der Untersuchung von RNA basierende Verfahren für die Routinediagnostik nur eingeschränkt nutzbar. Sofern sich in wissenschaftlichen Untersuchungen herausstellt, dass Splice-Mutationen einen häufigen Mutationstyp im BRCA1/2-Gen darstellen, könnte diesen Verfahren eine zunehmende Bedeutung zukommen. Zurzeit treffen die o.g. Kriterien 1. und 4. zu; Sensitivität 100%, keine falsch positiven (Studienqualität: C).

Enzymatische Verfahren (EMD, MD-CFLP)

In der Studie von Andrulis et al. (2002) wird der enzymatic mutation detection (EMD)-assay vorgestellt. Im vorliegenden Fall war dieser in der Lage alle Sequenzänderungen zu detektieren. Enzyme, wie die beim EMD benutzte Endonuklease Endo IV, welche aus dem Bakteriophagen T4 gewonnen wurden, sind sehr empfindlich. Werden sie zu hohen Temperaturen ausgesetzt, verlieren sie schnell ihre Aktivität, so dass sie nicht für Routineanwendungen mit hohem Umsatz geeignet sind. Auf die Empfindlichkeit und kurze Halbwertszeit von Restriktionsendonukleasen weisen auch Kringen et al. (2002) hin. Zur Umsetzung der Methode ist anzumerken, dass die EMD im Fall einer Probe, bei der zu Beginn eine unclassified variant (UV) nachgewiesen wurde, zunächst nicht komplett durchgeführt wurde. Nachdem die sicher krankheits-verursachende Mutation bei dieser Probe bekannt wurde, wurde die EMD vollständig durchgeführt und bestätigte das Ergebnis.

Die Eigenschaften eines Restriktionsenzyms machen sich auch Casadei et al. (2001) zu Nutze. Die Endonuklease Cleavase I schneidet PCR-Produkte (nach Denaturierung und Renaturierung mit einem bekannten Wildtypgemisch) im Fall von übereinstimmenden Sequenzen. In Fall eines Mismatches wird das Produkt nicht geschnitten. Die Fragmente werden ihrer Größe nach im GeneScan Verfahren automatisch aufgetrennt. Nach einer Optimierung der Bedingungen wurde eine Sensitivität von 100% erreicht. Dieses Verfahren soll außerdem den Vorteil bieten, dass bis zu 1 kb große PCR-Produkte der Untersuchung unterzogen werden können.

Bewertung: Die beschriebenen Methoden sind für die Routinediagnostik nicht geeignet. Es treffen die o.g. Kriterien 1. und 4. zu; Sensitivität und Spezifität 100% für ein Kollektiv. Die Ergebnisse für das zweite Kollektiv der Studie konnten nicht bewertet werden (Studienqualität: D).

3.4.4.2   In der Routinediagnostik eingesetzte Verfahren

Gel-basierte Verfahren (SSCP, CSGE, TDGS)

Gel-basierte Verfahren, wie die SSCP-, die CSGE- oder die TDGS-Analyse beruhen auf der Tatsache, dass der Konformationszustand eines DNA-Fragmentes von seiner Nukleotidsequenz abhängt und daher PCR-Produkte mit Mutation einen anderen Konformationszustand aufweisen, als PCR-Produkte mit der Wildtyp-Sequenz. Bei der elektrophoretischen Auftrennung in einem Gel lässt sich dieses ausnutzen und in Form von unterschiedlichen Laufverhalten in der Gelmatrix darstellen. Die Durchführung der Gel-basierten Verfahren ist kompliziert und von der Erfahrung der Untersucher abhängig. Es können zahlreiche Probleme auftreten, so dass ein hoher Anteil der Untersuchungen wiederholt werden muss. Des Weiteren ist der Auflösungsgrad der Verfahren, außer von der Temperatur, sehr stark von der Polyacrylamidkonzentration, dem Vernetzungsgrad der Gelmatrix und der Nukleotidsequenz des zu untersuchenden DNA-Abschnitts abhängig. Aufgrund der Variabilität dieser Parameter wird die Sensitivität von SSCP allgemein mit etwa 80% angegeben. Nach intensiver sequenzspezifischer Etablierungsarbeit, kann diese auf maximal 95% gesteigert werden (Glavac & Dean 1993, Sheffield et al. 1993).

Auffällig erscheinen die stark voneinander abweichenden Sensitivitätsangaben zur SSCP-Analyse. Eng et al. (2001) geben die Sensitivität mit 72%, Gross et al. (1999) dagegen mit

96% an, während die beiden Labore aus der Studie von Andrulis et al. (2002) jeweils 8/15 bzw. 10/15 Sequenzänderungen nachweisen konnten. Zudem berichten Gross et al. (1999) von zwei falsch-positiven Ergebnissen bei der SSCP-Analyse. Diese doch gravierenden Unterschiede können darin begründet sein, dass in der englischen Studie von Eng et al. die Bedingungen für die SSCP noch nicht optimiert waren. Das Optimieren der Bedingungen ist ein aktiver Prozess und sowohl von der Ausstattung des Labors als auch im besonderem Maße vom Gespür des Untersuchers abhängig. Es scheint jedoch möglich zu sein, dass sich mit viel Aufwand die Sensitivität der SSCP auf 96% optimieren lässt.

Ähnlich verhält es sich mit der CSGE. Eng et al. (2001) haben eine Sensitivität von 72% für die Detektion der Mutationen ermittelt, welche aufgrund fehlerhafter Interpretation der Untersuchungsergebnisse durch die Untersucher schließlich bei nur 60% lag, während Ganguly et al. (1998) in der Lage waren, in allen 16 untersuchten Proben die Sequenzänderung im Exon 11 des BRCA2-Gens mittels F-CSGE nachzuweisen. Als mögliche Ursache dieser unterschiedlichen Angaben gelten dieselben Gründe, wie bereits für die SSCP aufgeführt.

Im Fall der TDGS zeigen Eng et al. (2001) eine Sensitivität des Verfahrens von 91%. 51 von 56 Mutationen wurden richtig erkannt, jedoch sind auch vier falsch positive Fälle verzeichnet worden. In der Studie von Andrulis et al. (2002) wurden zunächst alle, bis auf zwei Mutationen richtig erkannt. Bei den beiden falsch-negativen Fällen wurden die Versuchsbedingungen optimiert, bis auch diese Veränderungen nachweisbar waren.

Zudem entsteht der Eindruck einer schlechten Reproduzierbarkeit der Ergebnisse in der SSCP-Analyse, da Eng et al. (2001) berichten, dass in einem der Labore eine bestimmte Mutation übersehen wurde, obwohl dieses Labor in der Vergangenheit in der Lage war, genau diese Mutation nachzuweisen.

Bewertung: Die beschriebenen Methoden sind grundsätzlich für die Routinediagnostik geeignet. Allerdings sind die Sensitivität und die Reproduzierbarkeit der Ergebnisse nicht zufrieden stellend; SSCP: Sensitivität 50% mit Spezifität 100% bis Sensitivität 94% mit Spezifität 98% (Studienqualität B-C); CSGE: Sensitivität 76%, Spezifität: keine falsch positiven Befunde (Studienqualität B); TDGS: Sensitivität 88% mit Spezifität 100% und Sensitivität 91% mit vier falsch positiven Ergebnissen (Studienqualität B).

Protein Trunkations Test (PTT)

Der Einsatz des Protein Truncation Tests (PTT) mag mit der Vorstellung zusammenhängen, dass alle krankheits-verursachenden Mutationen vom trunkierenden Typ sind und dass es damit ausreiche, nur nach diesen Veränderungen zu suchen. Zwar führen tatsächlich die meisten krankheitsverursachenden Mutationen zu Generierung eines vorzeitigen Stopkodons. Jedoch gehen auch Missense Mutationen, die zu einem Austausch von Aminosäuren mit gänzlich unterschiedlichen funktionellen Gruppen führen, mit einem Funktionsverlust des Proteins einher und sind als Krankheits-verursachend einzustufen. Des Weiteren ist der PTT nur für die Untersuchung der großen Exons durchführbar. Die zahlreichen kleinen Exons müssen weiterhin mit anderen Methoden untersucht werden. Dieses wurde in der Studie von Andrulis et al. (1999) berücksichtigt. Da die Exons 2, 3, 5 und 6 kurz sind und sich damit der Nachweisgrenze dieses Verfahrens entziehen, wurden sie komplett sequenziert. Alle trunkierenden Mutationen konnten mit diesem erweiterten Vorgehen erfasst werden.

Bewertung: Die beschriebene Methode ist grundsätzlich für die Routinediagnostik geeignet. Allerdings ist sie dadurch eingeschränkt, dass nur trunkierende Mutationen erkannt werden, ist also nicht als alleiniger Test einsetzbar; Sensitivität: 75%, Spezifität 100% (Studienqualität C).

Denaturing High Pressure Liquid Chromatography (DHPLC)

Das Prinzip der DHPLC basiert darauf, dass Homo- und Heteroduplexe eine unterschiedliche Schmelztemperatur haben. Nach De- und Renaturierung der PCR-Produkte bilden sich Homo- und im heterozygoten Fall auch Heteroduplexe, welche anschließend der DHPLC unterzogen werden. Jedes Fragment hat seine eigene Schmelztemperatur, meistens sogar mehrere, da verschiedene Bereiche eines Fragmentes unterschiedliche Schmelztemperaturen haben können. Diese gilt es herauszufinden. Das Verfahren ist erst nach einer gewissen Etablierungsarbeit, welche an jedem Gerät einzeln vorgenommen werden muss, einsatzbereit. Arnold et al. (1999) und Gross et al. (1999) beschreiben diesen Vorgang sehr ausführlich. Für jedes Fragment wird zunächst bei 50°C begonnen und die Temperatur pro Lauf um 2°C erhöht. Damit die Retentionszeiten angemessen und auswertbar bleiben, kann der Acetonitril-Gradient verändert werden. Das bedeutet, dass bei hohen Temperaturen die PCR-Produkte schon nach kurzer Zeit von der Säule gewaschen werden und dies die Auswertung erschwert. Die Verringerung der Acetonitrilkonzentration kann das Herunterwaschen etwas aufhalten.

Wagner et al. (1999) verweisen als Einzige auf die Problematik, dass die DHPLC Veränderungen detektiert, die bei der direkten Sequenzierung zunächst nicht nachweisbar waren und sich erst nach gezielter Suche und einigen Wiederholungen aufspüren ließen. Auch die Autoren haben eine entsprechende Beobachtung gemacht. Dieses Phänomen wurde im Fall einer Splice-Mutation im Exon 5 beobachtet und wirft die Frage auf, ob die DHPLC möglicherweise sensitiver ist als die direkte Sequenzierung. Möglicherweise ist dies in verschiedenen Amplifikationsraten in der PCR in Abhängigkeit von der Sequenz der template-DNA begründet.

In den o.g. Studien sowie denen von Eng et al. (2001) und Andrulis et al. (1999) erwies sich die DHPLC als die Methode mit der größten Sensitivität. Sie entspricht für BRCA1 der Sensitivität der direkten Sequenzierung. Die Studien verglichen die DHPLC mit der SSCP, CSGE, TDGS, DGGE, EMD und PTT. Mittels DHPLC können alle Mutationen – außer größeren Deletionen – erkannt werden. Die Methode ist weitgehend automatisiert, entsprechend für hohen Durchsatz geeignet und relativ unabhängig von untersucherabhängigen Einflüssen.

Bewertung: Die beschriebene Methode ist aufgrund der Automatisierbarkeit gut für die Routinediagnostik geeignet. Sie weist im Vergleich zu den anderen bewerteten Verfahren die höchste Sensitivität auf (Studienqualität B-C).

3.4.5 Übertragbarkeit der Ergebnisse

3.4.5.1 Übertragbarkeit der Ergebnisse einzelner Fragmente auf das gesamte Gen

Es fällt auf, dass vier [3,5,6,8] der zehn Studien nicht das gesamte Gen, sondern nur einzelne Exons der Gene untersucht haben. Casadei et al. (2001) haben ihre Untersuchungen ausschließlich auf die Exons 11 und Exon 16 des BRCA1-Gens beschränkt, Kringen et al. (2002) auf Exon 11 des BRCA1-Gens, Ganguly et al. (1998) untersuchten Exon 11 des BRCA2-Gens und Gross et al. (1999) untersuchten fünf Exons des BRCA1-Gens, darunter Exon 11. Der Grund für die Überrepräsentation von Exon 11 liegt wahrscheinlich darin, dass sowohl im BRCA1- als auch im BRCA2-Gen das Exon 11 sehr groß ist und jeweils etwa 60% des gesamten Gens ausmacht und dass dort ein großer Teil der krankheits-verursachenden Mutationen liegt. Mit der Untersuchung von Exon 11 ist somit auch der größte Teil des jeweiligen Gens abgedeckt. Da jedoch in allen Exons krankheits-verursachende Mutationen auftreten, ist es nicht ausreichend ausschließlich einzelne Exons zu untersuchen.

In der Studie von Gross et al. (1999) wurden neun Fragmente von fünf Exons des BRCA1-Gens untersucht. Die Auswahl der Exons soll sich nach Regionen mit hoher Inzidenz für krankheits-verursachende Mutationen gerichtet haben. Warum dabei Exon 20 und Exon 5 nicht berücksichtigt wurden, ist aus heutiger Sicht verwunderlich und wohl damit zu erklären, dass die Studie bereits 1999 erschienen ist und die Datenlage damals nicht der heutigen entsprach.

Bewertung: Es ist grundsätzlich davon auszugehen, dass die an einzelnen Fragmenten eines Gens gewonnen Ergebnisse auf das restliche Gen übertragbar sind, trotz unterschiedlicher Sequenz. Die sechs Studien [1,2,4,7,9,10], welche eine Untersuchung des gesamten BRCA1- und/oder BRCA2-Gens durchgeführt haben, bemerken keine grundsätzlichen Schwierigkeiten bei der Untersuchung verschiedener Genfragmente. Grundsätzlich weisen nicht nur unterschiedliche Exons, sondern auch die verschiedenen Fragmente des Exons 11 des BRCA1-Gens eine unterschiedliche Sequenz auf. Probleme mit einzelnen Exons werden zwar beschrieben, lassen sich jedoch durch methodische Modifikationen nahezu immer beheben. Außerdem sind es jeweils unterschiedliche Exons, welche Schwierigkeiten bereiten. Lediglich bezüglich der Durchführung des PTTs wird von Andrulis et al. (1999) berichtet, dass es Schwierigkeiten mit den kurzen Exons gäbe.

3.4.5.2 Übertragbarkeit der Ergebnisse von BRCA1 auf BRCA2

Es fällt auf, dass sich die Mehrzahl der Studien ausschließlich ganz oder teilweise mit dem BRCA1-Gen beschäftigt. Lediglich die Studien von Ganguly et al. (1998) und von Sakayori et al. (2003) untersuchen BRCA2. Dieser Trend ist auch in den ausgeschlossenen Studien zu verzeichnen. Es drängt sich die Frage nach dem Grund der Unterrepräsentation von BRCA2 auf. BRCA1 ist länger bekannt als BRCA2. 1994 wurde das BRCA1-Gen, ein Jahr später,

1995, wurde das BRCA2-Gen identifiziert (Miki et al. 1994, Wooster et al. 1995). BRCA1 ist weit besser, z.B. im Hinblick auf Proteininteraktionsdomänen, aufgeklärt. Ein weiterer Grund dafür, warum lieber mit BRCA1 als mit BRCA2 gearbeitet wird, könnte auch darin liegen, dass das BRCA2-Gen um einiges größer ist als das BRCA1-Gen (Transkriptgröße 11 kb gegenüber 7,4 kb) und somit dessen Untersuchung aufwändiger ist.

Bewertung: Aus den Ergebnissen des systematischen Reviews ist keine Aussage zur Übertragbarkeit der Ergebnisse für BRCA1 auf BRCA2 möglich. Aus den Erfahrungen des Konsortiums ist zu berichten, dass in fünf der zehn Zentren, die auf diese Frage antworteten einzelne Exons von vornherein sequenziert und nicht mittels DHPLC vorgescreent werden. In drei Zentren betrifft dies Exon 2 im BRCA1-Gen sowie unterschiedliche Abschnitte von Exon 11 des gleichen Gens. Exon 5 (BRCA1) und Exon 15 (BRCA2) werden in zwei Zentren von vorneherein sequenziert, andere Exons jeweils nur in einem Zentrum. Eine vergleichende Studie und insbesondere die Einbeziehung von BRCA2 in Ringversuche wäre sinnvoll und wünschenswert. Grundsätzlich ist davon auszugehen, dass die Ergebnisse von BRCA1 auf BRCA2 übertragbar sind, denn die einzelnen Exons des BRCA1-Gens unterscheiden sich in ihrer Sequenz untereinander mindestens so sehr wie von den Exons des BRCA2-Gens. Auch international werden in den Ländern, in denen ein Screening mittels DHPLC durchführt wird, d.h. in Frankreich, Belgien und Italien, sowohl BRCA1 als auch BRCA2 mittels DHPLC untersucht (Hopwood et al. 2003).

3.4.5.3   Ausschließlicher Nachweis trunkierender Mutationen

Zwei der beschriebenen Verfahren, der Protein Truncation Tests (PTT) und das in der Studie von Sakayori et al. [10] beschriebene Hefe-basierte Verfahren eignen sich ausschließlich für den Nachweis trunkierender Mutationen. Wie bereits unter 3.4.4.2. bezüglich des PTT aufgeführt, wird dieses Vorgehen damit gerechtfertigt, dass die meisten krankheits-verursachenden Mutationen tatsächlich zur Bildung eines verkürzten Proteins führen. Jedoch werden mit diesen Methoden nicht alle krankheits-verursachenden Mutationen abgedeckt. Aus der Veröffentlichung der gesammelten Daten des Deutschen Konsortiums für erblichen Brust- und Eierstockkrebs von 2002 (German Consortium for Hereditary Breast and Ovarian Cancer 2002) geht hervor, dass von den 77 als sicher krankheits-verursachend eingestuften Mutationen im BRCA1-Gen fünf zu Aminosäureaustauschen und nicht zur Generierung eines vorzeitigen Stopkodons führen. Sie werden daher zu den Missense-Mutationen gerechnet. Die Konsequenz von drei weiteren Mutationen ist noch unklar. Zu diesen Missense-Mutationen gehört auch die Mutation T300G im Exon 5. Es handelt sich hierbei um die zweithäufigste krankheits-verursachende Veränderung im BRCA1-Gen innerhalb der deutschen Bevölkerung. Zudem scheint diese Veränderung mit einem eher aggressiven Krankheitsverlauf einherzugehen (persönliche Mitteilung von B. Wappenschmidt, Köln). Allein aufgrund der Bedeutung dieser Mutation ist es auf keinen Fall gerechtfertigt, zum Mutationsscreening Verfahren einzusetzen, mit denen die Mutation T300G nicht detektiert werden kann. Ein weiterer wichtiger Punkt ist, und das betrifft sowohl das BRCA1-Gen, als auch auch vor allem das BRCA2-Gen, dass sogenannte unclassified varients (UVs) fast ausschließlich Missense Mutationen darstellen. Es ist durchaus vorstellbar, dass der Austausch einer Aminosäure in einer funktionell wichtigen Domäne zu einer Funktionseinschränkung des Proteins führt. Aus diesen Gründen sollten zur Mutationssuche Verfahren eingesetzt werden, die den Nachweis von Missense-Mutationen ermöglichen.

3.5 Rahmenbedingungen der molekulargenetischen Diagnostik bei Hochrisiko-Familien für erblichen Brust- und Eierstockkrebs

3.5.1 Diagnostische Genauigkeit beim Nachweis von BRCA1/2 Mutationen

Aus den individuellen Belastungen und sozioökonomischen Kosten, die aus der Einschätzung der Risikosituation resultieren, ergeben sich sehr hohe Anforderungen an die diagnostische Genauigkeit des eingesetzten Verfahrens zum Nachweis einer BRCA1/2-Mutation. „A search/screen for a mutation in a gene (such as BRCA1, BRCA2 or P53) should aim for as close to 100% sensitivity as possible for detecting coding alterations and the whole gene should be screened" (NICE 2004). Diese Anforderungen werden zurzeit am besten durch die direkte Sequenzierung bzw. durch das Screenen mittels DHPLC und die anschließende Sequenzierung auffälliger Banden erfüllt. Die direkte Sequenzierung und die DHPLC sind darauf ausgerichtet, Mutationen auf Basenpaarniveau, d.h. Punktmutationen, kleinere Deletionen (Stückverluste) oder Insertionen, zu erfassen. Nach den momentan vorliegenden Daten (Petrij-Bosch et al. 1997, Puget et al. 1997, Hartmann et al. 2003, Hogervorst et al. 2003) ist davon auszugehen, dass etwa 10% der Familien mit erblichem Brust- und Eierstockkrebs – in den Niederlanden bis zu 36% - größere Deletionen im BRCA1- oder BRCA2-Gen aufweisen. Deletionen lassen sich relativ einfach mit dem neu entwickelten MLPA-Assay nachweisen.

Bei der Bewertung der verschiedenen Verfahren sind methodenbedingte Unterschiede und Nachweisgrenzen zu berücksichtigen. So können mit dem Protein Trunkations Test (PTT) nur Mutationen erfasst werden, die zu einem verkürzten Protein führen, während dieser Mutationstyp mittels direkter Sequenzierung oder DHPLC identifiziert werden kann. Bei gleicher diagnostischer Genauigkeit sollte dem am wenigsten aufwändigen Verfahren der Vorzug gegeben werden. Auch an die richtige Interpretation des Ergebnisses müssen hohe Anforderungen gestellt werden. Nicht jede Veränderung in der Basensequenz der BRCA1/2-Gene ist als krankheits-assoziierte Veränderung zu werten. Im Einzelfall setzt die richtige Bewertung eine intensive Literaturrecherche voraus. Unter Umständen sind zur Klärung der Frage, ob ein Polymorphismus (Variante) oder eine krankheits-assoziierte Mutation vorliegt, weitergehende molekulargenetische Analysen bei mehreren Familienangehörigen bzw. am Tumorgewebe notwendig. Diese weiterführenden Untersuchungen sollten von den Laboren durchgeführt werden, die auch die BRCA1/2-Mutationsanalysen durchführen.

Vor dem diagnostischen Einsatz von Methoden zum BRCA1/2-Mutationsnachweis müssen Analysestandards etabliert werden. Dies ist innerhalb des Deutschen Krebshilfe-Konsortiums „Familiärer Brust- und Eierstockkrebs" geschehen. So werden z.B. von allen Laboren identische Primer zur Amplifikation (Vervielfältigung) der 35 Fragmente des BRCA1- und der 43

Fragmente des BRCA2-Gens benutzt. Dadurch ist sichergestellt, dass wirklich die gesamte kodierende Region beider Gene analysiert wird. Die Qualität der eingesetzten Methodik muss regelmäßig durch Ringversuche überprüft werden. Die Teilnahme an regelmäßigen Qualitätskontrollen ist verpflichtend. Die für die Befunderhebung relevanten Untersuchungsmaterialien sind so zu archivieren, dass eine spätere Überprüfung des Befundes stattfinden kann (Bvmedgen & GfH 1996).

3.5.2   Diagnostischer Aufwand der Methoden zum Nachweis von BRCA1/2-Mutationen

Nach Durchsicht der aktuellen Datenlage, gilt die direkte Sequenzierung weiterhin als Goldstandard bei der Mutationssuche. Betrachtet man die Ergebnisse zur Sensitivität, ist die DHPLC mit der Sequenzierung vergleichbar. Der Nachteil der DHPLC ist jedoch, dass sie zwar Sequenzänderungen erkennt, sie jedoch nicht näher klassifizieren kann. Daher empfiehlt sich ein sequentielles Vorgehen, bei dem zunächst mit einer billigeren und einfacher durchzuführenden Methode gescreent wird, ob überhaupt Veränderungen vorliegen und falls dies der Fall ist, diese im nächsten Schritt mittels Sequenzierung spezifiziert werden. Als Vorscreeningmethode bei diesem stufenweisen Vorgehen empfiehlt sich der Einsatz der DHPLC. Von allen Verfahren, auf die im Rahmen dieses Reviews eingegangen wurde, besitzt die DHPLC die höchste Sensitivität. Dieses Ergebnis bestätigt auch eine Umfrage beim Krebshilfe Konsortium. In acht der zwölf befragten Zentren wurden zuvor auch andere Vorscreening-Verfahren eingesetzt, jedoch zu Gunsten der DHPLC wieder verlassen. Die DHPLC und die direkte Sequenzierung sind in weiten Bereichen automatisierbar und daher weniger stark methodischen Schwankungen unterworfen als Methoden, bei denen der größte Teil der Arbeiten per Hand erledigt werden muss. Außerdem kann durch die Automatisierung ein großer Durchsatz erzielt werden.

3.5.3   Zusammenfassende Darstellung der Erfahrungen zur Gendiagnostik aus dem Verbundprojekt „Familiärer Brust- und Eierstockkrebs"

Die folgenden Daten sind mittels Fragebögen bei den zwölf geförderten Zentren erhoben worden. Die detailierte Auswertung des Fragebogens findet sich im Anhang. In den Jahren 2002 und 2003 wurden in den Zentren jeweils zwischen 31 und 95 (im Durchschnitt 58) bzw. zwischen 18 und 100 (im Durchschnitt 53) molekulargenetische Untersuchungen bei Indexpatientinnen auf BRCA1/2-Mutationen durchgeführt. In zwei Zentren wurde die direkte Sequenzierung ohne DHPLC als vorgeschaltete Screeningmethode eingesetzt. Eines dieser Zentren wird diese Methode in diesem Jahr zugunsten der DHPLC und anschließendender Sequenzierung auffälliger Fragmente aufgeben. In dem anderen Zentrum wurde eine automatisierte Sequenzierung unter Einsatz eines Pipettierroboters etabliert. Dabei müssen allerdings 20% der Sequenzierungen wiederholt werden. Alle anderen Zentren benutzen die DHPLC als Screening-Methode und sequenzieren auffällige Fragmente. In fünf Zentren werden einzelne Exons von vornherein sequenziert. In drei Zentren betrifft dies Exon 2 auf Gen BRCA1 sowie unterschiedliche Abschnitte von Exon 11 des gleichen Gens. Exon 5 (BRCA1) und Exon 15 (BRCA2) werden in zwei Zentren von vorneherein sequenziert, andere Exons jeweils nur in einem Zentrum. Acht Zentren berichten über Erfahrungen mit anderen Screening-Methoden wie z.B. PTT, SSCP, ddF, EMD, die überall aufgrund der geringeren Sensitivität und des hohen Arbeitsaufwands verlassen wurden. Die Wiederholungsraten für die DHPLC werden mit durchschnittlich 5%, die Wiederholungsraten für die direkte Sequenzierung mit durchschnittlich 10% angegeben. In fünf Zentren wird regelmäßig bei BRCA1/2-negativen Familien eine Suche nach größeren Deletionen mittels MLPA-Assay durchführt. In drei weiteren Zentren wird der MLPA-Assay zurzeit etabliert.

Neben einer adäquaten Raum- und Geräteausstattung wird die Mitarbeit einer molekulargenetisch erfahrenen MTA und eines Facharztes für Humangenetik bzw. eines Molekularbiologen oder Fachhumangenetikers für notwendig erachtet. Die Mindestanzahl an Untersuchungen wird mit 20 bis 100 (im Durchschnitt 52) pro Jahr angegeben. Zur Qualitätssicherung werden ein standardisiertes Vorgehen bei der Labordiagnostik mit Standard operating procedures (SOPs) und ergebnisorientierter Qualitätskontrolle, das Mitführen von Positivkontrollen, eine ausreichende Validierung der DHPLC, Ringversuche, regelmäßige Treffen innerhalb des Konsortiums zum Erfahrungsaustausch und zur Diskussion der Bedeutung von Unclassified Variants, ein regelmäßiges Literatur-Update und die Dokumentation von Mutationen in einer gemeinsamen, über das Internet abfragbaren Datenbank vorgeschlagen.

3.5.4   Strategien zum effizienten Nachweis von BRCA1/2-Mutationen

Bei der Auswahl der geeigneten Methode ist das zu erwartende Mutationsspektrum zu berücksichtigen. Die Mutationen im BRCA1- und BRCA2-Gen verteilen sich über das gesamte Gen. Bisher gibt es nur einzelne Familien mit Hinweis auf eine Vererbung aus der väterlichen und der mütterlichen Linie, in denen sowohl eine BRCA1- als auch eine BRCA2-Mutation nachgewiesen wurden. Lediglich in bestimmten Bevölkerungsgruppen wie z.B. der jüdischen Bevölkerung gibt es häufig vorkommende Gründermutationen. Innerhalb des Deutschen Krebshilfe-Konsortiums „Familiärer Brust- und Eierstockkrebs" wurde das Mutationsspektrum in der deutschen Bevölkerung bestimmt (German consortium 2002). In Tabelle 3-8 ist dargestellt, wie hoch der Anteil der identifizierbaren Mutationen je nach Teststrategie ist. Wenn man die Mutationsanalyse auf die zehn häufigsten Mutationen im BRCA1- und BRCA2-Gen beschränkt, werden lediglich 41% der Mutationen im BRCA1 und 19% der Mutationen im BRCA2-Gen erfasst. Daraus ergibt sich, dass eine Untersuchung ausgewählter Mutationen nicht sinnvoll ist. Sofern eine eindeutige Hochrisiko-Konstellation in der Familie vorliegt, muss eine komplette Untersuchung der BRCA1- und BRCA2-Gene durchgeführt werden. Um eine hohe Effizienz zu erzielen, sollte zunächst mit der Untersuchung derjenigen Exons beider Gene begonnen werden, welche am häufigsten krankheits-assoziierte Veränderungen aufweisen, gefolgt von den restlichen Exons.

Tabelle 3-8:   *Wahrscheinlichkeit, mit der eine Mutation oder ein Variante unklarer Bedeutung (UV) im BRCA1-*
oder BRCA2-Gen erfasst wird in Abhängigkeit von der Teststrategie, d.h. komplette Untersuchung
der Gene versus Untersuchung der häufigsten Mutationen. (Nach German consortium 2002)

Teststrategie	BRCA1 Anteil der erfassten Muta- tionen	BRCA2 Anteil der erfassten Muta- tionen
Nachweis der 3 häufigsten Mutationen	72/ 286 (25%)	14/ 178 (8%)
Nachweis der 5 häufigsten Mutationen	87/ 286 (30%)	22/ 178 (12%)
Nachweis der 10 häufigsten Mutationen	116/ 286 (41%)	34/ 178 (19%)
Untersuchung des gesamten Gens	286/ 286 (100%)	178/178 (100%)

Der Nachweis einer krankheits-assoziierten Veränderung sollte in einer wiederholt angesetz-
ten Reaktion bestätigt werden. Für den Fall, dass die Veränderung, welche innerhalb einer
Familie krankheitsverursachend ist, bereits bekannt ist, braucht nicht nach dem oben aufgeführten Procedere der Mutationssuche vorgegangen zu werden. Hier muss ausschließlich eine
Mutationstestung mittels doppelsträngiger Sequenzierung des betroffenen Fragments erfolgen.

Am aufwändigen Procedere der molekulargenetischen Untersuchung sind einige Ar-
beitskräfte beteiligt. Daher können sich grundsätzlich Fehler einschleichen. Da das Ergebnis
eines Gentests weitreichende Konsequenzen für die untersuchte Person, auf ihre zukünftige
Lebensplanung und ihre Kinder haben kann, sollten auffällige Untersuchungsergebnisse ü-
berprüft werden. Empfehlenswert ist es, das Untersuchungsergebnis an einer gesondert abge-
nommenen und aufgearbeiteten Blutprobe zu bestätigen.

3.5.5   Anforderungsprofil für die Interpretation der molekulargenetischen Diagnostik zum Nachweis von BRCA1/2-Mutationen

Das Ergebnis der molekulargenetischen Diagnostik zum Nachweis von BRCA1/2-Mutationen
erfordert eine gewissenhafte und sachkundige wissenschaftliche Überprüfung. Darüber hinaus
muss jeder Befund vor dem Hintergrund der aktuellen Literatur interpretiert und im Hinblick
auf die individuelle Risikosituation der untersuchten Person bewertet werden. Dabei ist zu berücksichtigen, dass nicht jede Veränderung in der Basensequenz der BRCA1/2-Gene als
krankheits-assoziierte Veränderung zu werten ist. Es sind zahlreiche Polymorphismen bekannt, die in der Regel normale Varianten darstellen und nicht mit einem erhöhten Risiko
verbunden sind. Allerdings ist für einzelne Polymorphismen eine moderate Risikoerhöhung
beschrieben (Healay et al. 2000). Daneben gibt es sog. unclassified variants (UV), bei denen
zurzeit nicht klar ist, ob ein Polymorphismus (Variante) oder eine krankheits-assoziierte Mutation vorliegt. In der deutschen Bevölkerung machen UV 11% der Veränderungen im
BRCA1-Gen und 35% der Veränderungen im BRCA2-Gen aus. Sofern eine bisher unbekannte Veränderung identifiziert wird, müssen umfangreiche Literaturrecherchen durchgeführt werden. Eine einfache Abfrage der BIC-Datenbank (http://research.nhgri.nih.gov/bic)
reicht nicht aus, da die Einträge nicht überprüft sind und daher im Einzelfall falsch sein können. Unter Umständen sind zur Bewertung einer Veränderung im BRCA1- oder BRCA2-Gen
weitergehende molekulargenetische Analysen bei mehreren Familienangehörigen bzw. am

Tumorgewebe notwendig. Diese weiterführenden Untersuchungen sollten von den Laboren, die BRCA1/2-Mutationsanalysen durchführen, vorgehalten werden. Es gehört zu den Pflichten des für die molekulare Diagnostik Verantwortlichen ggf. Informationen einzuholen, wo weiterführende Analysen angeboten werden.

Die molekulargenetische Diagnostik zum Nachweis von BRCA1/2-Mutationen wird durch ein schriftliches Gutachten abgeschlossen, in dem das für die Untersuchung verwendete Material, die eingesetzte Methodik und das Ergebnis beschrieben wird. Bei der Beschreibung von Veränderungen im BRCA1/2-Gen ist die international gültige Nomenklatur zugrunde zu legen. Die Interpretation des Ergebnisses erfordert eine Aussage über die Möglichkeiten und Grenzen der eingesetzten Methodik sowie eine individuelle Interpretation der Konsequenzen des Ergebnisses für die untersuchte Person und für ihre Familie. Damit ist der Leitlinie zur molekulargenetischen Labordiagnostik (Bvmedgen & GfH 1996) Rechnung getragen, nach der das dem anfordernden Arzt – in diesem Fall dem für die genetische Beratung Verantwortlichen – mitgeteilte schriftliche molekulargenetische Gutachten die relevanten Labordaten, eine Interpretation des Befundes und ggf. eine Stellungnahme über den klinischen Bezug enthalten sollte.

Nach den Richtlinien des Berufsverbands Medizinische Genetik e.V. (Bvmedgen & GfH 1996) zählen zu den Voraussetzungen für die selbständige und verantwortliche Erstellung molekulargenetischer Befunde und Gutachten der Nachweis einer mindestens zweijährigen Tätigkeit auf diesem Gebiet und die entsprechende Qualifikation (Facharzt für Humangenetik, Zusatzbezeichnung Medizinische Genetik nach der bis 1993 geltenden (Muster)-WBO, oder Fachhumangenetiker GfH/GAH).

Schlussfolgerungen

- Untersuchungen zum Nachweis von BRCA1/2-Mutationen müssen Analysestandards folgen wie sie innerhalb des Deutschen Krebshilfe-Konsortiums „Familiärer Brust- und Eierstockkrebs" durch ein standardisiertes Protokoll für die DHPLC-Analyse und die direkte Sequenzierung etabliert wurden.

- Die BRCA1/2-Gene müssen komplett untersucht werden. Bei einer Beschränkung auf die Untersuchung von sog. Hot-Spot-Mutationen würde ein beträchtlicher Teil der BRCA1/2-Mutationen und der potentiell krankheits-assoziierten Mutationen (sog. Unclassified Variants; UV) nicht erkannt.

- Labore, die die BRCA1/2-Diagnostik anbieten, sollten in der Lage sein, weiterführende Untersuchungen zur Klärung der klinischen Bedeutung neu erkannter UV durchzuführen.

- Die Qualität der eingesetzten Methodik muss regelmäßig durch Ringversuche überprüft werden. Die Teilnahme an regelmäßigen Qualitätskontrollen ist verpflichtend.

- Das Ergebnis der BRCA1/2- Diagnostik sollte von einem dafür Qualifizierten (Facharzt für Humangenetik, Fachhumangenetiker) in einem differenzierten schriftlichen Gutachten dokumentiert werden.

- Die Methodik zum Nachweis von BRCA1/2-Mutationen muss laufend an neue wissenschaftliche Erkenntnisse angepasst werden. In naher Zukunft könnte es sinnvoll erscheinen, eine Methode zum Nachweis größerer Deletionen, der sog. MLPA-Assay, in die Diagnostik zu integrieren.

Ausblick

In den Bereich der krankheits-verursachenden Mutationen fallen außer Punktmutationen und Insertionen bzw. Deletionen von wenigen Nukleotiden auch Deletionen größerer Bereiche des Gens, wie ganzer Exons. Als Folge resultiert ein verkürztes, nicht funktionsfähiges Protein. Diese großen Gen-Rearrangements werden mit den gängigen, bisher beschriebenen Methoden nicht erkannt. Fehlt das entsprechende Exon auf einem Allel erhält man bei der direkten Sequenzierung ein unauffälliges Ergebnis, da ausschließlich die Sequenz des verbliebenen, meist Wildtyp-Allels nachgewiesen wird. Im Jahr 2003 wurde im Journal Cancer Research zu diesem Problem ein neuartiges Verfahren vorgestellt (Hogervorst et al. 2003, Hartmann et al. 2003). Eine niederländische Gruppe hat gemeinsam mit der Firma MRC-Holland den multiplex ligation-dependent probe amplification (MLPA)-Test entwickelt. Dieser Test basiert auf einem Ligations-basierten Assay und ist in der Lage quantitativ die Menge der untersuchenden Fragmente zu bestimmen. Der Test ist einfach in der Handhabung, mittlerweile auch für das BRCA2-Gen verfügbar und wird bereits in Deutschland eingesetzt. In der niederländischen Bevölkerung beläuft sich der Anteil an krankheits-assoziierten Mutationen, die durch eine größere Deletion bedingt sind auf bis zu 36%. Bei der Befragung des Konsortiums lag die Quote der Deletionen bei Indexpatientinnen die zuvor mittels DHPLC negativ getestet worden waren, bei 3-5%; genauere Ergebnisse sind in Kürze zu erwarten. Aufgrund dieses Anteils erscheint denkbar, alle Proben, in denen keine Mutation im BRCA1- oder BRCA2-Gen nachgewiesen werden konnte noch einmal auf größere Deletionen hin zu untersuchen. Alternativ könnte dieser Test auch vorab durchgeführt werden, da in den Fällen mit Deletion die aufwändige Mutationssuche unterbleiben könnte. Einer Entscheidung für eine dieser Strategien sollte jedoch eine explizite Bewertung der diagnostischen Wertigkeit und der Kosten des Testverfahrens vorgeschaltet sein.

Im Hinblick auf zukünftig eingesetzte Verfahren in der Brustkrebsdiagnostik darf in diesem Zusammenhang die Microarray-Technologie nicht unerwähnt bleiben. Das Verfahren im Rahmen der Erkennung von Mutationen basiert darauf, dass auf einem Chip Oligonukleotide mit allen potentiell möglichen Sequenzvarianten, sogenannten single nucleotide polymorphisms (SNP)s gespottet sind. Nachdem farbig markierte genomische DNA der zu untersuchenden Person auf den Chip hybridisiert wurde, bleibt sie nur bei einwandfreier Sequenzübereinstimmung am entsprechenden Oligonukleotid gebunden. Ein Farbsignal zeigt die Bindung und damit die entsprechende Sequenz an. Zwar wurde dem Verfahren bei dieser Studie 100% Sensitivität bescheinigt (Footz et al. 2003, Maekawa et al. 2004), doch fehlen weitere

Studien, die einen Einsatz der Array-Technologie in der Routinediagnostik zum Nachweis von BRCA1/2-Mutationen zeigen. Eines ähnlichen Prinzips bedient sich das real-time PCR basierte Verfahren zum Nachweis von Sequenzänderungen. Zu dem Reaktionsansatz werden zusätzlich farblich markierte Sonden gegeben, welche bekannte Sequenzänderungen beinhalten. Falls die template-DNA (der Patientin) eine bestimmte Sequenzveränderung enthält, lässt sich dies an der Zunahme der Farbintensität während der PCR-Reaktion erkennen (Pals et al. 1999). Anschließend lässt sich anhand der Farbintensität quantitativ die Menge der entsprechenden PCR-Produkte bestimmen. Problematisch erscheint in diesem Zusammenhang, dass in beiden erwähnten Verfahren nur bisher bekannte Veränderungen untersucht werden können. In BRCA1- und BRCA2 sind bisher insgesamt über 1000 Mutationen, unclassified variants oder Polymorphismen bekannt und es werden kontinuierlich neue beschrieben. Sowohl der Einsatz der Mikroarray-Technologie als auch des real-time PCR basierten Verfahrens verwehrt von vornherein die Entdeckung bisher unbekannter Veränderungen. Ein bisher lediglich experimentell eingesetztes Verfahren ist die Massenspektrometrie, mit der prinzipiell alle Veränderungen im BRCA1- und BRCA2-Gen identifiziert werden können.

Literatur

Abbaszadegan MR et al. (1997) Automated detection of prevalent muations in BRCA1 and BRCA2 genes, using a fluorogenic PCR allellic discrimination assay *Genet Test* 1: 171-180

Andrulis IL, Anton-Culver H, Beck J, Bove B, Boyd J, Buys S et al. (2002) Comparison of DNA- and RNA-based methods for detection of truncating BRCA1 mutations. *Hum Mutat* 20: 65-73.

Arnold N, Gross E, Schwarz-Boeger U, Pfisterer J, Jonat W, Kiechle M. (1999) A highly sensitive, fast, and economical technique for mutation analysis in hereditary breast and ovarian cancers. *Hum Mutat* 14: 333-339.

Auer H, Lyianarachchi S, Newsom D, Klisovic MI, Marcucci G, Kornacker K. (2003) Chipping away at the chip bias: RNA degradation in microarray analysis. *Nat Genet* 35: 292-3. (Letter)

Berger SL, Cooper HL. (1975) Very short-lived and stable mRNAs from resting human lymphocytes. *Proc Natl Acad Sci USA* 72: 3873-7.

Bossuyt PM, Reitsman JB, Bruns DE, Gatsonis CA, Glasziou PP, Irwig LM et al.(2003) *BMJ* 326: 41-44

BVmedgen und GfH. (1996) Richtlinien und Stellungnahmen: Leitlinien zur molekulargenetischen Labordiagnostik. *medgen* 8:Bl 4.

Casadei S, Cortesi L, Pensotti V et al. (2001) Detection of germline BRCA1 mutations by Multiple-Dye Cleavase Fragment Length Polymorphism (MD-CFLP) method. *Br J Cancer* 85: 845-849.

Deeks JJ (2001) Systematic reviews of evaluations of diagnostic and screening tests. In: Egger M, Smith GD, Altman DG (eds) Systematic reviews in health care *BMJ Publishing Group*, London

De Vet HCW, van der Weijden T, Muris JWM, Heyrman J, Buntinx F & Knottnerus JA (2001) Systematic reviews of diagnostic research. Considerations about assessment and incorporation of methodological quality *European Journal of Epidemiology* 17: 301-306

Eng C, Brody LC, Wagner TM et al. (2001) Interpreting epidemiological research: blinded comparison of methods used to estimate the prevalence of inherited mutations in BRCA1. *J Med Genet* 38: 824-833.

Flynn K , Adams E (1996) Report No 1: Assessing diagnostic technologies *Technology Assessment Program* Boston, USA

Footz T, Somerville MJ, Tomaszewski R, Sprysak KA, Backhouse CA. (2003) Heteroduplex-based genotyping with microchip electrophoresis and DHPLC. *Genet Test* 7: 283-93.

Ganguly T, Dhulipala R, Godmilow L, Ganguly A. (1998) High throughput fluorescence-based conformation-sensitive gel electrophoresis (F-CSGE) identifies six unique BRCA2 mutations and an overall low incidence of BRCA2 mutations in high-risk BRCA1-negative breast cancer families. *Hum Genet* 102: 549-556.

German Consortium for Hereditary Breast and Ovarian Cancer (2002) Comprehensive analysis of 989 patients with breast or ovarian cancer provides BRCA1 and BRCA2 mutation profiles and frequencies for the german population *Int J Cancer* 97: 472-480

Glavac D, Dean M (1993) Optimization of the single-strand conformation polymorphism (SSCP) technique for detection of point mutations. *Hum Mutat 2 (5): 404-14*

Gordis L (2001) Epidemiologie. Dt. Erstausgabe. Übersetzt von Rau R, Bocter N Kilian,Marburg

Gross E, Arnold N, Goette J, Schwarz-Boeger U, Kiechle M. (1999) A comparison of BRCA1 mutation analysis by direct sequencing, SSCP and DHPLC. *Hum Genet* 105: 72-78.

Hartmann C, Klaes R, Köhler R, Janssen B, Zschocke J. (2003) Identification of genomic rearrangements in the BRCA1-gene by MLPA-method in cases of familial breast cancer. 14th Annual General Meeting of the German Society of Human Genetics, Marburg, 1-4.10.2003. Abstract P010. *medgen* 15: 295.

Healey CS, Dunning AM, Teare MD et al. (2000) A common variant in BRCA2 is associated with both breast cancer risk and prenatal viability. *Nat Genet* 26: 362-4.

Hogervorst FBL, Nederlof PM, Gille JJP et al. (2003) Large genomic deletions and duplications in the BRCA1 gene identified by a novel quantitative method. *Cancer Res* 63: 1449-1453.

Hopwood P, van Asperen CJ, Legius E et al. (2003) Cancer genetics service provision: a comparison of 7 European centres. *Community Genet* 6:192-205.

Jakubowska A, Gorski B, Byrski T et al. (2001) Detection of germline mutations in the BRCA1 gene by RNA-based sequencing. *Hum Mutat* 18: 149-156.

King DJ, Noss RR. (1989) Toxicity of polyacrylamide and acrylamide monomer. *Rev Environ Health* 8: 3-16.

Knottnerus JA, van Weel C, Muris JWM (2002) Evaluation of diagnostic procedures *BMJ* 324: 477-480

Kringen P, Egedal S, Pedersen JC et al. (2002) BRCA1 mutation screening using restriction endonuclease fingerprinting-single-strand conformation polymorphism in an automated capillary electrophoresis system. *Electrophoresis* 23: 4085-4091.

Lijmer JG, Mol BW, Heisterkamp S et al. (1999) Empirical evidence of design-related bias in studies of diagnostic tests *JAMA* 282: 1061-1066

Lu M, Conzen SD, Cole CN, Arrick BA. (1996) Characterization of functional messenger RNA splice variants of BRCA1 expressed in nonmalignant and tumor-derived breast cells. *Cancer Res* 56: 4578-81.

Maekawa M, Nagaoka T, Taniguchi T et al. (2004) Three-dimensional microarray compared with PCR-single-strand conformation polymorphism analysis and DNA sequencing for mutation analysis of K-ras codons 12 and 13. *Clin Chem* Jun 3 [Epub ahead of print].

Miki Y, Swensen J, Shattuck-Eidens D, et al. (1994) A strong candidate for the breast and ovarian cancer susceptibility gene BRCA1. *Science* 266: 66-71.

Moore W et al. (2000) Mutation detection in the breast cancer gene BRCA1 using the protein truncation test *Mol Biotechnol* 14: 89-97

NICE (2004) NICE Clinical Guideline 14: Familial breast cancer. The classification and care of women at risk of familial breast cancer in primary, secondary and tertiary care. National Institute for Clinical Excellence, London.

Pals G, Pindolia K, Worsham MJ. (1999) A rapid and sensitive approach to mutation detection using real-time polymerase chain reaction and melting curve analyses, using BRCA1 as an example. *Mol Diagn* 4: 241-6.

Petrij-Bosch A, Peelen T, van Vliet M et al. (1997) BRCA1 genomic deletions are major founder mutations in Dutch breast cancer patients. *Nat Genet* 17: 341-5.

Puget N, Torchard D, Serova-Sinilnikova OM, Lynch HT, Feunteun J, Lenoir GM, Mazoyer S. (1997) A 1-kb Alu-mediated germline deletion removing BRCA1 exon 17. *Cancer Res* 57: 828-3

Rothfuss A, Schutz P, Bochum S et al. (2000) Induced micronucleus frequencies in peripheral lymphocytes as a screening test for carriers of a BRCA1 mutation in breast cancer families.[see comment]. *Cancer Res.* 60: 390-394.

Sackett DL, Haynes RB (2002) The architecture of diagnostic research *BMJ* 324: 539-541

Sakayori M, Kawahara M, Shiraishi K et al. (2003) Evaluation of the diagnostic accuracy of the stop codon (SC) assay for identifying protein-truncating mutations in the BRCA1and BRCA2genes in familial breast cancer. *J Hum Genet* 48: 130-137.

Sevilla C, Julian-Reynier C, Eisinger F et al. (2003) Impact of gene patents on the cost-effective delivery of care: the case of BRCA1 genetic testing *International Journal of Technology Assessment in Health Care* 19: 287-300

Sheffield VC, Beck JS, Kwitek AE, Sandstrom DW, Stone EM. (1993) The sensitivity of single-strand conformation polymorphism analysis for the detection of single base substitutions. *Genomics 16(2): 325-32*

Suh Y (2001) CSNP discovery by two-dimensional gene scanning (TDGS) [Koreanisch] *Exp Mol Med* 33 (Suppl. 1): 21-47

Surralles J, Natarajan AT. (1997) Human lymphocytes micronucleus assay in Europe. An international survey. *Mutat Res* 392: 165-74.

Wagner T, Stoppa-Lyonnet D, Fleischmann E et al. (1999) Denaturing high-performance liquid chromatography detects reliably BRCA1 and BRCA2 mutations. *Genomics* 62: 369-376.

Wagner E, Lykke-Andersen. (2002) mRNA surveillance: the perfect persist. *J Cell Sci* 115: 3033-38.

Wooster R, Bignell G, Lancaster J, Swift S, Seal S, Mangion J, Collins N, Gregory S, Gumbs C, Micklem G. (1995) Identification of the breast cancer susceptibility gene BRCA2. Nature 379: 789-92.

Wormington M. (2003) Zero tolerance for nonsense: nonsense-mediated mRNA decay uses multiple degradation pathways. Mol Cell 12: 536-8. Review.

Eingeschlossene Literatur

[1] Andrulis IL, Anton-Culver H, Beck J et al. (2002) Comparison of DNA- and RNA-based methods for detection of truncating BRCA1 mutations. Hum Mutat 20: 65-73.

[2] Arnold N, Gross E, Schwarz-Boeger U, Pfisterer J, Jonat W, Kiechle M. (1999) A highly sensitive, fast, and economical technique for mutation analysis in hereditary breast and ovarian cancers. Hum Mutat 14: 333-339.

[3] Casadei S, Cortesi L, Pensotti V et al. (2001) Detection of germline BRCA1 mutations by Multiple-Dye Cleavase Fragment Length Polymorphism (MD-CFLP) method. Br J Cancer 85: 845-849.

[4] Eng C, Brody LC, Wagner TM et al. (2001) Interpreting epidemiological research: blinded comparison of methods used to estimate the prevalence of inherited mutations in BRCA1. J Med Genet 38: 824-833.

[5] Ganguly T, Dhulipala R, Godmilow L, Ganguly A. (1998) High throughput fluorescence-based conformation-sensitive gel electrophoresis (F-CSGE) identifies six unique BRCA2 mutations and an overall low incidence of BRCA2 mutations in high-risk BRCA1-negative breast cancer families. Hum Genet 102: 549-556.

[6] Gross E, Arnold N, Goette J, Schwarz-Boeger U, Kiechle M. (1999) A comparison of BRCA1 mutation analysis by direct sequencing, SSCP and DHPLC. Hum Genet 105: 72-78.

[7] Jakubowska A, Gorski B, Byrski T et al. (2001) Detection of germline mutations in the BRCA1 gene by RNA-based sequencing. Hum Mutat 18: 149-156.

[8] Kringen P, Egedal S, Pedersen JC et al. (2002) BRCA1 mutation screening using restriction endonuclease fingerprinting-single-strand conformation polymorphism in an automated capillary electrophoresis system. Electrophoresis 23: 4085-4091.

[9] Rothfuss A, Schutz P, Bochum S et al. (2000) Induced micronucleus frequencies in peripheral lymphocytes as a screening test for carriers of a BRCA1 mutation in breast cancer families.[see comment]. Cancer Res. 60: 390-394.

[10] Sakayori M, Kawahara M, Shiraishi K et al. (2003) Evaluation of the diagnostic accuracy of the stop codon (SC) assay for identifying protein-truncating mutations in the BRCA1and BRCA2genes in familial breast cancer. J Hum Genet 48: 130-137.

Ausgeschlossene Literatur

HTA-Berichte und Leitlinien

Noorani HZ, McGahan L. (1999) Predictive genetic testing for breast and prostate cancer. Ottawa: Canadian Coordinating Office for Health Technology Assessment (CCOHTA).

ITA (2002) Prädiktive humangenetische Diagnostik bei hereditärem Mamma- und Kolorektalkarzinom: Ein Assessment. Institut für Technikfolgenabschätzung, Wien

Ho C, Banerjee S, Mensinkai S. (2003) Molecular diagnosis for hereditary cancer predisposing syndromes: genetic testing and clinical impact. Ottawa: Canadian Coordinating Office for Health Technology Assessment; Technology report no 41.

NICE (2004) NICE Clinical Guideline 14: Familial breast cancer. The classification and care of women at risk of familial breast cancer in primary, secondary and tertiary care. National Institute for Clinical Excellence, London.

Primärstudien

Andersen TI, Eiken HG, Couch F et al.(1998) Constant denaturant gel electrophoresis (CDGE) in BRCA1 mutation screening. *Hum Mutat* 11: 166-174. *Kein (vollständiger) Vergleich mit Referenztest*

Arnold N, Gross E, Schwarz BU, Pfisterer J, Jonat W, Kiechle M. (1999) A fast, highly sensitive and cheap tool for mutation analysis of complex genes. *Dis Markers* 15: 118 *keine Studie*

Barker DF. (2000) Direct genomic multiplex PCR for BRCA1 and application to mutation detection by single-strand conformation and heteroduplex analysis.*Hum Mutat* 16: 334-344. *Keine Kontrollgruppe*

Barrois MB. (2004) Real-time PCR-based gene dosage assay for detecting BRCA1 rearrangements in breast-ovarian cancer families. *Clin Genet* 65: 131-136. *Große Sequenzrearrangements*

Bateman JF, Freddi S, Lamande SR et al. (1999) Reliable and sensitive detection of premature termination mutations using a protein truncation test designed to overcome problems of nonsense-mediated mRNA instability. *Hum Mutat* 13: 311-317. *Nicht BRCA-Gen*

Bazar LS, Collier GB, Vanek PG et al. (1999) Mutation identification DNA analysis system (MIDAS) for detection of known mutations. *Electrophoresis* 20: 1141-1148. *Nur einzelne Mutationen*

Bazar LS, Hartmann DP, Cunningham RP, Chirikjian JG, Collier GB. (1997) OsCAR as a rapid DNA diagnostic test for BRCA1 mutations. *Proceedings of the American Association for Cancer Research Annual Meeting* 38: 234. *Keine Studie*

Bergman A, Engwall Y, Lundberg J et al. (2003) Mutation spectrum of the BRCA1 and BRCA2 genes in western Sweden. *Am J Hum Genet* 73 (5): 232 Keine Studie

Bernstein JL, Thompson WD, Casey G et al. (2002) Comparison of techniques for the successful detection of BRCA1 mutations in fixed paraffin-embedded tissue. *Cancer Epidemiol Biomarkers Prev*; 11: 809-814. *Keine Kontrollgruppe*

Betz B, Ruhl D, Du M, Goecke T, Nestle KC, Niederacher D. (2002) Mutation detection by DHPLC (denaturing high-performance liquid chromatography) in familial and sporadic breast cancer.. *Proceedings of the American Association for Cancer Research Annual Meeting* 43: 993.*Keine Studie*

Blesa JR, Hernandez-Yago J. (2000) Adaptation of conformation-sensitive gel electrophoresis to an ALFexpress DNA sequencer to screen BRCA1 mutations. *Biotechniques* 28: 1019-1025. *Keine Kontrollgruppe*

Bounpheng M, McGrath S, Macias D et al. (2003) Rapid, inexpensive scanning for all possible BRCA1 and BRCA2 gene sequence variants in a single assay: implications for genetic testing. *J Med Genet* 40: e33. *Kein (vollständiger) Vergleich mit Referenztest*

Byrne TJ, Reece MT, Adams LA, Hoffman DE, Lane MA, Cohn GM. (2000) A rapid immunoassay predicts BRCA1 and BRCA2 mutations in buccal cells. Oncol Rep 7 : 1203-1207. *Kein (vollständiger) Vergleich mit Referenztest*

Byrne TJ, Reece MT, Adams LA, Lane MA, Cohn GM. (2000) An antibody assay predictive of BRCA1 mutations in ovarian tumors and normal tissue. *Oncol Rep* 7(5): 949-953. *Kein (vollständiger) Vergleich mit Referenztest*

Campos B, Diez O, Cortes J et al. (2001) Conditions for single-strand conformation polymorphism (SSCP) analysis of BRCA1 gene using an automated electrophoresis unit. *CLIN CHEM LAB MED* 39: 401-404. *Nur einzelne Mutationen*

Casilli F, Di Rocco ZC, Gad S et al. (2002) Rapid detection of novel BRCA1 rearrangements in high-risk breast-ovarian cancer families using multiplex PCR of short fluorescent fragments. *Hum Mutat* 20: 218-226. *Große Sequenzrearrangements*

Chan PC, Wong BY, Ozcelik H, Cole DE. (1999) Simple and rapid detection of BRCA1 and BRCA2 mutations by multiplex mutagenically separated PCR. *Clin Chem* 45: 1285-1287. *Nur einzelne Mutationen*

Chen J, Hebert PD.(1998) Directed termination PCR: a one-step approach to mutation detection. *Nucleic Acids Res.* 26: 1546-1547. *Keine Studie*

Cheung P, Chan R, Wong BYL, Ozcelik H, Cole DEC. (1999) Simple and rapid detection of BRCA1 and BRCA2 mutations by multiplex mutagenically separated PCR. *Clin Chem.* 45: 8-1287. *Nur einzelne Mutationen*

Consolandi C, Castiglioni B, Bordoni R et al. (2002) Two efficient polymeric chemical platforms for oligonu-cleotide microarray preparation. *Nucleosides Nucleotides Nucleic Acids* 21: 561-580. *Keine Evaluation von Testverfahren*

Cotton R-GH, Knight MA, Southey M et al. (1996) A comparative study between enzyme mismatch cleavage (EMC) and direct sequencing to detect for mutations within the BRCA1 gene. *Am J Hum Genet* 59 (Suppl. 4): A254. *Keine Studie*

De Benedetti VM, Radice P, Mondini P et al. (1996) Screening for mutations in exon 11 of the BRCA1 gene in 70 Italian breast and ovarian cancer patients by protein truncation test. *Oncogene* 13: 1353-1357. *Kein (vollständiger) Vergleich mit Referenztest*

De la Hoya M, Diaz RE, Caldes T. (1999) Denaturing gradient gel electrophoresis-based analysis of loss of het-erozygosity distinguishes nonobvious, deleterious BRCA1 variants from nonpathogenic polymorphisms. *Clin Chem.* 45: 11-2030. *Kein (vollständiger) Vergleich mit Referenztest*

Elling D, Spitzer E, Potschick K, Krocker J, Grosse R. (2000) A two-stage test to identify BRCA-1 and BRCA-2 mutations in high-risk families. *Geburtshilfe Frauenheilkd.* 60: 6-332. *Kein (vollständiger) Vergleich mit Referenztest*

Esteban-Cardenosa E, Duran M, Infante M, Velasco E, Miner C. (2004) High-throughput mutation detection method to scan BRCA1 and BRCA2 based on heteroduplex analysis by capillary array electrophoresis. *Clin Chem* 50: 313-320. *Kein (vollständiger) Vergleich mit Referenztest*

Evans DG, Bulman M, Young K, Gokhale D, Lalloo F. (2003) Sensitivity of BRCA1/2 mutation testing in 466 breast/ovarian cancer families. *J Med Genet* 40: e107. *Keine Evaluation von Testverfahren*

Favis R, Barany F.(2000) Mutation detection in K-ras, BRCA1, BRCA2, and p53 using PCR/LDR and a univer-sal DNA microarray. [Review] [13 refs]. *Ann N Y Acad Sci* 906: 39-43. *Keine Studie*

Favis R, Day JP, Gerry NP, Phelan C, Narod S, Barany F. (2000) Universal DNA array detection of small inser-tions and deletions in BRCA1 and BRCA2. *Nat Biotechnol* 18: 561-564. *Nur einzelne Mutationen*

Frolov A, Prowse AH, Vanderveer L, Bove B, Wu H, Godwin AK. (2002) DNA array-based method for detec-tion of large rearrangements in the BRCA1 gene.[see comment]. *Genes Chromosomes Cancer* 35: 232-241. *Große Sequenzrearrangements*

Gad S, Aurias A, Puget N, Mairal A et al. (2001) Color bar coding the BRCA1 gene on combed DNA: a useful strategy for detecting large gene rearrangements. *Genes Chromosomes Cancer* 31: 75-84. *Große Sequen-zrearrangements*

Gad S, Caux-Moncoutier V, Pages-Berhouet S et al. (2002) Significant contribution of large BRCA1 gene rear-rangements in 120 French breast and ovarian cancer families. *Oncogene* 21: 6841-6847. *Große Sequen-zrearrangements*

Gad S, Klinger M, Caux M et al. (2002) Bar code screening on combed DNA for large rearrangements of the BRCA1 and BRCA2 genes in French breast cancer families [3]. *J Med Genet.* 39: 11-821. *Große Se-quenzrearrangements*

Gad S, Scheuner MT, Pages-Berhouet et al. (2001) Identification of a large rearrangement of the BRCA1 gene using colour bar code on combed DNA in an American breast/ovarian cancer family previously studied by direct sequencing.*J Med Genet* 38: 388-392. *Große Sequenzrearrangements*

Garvin AM. (1998) A complete protein truncation test for BRCA1 and BRCA2. *EUR J HUM GENET* 6: 226-234. *Keine Kontrollgruppe*

Garvin AM, Attenhofer-Haner M, Scott RJ. (1997) BRCA1 and BRCA2 mutation analysis in 86 early onset breast/ovarian cancer patients. *J* 34: 990-995. *Kein (vollständiger) Vergleich mit Referenztest*

Garvin AM, Muller H, Scott-Rodney-J (1996) A protein truncation test for BRCA1. In: Mueller, H Scott-R-J Hereditary cancer: 2nd Int. Res. Conf. On Familial Cancer, Basel 1995. *Karger, Basel Keine Studie*

Gayther SA, Harrington P, Russell P, Kharkevich G, Garkavtseva RF, Ponder BA. (1996) Rapid detection of regionally clustered germ-line BRCA1 mutations by multiplex heteroduplex analysis. UKCCCR Familial Ovarian Cancer Study Group. *Am J Hum Genet* 58: 451-456. *Kein (vollständiger) Vergleich mit Referenztest*

Geisler JP, Hatterman-Zogg MA, Rathe JA, Lallas TA, Kirby P, Buller RE. (2001) Ovarian cancer BRCA1 mutation detection: Protein truncation test (PTT) outperforms single strand conformation polymorphism analysis (SSCP). *Hum Mutat* 18: 337-344. *Kein (vollständiger) Vergleich mit Referenztest*

Gite S, Lim M, Carlson R, Olejnik J, Zehnbauer B, Rothschild K. (2003) A high-throughput nonisotopic protein truncation test. *Nat Biotechnol* 21: 194-197. *Nicht BRCA-Gen*

Gross E, Arnold N, Pfeifer K, Bandick K, Kiechle M. (2000) Identification of specific BRCA1 and BRCA2 variants by DHPLC. *Hum Mutat* 16: 345-353. *Kein (vollständiger) Vergleich mit Referenztest*

Hacia JG, Brody LC, Chee MS, Fodor SP, Collins FS. (1996) Detection of heterozygous mutations in BRCA1 using high density oligonucleotide arrays and two-colour fluorescence analysis.[see comment]. *Nat Genet* 14: 441-447. *Chip-Technologie*

Hacia JG, Edgemon K, Fang N et al. (2000) Oligonucleotide microarray based detection of repetitive sequence changes.Hum Mutat 16: 354-363. *Chip-Technologie*

Hacia JG, Edgemon K, Sun B, Stern D, Fodor SP, Collins FS. (1998) Two color hybridization analysis using high density oligonucleotide arrays and energy transfer dyes. *Nucleic Acids Res* 26: 3865-3866. *Chip-Technologie*

Hacia JG, Makalowski W, Edgemon K et al. (1998) . Evolutionary sequence comparisons using high-density oligonucleotide arrays. *Nat Genet* 18: 155-158. *Chip-Technologie*

Hacia JG, Woski SA, Fidanza J et al. (1998) Enhanced high density oligonucleotide array-based sequence analysis using modified nucleoside triphosphates. *Nucleic Acids Res* 26: 4975-4982. *Chip-Technologie*

Hatch A, Sano T, Misasi J, Smith CL. (1999) Rolling circle amplification of DNA immobilized on solid surfaces and its application to multiplex mutation detection. *Genet Anal* 15: 35-40. *Nur einzelne Mutationen*

Hawkins GA, Hoffman LM. (1997) Base excision sequence scanning. *Nat Biotechnol* 15: 803-804. *Keine Evaluation von Testverfahren*

Hawkins GA, Hoffman LM. (1999) Rapid DNA mutation identification and fingerprinting using base excision sequence scanning. *Electrophoresis* 20: 1171-1176. *Nur einzelne Mutationen*

Hegde MR, Chong B, Fawkner MJ et al. (2000) Hierarchical mutation screening protocol for the BRCA1 gene. *Hum Mutat* 16: 422-430. *Kein (vollständiger) Vergleich mit Referenztest*

Hennessy LK, Teare J, Ko C. (1998) PCR conditions and DNA denaturants affect reproducibility of single-strand conformation polymorphism patterns for BRCA1 mutations. *Clin Chem* 44: 879-882. *Nur einzelne Mutationen*

Herzog JS, Jancis EM, Liao S, Somlo G, Weitzel JN. (2002) Restriction endonuclease fingerprinting enhanced conformation sensitive gel electrophoresis (REF-CSGE) in the analysis of BRCA1 exon 11 mutations in a high-risk breast cancer cohort. *Hum Mutat* 19: 656-663. *Kein (vollständiger) Vergleich mit Referenztest*

Hofmann W, Gorgens H, John A et al. (2003) Screening for large rearrangements of the BRCA1 gene in German breast or ovarian cancer families using semi-quantitative multiplex PCR method. *Hum Mutat* 22: 103-104. *Große Sequenzrearrangements*

Hogervorst FB, Cornelis RS, Bout M et al. (1995) Rapid detection of BRCA1 mutations by the protein truncation test. Nat Genet 10: 208-212. *Kein (vollständiger) Vergleich mit Referenztest*

Huang J, Kirk B, Favis R et al. (2002) An endonuclease/ligase based mutation scanning method especially suited for analysis of neoplastic tissue. *Oncogene* 21: 1909-1921. *Kein (vollständiger) Vergleich mit Referenztest*

Humphrey JS, Salim A, Erdos MR, Collins FS, Brody LC, Klausner RD. (1997) Human BRCA1 inhibits growth in yeast: potential use in diagnostic testing. *Proc Natl Acad Sci U S A 94*(11): 5820-5825. *Artifiziell erzeugte Sequenzen*

Ishioka C, Suzuki T, FitzGerald M et al. (1997) Detection of heterozygous truncating mutations in the BRCA1 and APC genes by using a rapid screening assay in yeast. *Proc Natl Acad Sci U S A* 94: 2449-2453. *Kein (vollständiger Vergleich) mit Referenztest*

Janatova M, Pohlreich P, Matous B. (2003) Detection of the most frequent mutations in BRCA1 gene on polyacrylamide gels containing Spreadex Polymer NAB. *Neoplasma* 50(4): 246-250. *Nur einzelne Mutationen*

Jugessur A, Frost P, Andersen TI et al. (2000) Enhanced detection of mutations in BRCA1 exon 11 using restriction endonuclease fingerprinting-single-strand conformation polymorphism. *J Mol Med* 78: 580-587. *Kein (vollständiger) Vergleich mit Referenztest*

Kainu T, Kononen J, Johansson O, Olsson H, Borg A, Isola J. (1996) Detection of germline BRCA1 mutations in breast cancer patients by quantitative messenger RNA in situ hybridization. *Cancer Res* 56(13): 2912-2915. *Kein (vollständiger) Vergleich mit Referenztest*

Kataoka A, Tada M, Yano M et al. (2001) Development of a yeast stop codon assay readily and generally applicable to human genes. *Am J Pathol* 159: 1239-1245. *Kein (vollständiger) Vergleich mit Referenztest*

Kennedy RQ. (2003) Genetic testing for BRCA1 mutation in the UK. *Lancet* 361 (9352): 179. *Keine Studie*

Kozlowski P, Sobczak K, Napierala M et al. (1996) PCR-SSCP-HDX analysis of pooled DNA for more rapid detection of germline mutations in large genes. The BRCA1 example. *Nucleic Acids Res* 24: 1177-1178. *Keine Kontrollgruppe*

Kulinski J, Besack D, Oleykowski CA, Godwin AK, Yeung AT. (1948) CEL I enzymatic mutation detection assay. *Biotechniques* 29: 44-46. *Keine Studie*

Kuperstein G, Foulkes WD, Ghadirian P, Hakimi J, Narod SA. (2000) A rapid fluorescent multiplexed-PCR analysis (FMPA) for founder mutations in the BRCA1 and BRCA2 genes. *Clin Genet* 57: 213-220. *Nur einzelne Mutationen*

Kuus RK, Knott CL, Payne J et al. (1999) Simple immunoassays for the detection of BRCA1 in cells. *J Clin Ligand Assay* 22: 4-347. *Tierversuch*

Lallas TA, Buller RE. (1998) Optimization of PCR and electrophoresis conditions enhances mutation analysis of the BRCA1 gene. *Mol Genet Metab* 64: 173-176. *Kein (vollständiger) Vergleich mit Referenztest*

Lancaster JM, Berchuck A, Futreal PA, Wiseman RW. (1997) Dideoxy fingerprinting assay for BRCA1 mutation analysis. *Mol Carcinog* 19: 176-179. *Keine Kontrollgruppe*

Lancaster JM, Cochran CJ, Brownlee HA et al. (1996) Detection of BRCA1 mutations in women with early-onset ovarian cancer by use of the protein truncation test. *J Natl Cancer Inst.* 88: 552-554. *Kein (vollständiger) Vegleich mit Referenztest*

Langston AA. BRCA1 mutations in population-based sample of young women with breast cancer. *N Engl J Med* 334 (3): 137-142. *Keine Evaluation von Testverfahren*

Langston AA, Stanford JL, Wicklund KG, Thompson JD, Blazej RG, Ostrander EA. (1996) Germ-line BRCA1 mutations in selected men with prostate cancer. *Am J Hum Genet* 58: 881-884. *Keine Evaluation von Testverfahren*

Lidereau R, Eisinger F, Champeme MH et al. (2000) Major improvement in the efficacy of BRCA1 mutation screening using morphoclinical features of breast cancer. *Cancer Res* 60: 1206-1210. *Kein (vollständiger) Vergleich mit Referenztest*

Lynch HT, Lemon SJ, Durham C et al. (1997) A descriptive study of BRCA1 testing and reactions to disclosure of test results.[see comment]. *Cancer* 79: 2219-2228. *Keine Evaluation von Testverfahren*

Mansukhani MM, Nastiuk KL, Hibshoosh H, Kularatne P, Russo D, Krolewski JJ (1997 Convenient, nonradio-active, heteroduplex-based methods for identifying recurrent mutations in the BRCA1 and BRCA2 genes. *Diagn Mol Pathol* 6: 229-237. *Nur einzelne Mutationen*

Markoff A, Savov A, Vladimirov V, Bogdanova N, Kremensky I, Ganev V. (1997) Optimization of single-strand conformation polymorphism analysis in the presence of polyethylene glycol.[erratum appears in Clin Chem 1997 Apr;43(4):692]. *Clin Chem* 43: 30-33. *Keine Kontrollgruppe*

Markoff A, Sormbroen H, Bogdanova N et al. (1998). Comparison of conformation-sensitive gel electrophoresis and single-strand conformation polymorphism analysis for detection of mutations in the BRCA1 gene using optimized conformation analysis protocols. *Eur J Hum Genet* 6: 145-150. *Kein (vollständiger) Vergleich mit Referenztest*

McGrath SB, Bounpheng M, Torres L et al. (2001) High-speed, multicolor fluorescent two-dimensional gene scanning. *Genomics* 78: 83-90. *Keine Evaluation von Testverfahren*

Mironov N, Jansen LA, Zhu WB, Aguelon AM, Reguer G, Yamasaki H. (1999) A novel sensitive method to detect frameshift mutations in exonic repeat sequences of cancer-related genes. *Carcinogenesis* 20: 2189-2192. *Keine Kontrollgruppe*

Monastiri K, Ben Ahmed S, Presneau N, Bignon JY, Chouchane L. (2002) [Rapid detection of BRCA-1 germ-line mutations by the protein truncation test in Tunisian families]. [French]. *Tunis Med* 80: 515-518. *Kein (vollständiger) Vergleich mit Referenztest*

Montagna M, Agata S, De Nicolo A et al. (2002) Identification of BRCA1 and BRCA2 carriers by allele-specific gene expression (AGE) analysis. *Int Nat J Cancer* 98: 732-736. *Kein (vollständiger) Vergleich mit Referenztest*

Monteiro ANA, Humphrey JS. (1998) Yeast-based assays for detection and characterization of mutations in BRCA1. BREAST DIS 1961; *Breast-Disease.* 10: 1-2. *Keine Evaluation von Testverfahren*

Moslehi R, Kariminejad MH, Ghafari V, Narod S. (2003) Analysis of BRCA1 and BRCA2 mutations in an Ira-nian family with hereditary breast and ovarian cancer syndrome. *Am J Med Genet* 117A: 304-305. *Keine Studie*

Oberacher H, Huber CG, Oefner PJ. (2003) Mutation scanning by ion-pair reversed-phase high-performance liquid chromatography-electrospray ionization mass spectrometry (ICEMS). *Hum Mutat* 21: 86-95. *Nur einzelne Mutationen*

Oldenburg SJ, Genick CC, Clark KA, Schultz DA. (2002) Base pair mismatch recognition using plasmon reso-nant particle labels. *Anal Biochem* 309: 109-116. *Kein (vollständiger) Vergleich mit Referenztest*

Oleykowski CA, Bronson Mullins CR, Godwin AK, Yeung AT. (1998) Mutation detection using a novel plant endonuclease. *Nucleic Acids Res* 26: 4597-4602. *Kein (vollständiger) Vergleich mit Referenztest*

Orban TI, Csokay B, Olah E. (2000) Sequence alterations can mask each other's presence during screening with SSCP or heteroduplex analysis: BRCA genes as examples. *Biotechniques* 29: 94-98. *Kein (vollständiger) Vergleich mit Referenztest*

Ozcelik H, Antebi YJ, Cole DE, Andrulis IL. (1996) Heteroduplex and protein truncation analysis of the BRCA1 185delAG mutation. *Hum Genet* 98: 310-312. *Nur einzelne Mutationen*

Pals G, Pindolia K, Worsham MJ. (1999) A rapid and sensitive approach to mutation detection using real-time polymerase chain reaction and melting curve analyses, using BRCA1 as an example. Mol Diagn 4: 241-246. *Nur einzelne Mutationen*

Payne SR, Newman B, King MC. (2000) Complex germline rearrangement of BRCA1 associated with breast and ovarian cancer. *Genes Chromosomes Cancer* 29: 58-62. *Große Sequenzrearrangements*

Peelen T, van Vliet M, Bosch A et al. (2000) Screening for BRCA2 mutations in 81 Dutch breast-ovarian cancer families. *Br J Cancer* 82(1): 151-156. *Keine Evaluation von Testverfahren*

Pfeiffer RM, Bura E, Smith A, Rutter JL. (2002) Two approaches to mutation detection based on functional data. *Stat Med* 21: 3447-3464. *Keine Evaluation von Testverfahren*

Plaschke J, Voss H, Hahn M, Ansorge W, Schackert HK. (1998) Doublex sequencing in molecular diagnosis of hereditary diseases. *Biotechniques* 24: 838-841. *Nur einzelne Mutationen*

Plummer SJ, Anton-Culver H, Webster L et al. (1995) Detection of BRCA1 mutations by the protein truncation test. *Hum Mol Genet* 4: 1989-1991. *Kein (vollständiger) Vergleich mit Referenztest*

Puget N, Stoppa-Lyonnet D, Sinilnikova OM et al.(1999) Screening for germ-line rearrangements and regulatory mutations in BRCA1 led to the identification of four new deletions. *Cancer Res* 59(2): 455-461. *Große Sequenzrearrangements*

Ramus SJ, Kote-Jarai Z, Friedman LS et al. (1997) Analysis of BRCA1 and BRCA2 mutations in Hungarian families with breast or breast-ovarian cancer. *Am J Hum Genet* 60: 1242-1246. *Keine Evaluation von Testverfahren*

Ricevuto E, Sobol H, Stoppa-Lyonnet D et al. (2001) Diagnostic strategy for analytical scanning of BRCA1 gene by fluorescence-assisted mismatch analysis using large, bifluorescently labeled amplicons. *CLIN CANCER RES* 7: 1638-1646. *Kein (vollständiger) Vergleich mit Referenztest*

Robinson MD, Chu CE, Turner G, Bishop DT, Taylor GR. (2000) Exon deletions and duplications in BRCA1 detected by semiquantitative PCR. *Genet Test* 4: 49-54. *Große Genrearrangements*

Rohlfs EM, Heim RA, Couch FJ, Weber BL, Silverman LM. (1996) Detection of truncating mutations in BRCA1 by a protein truncation test. *Am J Hum Genet* 59 (Suppl. 4): A283. *Nur einzelne Mutationen*

Rohlfs EM, Learning WG, Friedman KJ, Couch FJ, Weber BL, Silverman LM. (1997) Direct detection of mutations in the breast and ovarian cancer susceptibility gene BRCA1 by PCR-mediated site-directed mutagenesis.[see comment]. *Clin Chem* 43: 24-29. *Keine Studie*

Ross DW. (1997) BRCA1: Genetic testing and hereditary breast and ovarian cancer. Arch Pathol Lab Med 1997;. *Arch Pathol Lab Med* 121: 7-755. *Keine Studie*

Rozycka M, Collins N, Stratton MR, Wooster R. (2000) Rapid detection of DNA sequence variants by conformation-sensitive capillary electrophoresis. *Genomics* 70: 34-40. *Nur einzelne Mutationen*

Ruparel H, Ulz ME, Kim S, Ju J. (2004) Digital detection of genetic mutations using SPC-sequencing. *Genome Res* 14: 296-300. *Nur einzelne Mutationen*

Schouten JP, McElgunn CJ, Waaijer R, Zwijnenburg D, Diepvens F, Pals G. (2002) Relative quantification of 40 nucleic acid sequences by multiplex ligation-dependent probe amplification. *Nucleic Acids Res* 30: e57. *Große Sequenzrearrangements*

Shuber AP, Michalowsky LA, Nass GS et al. (1997) High throughput parallel analysis of hundreds of patient samples for more than 100 mutations in multiple disease genes. *Hum Mol Genet* 6: 337-347. *Keine Kontrollgruppe*

Spitzer E, Abbaszadegan MR, Schmidt F et al. (2000) Detection of BRCA1 and BRCA2 mutations in breast cancer families by a comprehensive two-stage screening procedure. *Int J Cancer* 85: 474-481. *Kein (vollständiger) Vergleich mit Referenztest*

Tian H, Brody LC, Fan S, Huang Z, Landers JP. (2001) Capillary and microchip electrophoresis for rapid detection of known mutations by combining allele-specific DNA amplification with heteroduplex analysis. *Clin Chem* 47: 173-185. *Nur einzelne Mutationen*

Tian H, Brody LC, Landers JP. (2000) Rapid detection of deletion, insertion, and substitution mutations via heteroduplex analysis using capillary- and microchip-based electrophoresis. *Genome Res* 10: 1403-1413. *Nur einzelne Mutationen*

Tian-H, Jaquins-Gerstl-A, Munro-N, Trucco-M, Brody-LC, Landers-JP (2000): Single-strand conformation polymorphism analysis by capillary and microchip electrophoresis: A fast, simple method for detection of common mutations in BRCA1 and BRCA2. *Genomics* 63: 25-34. *Nur einzelne Mutationen*

Tonisson N, Kurg A, Kaasik K, Lohmussaar E, Metspalu A. (2000) Unravelling genetic data by arrayed primer extension. *Clin Chem Lab Med* 38: 165-170. *Keine Kontrollgruppe*

Unger MA, Nathanson KL, Calzone K et al. (2000) . Screening for genomic rearrangements in families with breast and ovarian cancer identifies BRCA1 mutations previously missed by conformation-sensitive gel electrophoresis or sequencing. *Am J Hum Genet* 67: 841-850. *Große Sequenzrearrangements*

Van Orsouw NJ, Dhanda RK, Elhaji Y et al. (1999) A highly accurate, low cost test for BRCA1 mutations. *J Med Genet* 36: 747-753. *Kein (vollständiger) Vergleich mit Referenztest*

Van Orsouw NJ, Dhanda RK, Rines RD et al. (1998) Rapid design of denaturing gradient-based two-dimensional electrophoretic gene mutational scanning tests. *Nucleic Acids Res* 26: 2398-2406. *Keine Evaluation von Testverfahren*

Van Orsouw NJ, Vijg J. (1999) Design and application of 2-D DGGE-based gene mutational scanning tests. *Genet Anal* 14(5-6): 205-213. *Keine Evaluation von Testverfahren*

Vijg J, Van Orsouw NJ. (1999) Two-dimensional gene scanning: exploring human genetic variability. [Review] [31 refs]. *Electrophoresis* 20: 1239-1249. *Keine Evaluation von Testverfahren*

Wagner T, Stoppa-Lyonnet D, Fleischmann E et al. (1999) Denaturing high-performance liquid chromatography detects reliably BRCA1 and BRCA2 mutations. *Genomics* 62: 369-376. *Keine Verblindung*

Whitcombe D, Brownie J, Gillard HL et al. (1998) A homogeneous fluorescence assay for PCR amplicons: its application to real-time, single-tube genotyping. *Clin Chem* 44: 918-923. *Kein (vollständiger) Vergleich mit Referenztest*

Wong C, DiCioccio RA, Allen HJ, Werness BA, Piver MS. (1998) Mutations in BRCA1 from fixed, paraffin-embedded tissue can be artifacts of preservation. *Cancer Genet Cytogenet* 107(1): 21-27. *Keine Evaluation von Testverfahren*

Zelada-Hedman M, Wasteson AB, Claro A et al. (1997) A screening for BRCA1 mutations in breast and breast-ovarian cancer families from the Stockholm region. *Cancer Res* 57: 2474-2477. *Keine Evaluation von Testverfahren*

4   Kosten der genetischen Beratung und der molekulargenetischen Diagnostik bei BRCA-Mutationen

Alexander Haverkamp, Ansgar Gerhardus und Christian Krauth

4.1   Hintergrund und Ziele

Die genetische Beratung für den hereditären Brustkrebs und die integrierte Diagnostik auf Mutationen in den BRCA-Genen erfolgt in Deutschland seit 1997 in zwölf universitären Zentren im Rahmen des Schwerpunktprogramms „Familiärer Brust- und Eierstockkrebs" der Deutschen Krebshilfe. In der siebenjährigen Förderphase wurden über 10.000 Frauen individuell zu ihrem genetischen Risiko beraten, von denen mehr als 3.100 Frauen eine Genanalyse durchführen ließen. Bei jeder vierten Getesteten wurde eine Genmutation und somit ein stark erhöhtes Risiko zur Erkrankung an einem Mammakarzinom oder Ovarialkarzinom diagnostiziert.

Die bisherige Finanzierung des Beratungs- und Testzyklus erfolgte ausschließlich durch die Deutsche Krebshilfe, die für das gesamte Projekt eine Summe von 14 Millionen Euro zur Verfügung gestellt hat (Auskunft Deutsche Krebshilfe vom 06.08.2004). Das Auslaufen der finanziellen Förderphase zum Ende des Jahres 2004 erfordert die Diskussion, ob und zu welchen Bedingungen die Versorgung in den Leistungskatalog der gesetzlichen Krankenkassen zu übernehmen ist. Neben medizinischen Mindestvoraussetzungen, wie der Erfahrungskompetenz und Analysequalität von potentiellen Leistungserbringern, sind auch die Kosten möglicher Beratungsformen und Analysetechniken bei der Entscheidungsfindung zu berücksichtigen. Dies gilt vor allem dann, wenn zur Erreichung eines vordefinierten, medizinischen Outcomes mehrere Optionen zur Verfügung stehen. Bei identischer Effektivität ist stets die kostengünstigere Alternative zur Bestimmung einer Vergütung heranzuziehen, bei unterschiedlichen Ergebnissen diejenige Option mit der besten Kosten-Effektivitäts-Relation.

Bislang erfolgte die genetische Beratung zur Abschätzung des familiären Risikos und die prä- wie postdiagnostische Betreuung in den einzelnen Zentren unter einer einheitlichen und multidisziplinär-orientierten Konzeption. Es ist anzunehmen, dass der Beratungsaufwand wegen der Anzahl der involvierten Fachdisziplinen und des in mehreren Beratungsstufen untergliederten Beratungsprozesses den zeitlichen Rahmen einer konventionellen ärztlichen Beratung übersteigt. Bei der zentrenspezifischen Umsetzung der Beratung in Hinblick auf die Personalausstattung und deren Auslastung sind Unterschiede zu erwarten. Aus gesundheitsökonomischer Sicht sind neben der Erfassung und Bewertung des Arbeitsaufwandes der genetischen Beratung auch Anhaltspunkte einer effizienten Umsetzung des Beratungskonzeptes zu identifizieren.

Für die genetische Diagnostik können mehrere Verfahren eingesetzt werden. Neben dem Goldstandard der direkten Sequenzierung erweist sich der Einsatz der Denaturing High Pressure Liquid Chromatography (DHPLC) als Screening-Test in Kombination mit anschließender gezielter direkter Sequenzierung als effektive Alternativstrategie (vgl. Kapitel 3). Bei der

Kostenkalkulation der beiden Analysetechniken sind neben der Ableitung der direkten Analysekosten auch potentielle Einsparmöglichkeiten zu bestimmen.

Aus Kassenperspektive sind, neben den Einzelkosten des Beratungs- und Analysezyklus, die Kosten je Ratsuchender und je entdeckter Mutationsträgerin sowie die erwarteten Gesamtkosten des BRCA-Screenings pro Jahr von besonderer Relevanz. Neben der Ermittlung eines adäquaten Vergütungspreises können die Ergebnisse den Vergleich zu anderen Präventivmaßnahmen erleichtern und unter Berücksichtigung potenzieller Folgekosten oder Folgekosteneinsparungen für eine Kosten-Effektivitätsanalyse herangezogen werden.

Im Mai 2004 wurde das europäische Patent für die genetische Diagnostik auf BRCA vom Europäischen Patentamt zurückgenommen. Bis zu diesem Zeitpunkt unterlag die genetische Diagnostik allein dem US-amerikanischen Patentinhaber Myriad Genetics. Davon gesonderte Testverfahren konnten nur im Rahmen der im Patentgesetz verankerten Forschungsfreiheit durchgeführt werden. Das in den bisherigen Zentren weiterentwickelte Testverfahren ist medizinisch wie ökonomisch an den etablierten Tests des bisherigen Patentinhabers zu messen. Bei effizienter Vorgehensweise sind in den Zentren Kosten zu erwarten, die unter den Preisen des bisherigen Patentinhabers liegen.

Zusammenfassend sind im Rahmen der ökonomischen Evaluation folgende Forschungsfragen zu beantworten:

Wie hoch sind die Kosten der genetischen Beratung?

Wie hoch sind die Kosten der genetischen Analyse von BRCA1 und BRCA2 unter Verwendung des Verfahrens der DHPLC?

Wie hoch sind die Kosten der genetischen Analyse von BRCA1 und BRCA2 durch das Verfahren der direkten Sequenzierung?

Wie hoch sind die Kosten der Diagnostik beim bisherigen Patentinhaber?

Welche Kosteneinsparpotentiale bieten die untersuchten Verfahren?

Wie hoch sind die Gesamtkosten der genetischen Beratung und Diagnostik?

Wie hoch sind die Kosten für die Identifizierung einer Mutationsträgerin?

4.2   Methodik der gesundheitsökonomischen Evaluation

4.2.1   Informationsquellen

Literatur

Zur Beantwortung der Forschungsfragen wurde eine umfangreiche Literaturrecherche durchgeführt, indem die systematische Recherche der medizinischen Effektivitätsanalyse (vgl. Anhang) durch eine ökonomische Suchstrategie erweitert worden ist. Die ökonomische Suchstrategie erstreckte sich auf die Erfassung und Beschreibung von kostenbestimmenden Einflussgrößen für die genetische Beratung und Diagnostik. Die Recherche ermittelte eine Anzahl von 117 Studien. Nach Sichtung der Abstracts wurde die Anzahl auf sechs relevante Studien und einem systematischen Review reduziert. Nach den zuvor festgelegten Ein- und Ausschlusskriterien, mussten die Studien reale Angaben zu Kosten oder einzelnen Kostenparametern enthalten und sich auf eine der beiden diagnostischen Alternativen direkte Sequenzierung oder DHPLC beziehen. Der Großteil der Studien diskutierte allerdings die Verwendung von genetischen Tests in der Versicherungswirtschaft und wurde somit ausgeschlossen. Von den berücksichtigten sechs Arbeiten evaluieren aus ökonomischer Sicht zwei Studien die genetische Beratung, eine Studie die genetische Beratung und das Verfahren der direkten Sequenzierung, zwei Studien die direkte Sequenzierung und eine Studie die Verfahren der direkten Sequenzierung und der DHPLC. Der systematische Review umfasst die genetische Beratung und Testung.

Aufgrund der bisherigen Patentsituation, zitieren drei der fünf Studien zur direkten Sequenzierung die Preise des Patentinhabers (Lawrence et al. 2001, Tengs & Berry 2000, Grann et al. 1999). Die beiden verbleibenden Kostenanalysen zur direkten Sequenzierung (NICE 2004) sowie zur direkten Sequenzierung und DHPLC (Sevilla et al. 2003) werden an entsprechender Stelle in der Kostenanalyse der genetischen Diagnostik diskutiert.

Systematischer Review

Griffith et al. (2004) Cancer genetics services: a systematic review of the economic evidence and issues.

a)   Dokumententyp und Bezugsrahmen

Es handelt sich um einen systematischen Review, der aus wissenschaftlichem Interesse, ohne einen definierten Auftraggeber erstellt worden ist.

b)   Ziel/Fragestellung

Mittels eines systematischen Reviews sollen die veröffentlichten ökonomischen Ergebnisse von genetischen Beratungs- und Analyseleistungen für den hereditären Brust-, Eierstock- und Darmkrebs beschrieben werden.

c)   Methode

Die Suche erfolgte in 15 elektronischen Datenbanken. Eingeschlossen wurden englischsprachige Studien, die die Beratung, Detektion oder Behandlung genetisch bedingter Karzinome ökonomisch evaluieren.

d)   Ergebnisse und Schlussfolgerungen

Insgesamt konnten 1 030 Studien identifiziert werden, von denen 31 die Einschlusskriterien erfüllten. Von diesen evaluieren vier Studien die Kosten der BRCA-Diagnostik und drei Studien die genetische Beratung. Bis auf eine Studie zur genetischen Beratung, bei der es sich nach Rücksprache mit den Autoren um eine interne, nicht für die Öffentlichkeit zugängliche Studie handelte, wurden sämtliche Studien im Rahmen der eigenen Recherche identifiziert und, soweit diese die Einschlusskriterien erfüllten, an entsprechender Stelle der Kostenanalysen zur genetischen Beratung und Diagnostik diskutiert.

Kostenanalyse

Die Kosten des Beratungs- und Analyseverfahrens der bisherigen Versorgungsstruktur wurden mit zwei separaten Kostenanalysen in Zusammenarbeit mit Experten aus den beteiligten Einrichtungen erhoben. Für das Verfahren der direkten Sequenzierung wurden zum Vergleich der eigenen Ergebnisse Angebote zur Sequenzierung der BRCA-Gene von niedergelassenen Laboren eingeholt. Die Abschätzung des benötigten Arbeitsaufwandes erfolgte mit zwei standardisierten Fragebögen. Der Fragebogen zum Aufwand der genetischen Beratung wurde an die zwölf bisherigen Beratungszentren versandt und erhob pseudonymisiert den Zeitbedarf zuvor definierter Beratungsabschnitte der drei beteiligten Fachdisziplinen sowie der Verwaltungskraft. Aufgrund der diagnostischen Komplexität erfolgte die Erhebung der Arbeitszeiten für die genetische Diagnostik nur in drei der zwölf Zentren (Heidelberg, Köln, München). Der Fragebogen erfasste neben den anfallenden Arbeitszeiten der Medizinisch-technischen Assistenten (MTA) und Wissenschaftlern in den einzelnen Prozessschritten den Zeitaufwand für die Etablierung der Methodentechnik sowie anfallende Zeiten für Wartungsarbeiten und Fehlersuche.

Patenrechtliche Situation

Zur Einschätzung der patentrechtlichen Situation wurde eine umfassende Internet- und Literaturrecherche beim Europäischen Patentamt (www.epo.org), dem bisherigen Patentinhaber

Myriad Genetics (www.myriad.com) sowie bei führenden deutschen Tageszeitungen in regelmäßigen Abständen durchgeführt.

4.2.2 Aspekte der ökonomischen Evaluation

Identifikation der relevanten Kostenarten

Die gesundheitsökonomische Evaluation erfolgt aus Sicht des Finanzierungsträgers. Sie erhebt ausschließlich die budgetrelevanten direkten Kosten in Form des bewerteten Ressourcenverbrauchs der genetischen Beratung und Diagnostik. Nicht-medizinische Kosten für Transport- und Zeitkosten der Patienten bleiben unberücksichtigt.

Währungskonversion und Inflationsbereinigung

Zur Währungskonversion der Kostenparameter aus ausländischen Studien wurden die von der OECD veröffentlichten Bruttoinlandsprodukt-Kaufkraftparitäten des jeweiligen Jahres (Quelle: OECD Health Data 2003) herangezogen. Die inflationäre Kostenbereinigung in 2003er Euro erfolgte abschließend anhand von gesundheitssektorspezifischen Inflationsraten, wie sie vom Statistischen Bundesamt veröffentlicht werden.

4.2.3 Methodik zur Berechnung der Kosten der genetischen Beratung und Diagnostik

Die genetische Beratung führt ein Mitarbeiterteam aus den Fachdisziplinen Humangenetik, Gynäkologie und Psychoonkologie durch, diese werden durch eine Verwaltungskraft unterstützt. Die genetische Analyse erfolgt in einem molekulargenetischen Labor. Ein Medizinisch-technischer Assistent führt die einzelnen biotechnischen Prozessschritte und die einleitende Ergebnisauswertung durch, während die notwendigen Qualitäts- und Ergebniskontrollen sowie die abschließende Auswertung, Interpretation und Berichterstellung von einem wissenschaftlichen Mitarbeiter der Humangenetik durchgeführt werden. Für die Kostenanalysen sind die Personalkosten, Materialkosten, Sachkosten sowie die anteiligen Raumkosten zu berücksichtigen.

Personalkosten

Die Berechnung der Personalkosten erfolgt auf Basis des Bundesangestelltentarifs für Angestellte (West) und den daraus resultierenden durchschnittlichen Personalkostensätzen der Medizinischen Hochschule Hannover für das Jahr 2003. Die Personalkostensätze enthalten neben den Durchschnittsbezügen den Arbeitgeberanteil an der Sozialversicherung sowie weitere

Personalnebenkosten und sind unter Berücksichtigung einer Nettojahresarbeitszeit von 1646 Stunden (IAB 2004) in Tabelle 4-1 für die involvierten Berufsgruppen angegeben.

Tabelle 4-1 Personalkosten je Arbeitsstunde

Berufsgruppe	Nettojahres-arbeitszeit	jährliche Personalkosten	Personalkosten je Stunde
Facharzt	1646	73.451 €	44,63 €
Labormitarbeiter	1646	49.576 €	30,13 €
Verwaltung	1646	38.700 €	23,52 €

Quelle: IAB (2004) Kurzbericht Nr.5

Die personalbezogenen Gemeinkosten erfassen die leistungsunabhängigen Verwaltungs- und Betriebsaufwendungen. Diese haben für eine klinisch universitäre Einrichtung nach Angaben der Medizinischen Hochschule Hannover einen Anteil von ca. 22% an den Personalkosten.

Verbrauchsmaterial

Das Verbrauchsmaterial für die Organisation und Durchführung der Beratungsgespräche (Kopierkosten, Briefporti, Kosten für Telefonate, Büromaterial) wird pauschal mit 30 Euro je beratener Frau veranschlagt. Für die genetische Diagnostik wird das Verbrauchsmaterial in den einzelnen Prozessschritten verursachungsgerecht ermittelt und zu Preisen des zentralen Einkaufs der Medizinischen Hochschule Hannover bewertet.

Geräte

Die in der Diagnostik eingesetzten Laborgeräte werden zu den Einkaufspreisen der Medizinischen Hochschule Hannover bewertet, wobei diese von eventuell gewährten Hochschulrabatten bereinigt worden sind. Als durchschnittliche Nutzungsdauer werden fünf Jahre veranschlagt. Dieser Zeitraum ist nach Auskunft von Labormitarbeitern aufgrund des technischen Fortschritts angemessen. Neben der Erfassung des realen Wertverlusts des in der Ausstattung und in den Geräten gebundenen Kapitals durch die jährliche Abschreibung, sind bei der Wiederbeschaffung die Zinsen für eine Fremdfinanzierung zu berücksichtigen. Eventuelle Preissteigerungen bleiben unberücksichtigt, da diesen entsprechend höhere Einnahmen entgegenstehen. Der entsprechende Kalkulationszins für die Wiederbeschaffung wird auf 5% festgelegt. In gesundheitsökonomischen Studien ist für Kalkulationen aus gesellschaftlicher Perspektive auch ein Zinssatz von 3% denkbar. Differenzierte Zinssätze führen in den vorliegenden Kostenanalysen zu Kostenunterschieden im einstelligen Eurobereich, so dass auf eine zusätzliche Darstellung mit einem niedrigeren Zins von 3% verzichtet werden kann.

Raumbedarf

Beratungsgespräche, Vor- und Nachbereitungsarbeiten und organisatorische Aufgaben können in gewöhnlichen gleichartigen Büroräumen mit Bildschirmarbeitsplätzen durchgeführt werden. Die Bundesverwaltung (Bundesministerium der Finanzen 2004b) veranschlagt bei Wirtschaftlichkeitsrechnungen für einen normalen Büroarbeitsplatz eine durchschnittliche Haupt- und Nebennutzfläche von insgesamt 24 qm pro Mitarbeiter. Zur Kalkulation der Raumkosten werden ortsübliche Mieten des Medical Parks, einem Gründerzentrum der Stadt Hannover, von 9 Euro/qm für Büroräume und 15 Euro/qm für Labore zugrunde gelegt. Gegenüber anderen Standorten können die Mietkosten teilweise zu niedrig angesetzt sein und sind ggf. proportional dem dortigen Mietspiegel anzupassen. Die Größe der benötigten Laborflächen hängt von der Anzahl der verwendeten biotechnologischen Verfahren ab. Diese beschränken sich im wesentlichen auf fünf Arbeitsprozesse, so dass eine Mindestgröße von 60qm, 10qm für je einen Arbeitsprozess und eine zusätzliche Nebenfläche, veranschlagt werden kann. Laufende Betriebskosten für Reinigung und Instandhaltung sowie verbrauchsabhängige Kosten wie Heizung, Wasser oder Abfallentsorgung werden nach Angaben des Medical Parks nutzflächenunabhängig mit einer monatlichen Kostenpauschale von 4 Euro/qm abgegolten.

   Die Bundesverwaltung legt für die Ausstattung von Büroräumen mit Bildschirmarbeitsplätzen einen Pauschalbetrag von 3.000 Euro zugrunde. Bei der Laborausstattung fällt nach Angaben des Medical Parks eine Einrichtungspauschale von 150 Euro/qm an, die die Anschlusskosten an die Haustechnik und die Kosten der Laborgrundausstattung (Tische, Stühle, Laborbecken etc.) abdeckt. Annahmegemäß beträgt die durchschnittliche Nutzungsdauer der Einrichtung zehn Jahre, die trotz der höheren Einschätzung von 13 Jahren der Bundesverwaltung (Bundesministerium der Finanzen 2004a), als angemessen erscheint.

Umsatzsteuer

Umsätze von Ärzten und Krankenanstalten sind von der Umsatzsteuerpflicht ohne Recht auf Vorsteuerabzug (§4 Nr. 14 und 16 Umsatzsteuergesetz) befreit. Demnach gehen sämtliche Vorleistungen und Materialien mit anteiliger Umsatzsteuer in die Kostenkalkulation ein, eigene Leistungen werden umsatzsteuerfrei bewertet.

4.3   Kosten der genetischen Beratung

Die genetische Beratung erfolgt durch ein Mitarbeiterteam aus den Fachdisziplinen Humangenetik, Gynäkologie, Psychoonkologie sowie einer unterstützenden Verwaltungskraft. Die genetische Beratung beginnt mit dem ersten telefonischen Kontakt durch eine gesunde Frau oder eine bereits erkrankte Indexpatientin, die bei Erfüllung der definierten Risikokriterien (vgl. Kapitel 2) in der Regel zu zwei umfassenden Beratungsgesprächen vor der molekulargenetischen Analyse eingeladen wird. In diesen Beratungsgesprächen werden zunächst das individuelle Erkrankungsrisiko mit einer Stammbaumanalyse bestimmt und Frauen, die einen genetischen Test erwägen,   über die molekulargenetische Analyse und die Konsequenzen möglicher Testergebnisse aufgeklärt. Die diagnostische Abklärung hinsichtlich einer BRCA-Mutation erfolgt immer beim Indexfall in der Familie bzw. der ratsuchenden Indexpatientin selbst. Eine gesunde ratsuchende Frau wird stets rein prädiktiv getestet. Hierbei wird überprüft, ob die mutierte Gensequenz auf diese Frau vererbt wurde. Wenn eine Frau sich für einen Test entscheidet, wird das Testergebnis in einem abschließenden dritten Beratungsgespräch mit der Frau erörtert. Bei Bedarf kann sie über den regulären Beratungsverlauf hinaus weitere psychoonkologische Beratungen wahrnehmen.

4.3.1 Kostenanalyse zur genetischen Beratung

Zehn der zwölf befragten Zentren machten vollständige Angaben zum benötigten Zeitaufwand der drei involvierten Fachdisziplinen und der beteiligten Verwaltungskraft und wurden somit in die Kostenanalyse einbezogen. Dies entspricht einem Anteil von 84% der durchgeführten Beratungen in den Jahren 2002 und 2003. Tabelle 4-2 stellt den Zeitaufwand der einzelnen Zentren, aufgeschlüsselt nach den beteiligten Fachbereichen und dem Testergebnis (positiv/negativ), und die daraus ableitbaren Personalkosten dar. Zur besseren Übersicht, sind die Zentren nach Zeitaufwand aufsteigend in der Tabelle angeordnet. Oberhalb der Tabelle ist zudem für jedes Zentrum der reale Beratungsanteil an allen zwölf Zentren aufgelistet, wobei die Nummerierung der Zentren nicht identisch mit der Nummerierung der Zentren in der Tabelle im Anhang ist.

Tabelle 4-2: Zeitaufwand der Beratungszentren

Realer Beratungsanteil		11%	8%	4%	5%	2%	13%	9%	9%	18%	5%		
Fachbereiche		Zentrum (Zeitaufwand in h)										Median	gew. Mittwert
		1	2	3	4	5	6	7	8	9	10		
Humangenetik	pos. Befund	3,5	3,8	3,0	2,9	7,0	4,1	4,1	6,7	4,2	11,8	4,1	4,7
	neg. Befund	2,9	3,7	2,5	2,3	6,8	4,1	3,7	6,7	4,0	11,8	3,9	4,4
Gynäkologie	pos. Befund	1,5	2,5	2,6	3,0	4,3	4,0	4,4	6,9	5,8	5,0	4,2	4,2
	neg. Befund	1,5	2,4	2,1	3,0	4,3	4,0	4,4	6,1	5,7	5,0	4,2	4,0
Psycho-onkologie	pos. Befund	1,5	1,7	4,7	4,8	3,6	7,1	3,6	3,7	5,8	1,9	3,6	4,2
	neg. Befund	1,5	1,2	4,1	4,4	3,5	7,1	3,6	3,2	5,8	1,9	3,5	4,0
Koordination/ Verwaltung	pos. Befund	0,9	1,3	1,0	1,2	0,1	0,6	7,6	2,6	7,3	5,1	1,3	3,4
	neg. Befund	0,9	1,3	1,0	1,2	0,1	0,6	7,5	2,6	7,3	5,1	1,3	3,4
Summe	pos. Befund	7,3	9,3	11,3	11,9	15,0	15,7	19,7	19,9	23,2	23,8	13,2	16,4
	neg. Befund	6,7	8,5	9,7	10,9	14,7	15,7	19,1	18,6	22,8	23,8	12,8	15,8
Personalkosten	pos. Befund	308 €	389 €	484 €	507 €	665 €	690 €	717 €	834 €	879 €	953 €	560 €	660 €
	neg. Befund	280 €	354 €	410 €	462 €	654 €	690 €	695 €	776 €	864 €	953 €	544 €	635 €

Zentren ohne 2. Beratungsgespräch

Die Analyse stellt den Beratungsaufwand zweier unterschiedlicher Beratungsstandards dar. Die Zentren 1, 3 und 4 gaben an, nur auf besonderen Wunsch ein zweites Beratungsgespräch anzubieten. Die genetische Beratung erstreckt sich in den Zentren mit der Regelberatung, also inkl. zweiten Beratungsgespräch, zwischen 9 und 24 Stunden. Die Zentren ohne zweites Beratungsgespräch veranschlagen zwischen 7 bis 12 Stunden. Auffällig hoch sind die Arbeitsaufwände der Humangenetik im Zentrum 10 mit 11,8 Stunden und der Psychoonkologie im Zentrum 6 mit 7,1 Stunden. Die Verwaltungskräfte in den Zentren 7 und 9 sind als Koordinatoren in den Beratungsprozess integriert. Ihr Arbeitsaufwand ist mit über sieben Stunden entsprechend hoch. Die Personalkosten rangieren für die extensivere Beratung zwischen 354 Euro und 953 Euro und sind bei geringerem Zeitaufwand für die einstufig beratenden Zentren mit 280 Euro bis 507 Euro entsprechend niedriger. Wegen zum Teil erheblich längerer Beratungszeiten einzelner Fachbereiche, ist der gewichtete Mittelwert über alle Labore mit einem Gesamtaufwand von mehr als 16 Stunden entsprechend hoch. Die Verwendung des Medians ermittelt niedrigere und nachvollziehbare Durchschnittswerte für die genetische Beratung. Der Zeitaufwand je beratener Frau liegt für die Humangenetik und die Gynäkologie bei ca. 4 Stunden, für die Psychoonkologie bei 3,5 Stunden und bei 1,3 Stunden für die Verwaltungskraft.

Tabelle 4-3 gliedert den Zeitaufwand der einzelnen Fachbereiche nach den einzelnen Beratungsschritten auf. Auch hier wurde als Durchschnittsmaß der Median herangezogen, die Ergebnisse nach den gewichteten Mittelwerten sind im Anhang dieses Kapitels (Tabelle A-1) angeführt. Eine weitere Untergliederung, differenziert nach ein- bzw. zweistufig beratenden Zentren, ist wegen der kleinen Fallzahlen nicht angebracht.

Tabelle 4-3: Zeitaufwand der Beratungszentren nach Beratungsschritten (Median)

Beratungsschritte	Human-genetik (min)	Gynäkologie (min)	Psycho-onkologie (min)	Koordination/Verwaltung (min)
Telefonische Anmeldung	1,2	1,8	1,3	10,1
Fragebogenauswertung	0,0	10,0	12,5	0,0
Einladung 1. Beratungsgespräch	0,0	0,0	0,0	5,0
1. Beratungsgespräch				
Minuten für die Vorbereitung	12,5	10,0	7,5	2,5
Minuten je Gespräch	60,0	41,3	42,5	0,0
Minuten für die Nachbereitung	52,5	30,0	12,5	2,5
Einladung 2. Beratungsgespräch	2,5	0,0	0,0	3,0
2. Beratungsgespräch				
Minuten für die Vorbereitung	7,5	15,0	0,0	12,5
Minuten je Gespräch	30,0	30,0	0,0	0,0
Minuten für die Nachbereitung	12,5	15,0	0,0	2,5
Einladung Ergebnismitteilung	1,5	0,0	0,0	7,5
Ergebnismitteilung				
Minuten für die Vorbereitung (pos. Befund)	15,0	12,5	10,7	8,3
Minuten für die Vorbereitung (neg. Befund)	12,5	12,5	8,4	6,7
Minuten je Gespräch (pos. Befund)	42,5	30,0	40,9	17,6
Minuten je Gespräch (neg. Befund)	30,0	30,0	34,1	17,6
Minuten für die Nachbereitung (pos. Befund)	27,5	22,5	11,8	17,2
Minuten für die Nachbereitung (neg. Befund)	20,0	20,0	11,5	16,9
Telef. zw. den Beratungsgesprächen	1,1	1,5	0,5	2,3
Zusätzliche psychologische Beratung			22,5	
Summe bei pos. Befund (min)	266,3	219,5	162,7	91,0
Summe bei pos. Befund (h)	**4,4**	**3,7**	**2,7**	**1,5**
Summe bei neg. Befunf (min)	243,8	217,0	153,3	89,1
Summe bei neg. Befund (h)	**4,1**	**3,6**	**2,6**	**1,5**

Die Aufschlüsselung nach Beratungsschritten identifiziert Schwerpunkte für die einzelnen Fachbereiche. Diese liegen bei der Humangenetik eindeutig in der Beratung. Insbesondere die Stammbaumanalyse und das Anfertigen des Beratungsbriefes scheinen mit einem großen Zeitaufwand verbunden zu sein. Die Gynäkologie und Psychoonkologie sind zeitlich etwas weniger stark in die Beratungsprozesse eingebunden. Der gesonderte Bedarf an psychologischer Betreuung wird bei den Zeitangaben zur positiven Ergebnismitteilung deutlich. Die Schwerpunkte der Verwaltungskraft sind erwartungsgemäß organisatorischer Natur.

Da von den bisherigen Versorgungszentren mehrheitlich das zweistufige Beratungsgespräch als Standard der Regelversorgung angesehen wird, sind in Tabelle 4-4 bei den Zentren, die kein zweites Beratungsgespräch anbieten, die Zeitangaben zum zweiten Gespräch im Verhältnis der anderen Zentren interpoliert. Dies ermöglicht den Vergleich aller Zentren.

Tabelle 4-4: Adaptierter Zeitaufwand der Beratungszentren

Realer Beratungsanteil		8%	11%	5%	4%	2%	13%	9%	9%	18%	5%		
Fachbereiche		Zentrum (Zeitaufwand in h)										Mittelwert (1-3)	gew. Mittwert
		2	1	3	4	5	6	7	8	9	10		
Humangenetik	pos. Befund	3,8	4,6	3,5	3,9	7,0	4,1	4,1	6,7	4,2	11,8	4,0	4,9
	neg. Befund	3,7	4,0	3,0	3,4	6,8	4,1	3,7	6,7	4,0	11,8	3,5	4,7
Gynäkologie	pos. Befund	2,5	2,0	3,0	3,3	4,3	4,0	4,4	6,9	5,8	5,0	2,5	4,3
	neg. Befund	2,4	2,0	3,0	2,8	4,3	4,0	4,4	6,1	5,7	5,0	2,5	4,1
Psycho-onkologie	pos. Befund	1,7	2,4	4,8	5,6	3,6	7,1	3,6	3,7	5,8	1,9	3,0	4,3
	neg. Befund	1,2	2,4	4,4	4,9	3,5	7,1	3,6	3,2	5,8	1,9	2,7	4,1
Koordination/ Verwaltung	pos. Befund	1,3	0,9	1,2	1,0	0,1	0,6	7,6	2,6	7,3	5,1	1,1	3,4
	neg. Befund	1,3	0,9	1,2	1,0	0,1	0,6	7,5	2,6	7,3	5,1	1,1	3,4
Summe	pos. Befund	9,3	9,9	12,5	13,8	15,0	15,7	19,7	19,9	23,2	23,8	10,6	16,8
	neg. Befund	8,5	9,3	11,5	12,1	14,7	15,7	19,1	18,6	22,8	23,8	9,8	16,3
Personalkosten	pos. Befund	389 €	424 €	534 €	594 €	665 €	690 €	717 €	834 €	879 €	953 €	449 €	680 €
	neg. Befund	354 €	397 €	489 €	519 €	654 €	690 €	695 €	776 €	864 €	953 €	413 €	655 €

Mit einem Beratungsanteil von insgesamt 24% wird fast jede vierte Frau in einem der Zentren 1, 2 und 3 beraten. Der geringe Zeitaufwand dieser Zentren stellt gegenüber den anderen Zentren eine kosteneffizientere Versorgung dar, solange keine wesentlichen Einbußen in der Beratungsqualität zu erwarten sind. Ein höherer Beratungsaufwand ist aus den Angaben der übrigen Zentren nicht abzuleiten. Die höheren Zeitangaben resultieren hauptsächlich aus dem erhöhten Zeitbedarf einzelner Fachbereiche und lassen im Vergleich zu den Fachbereichen anderer Zentren ein Einsparpotential vermuten. Die drei ausgewählten Zentren können somit als Referenzzentren für eine effiziente Umsetzung des Beratungskonzeptes herangezogen werden. Der Mittelwert über die Referenzzentren ergibt für die Humangenetik einen durchschnittlichen Zeitbedarf von 4 Stunden, 2,5 Stunden für die Gynäkologie, 3 Stunden für die Psychoonkologie und 1,1 Stunden für die verwaltungstechnische Arbeit.

Unter Berücksichtigung der Personalkosten, der Materialpauschale sowie der anteiligen Raumkosten können die Gesamtkosten der genetischen Beratung bestimmt werden. In Tabelle 4-5 werden die Beratungskosten der drei Referenzzentren, zum Mittelwert, dem Median über alle Zentren sowie des Zentrums mit dem größten Beratungsaufwand angegeben. Erwartungsgemäß sind die Personalkosten der größte Kostenfaktor der Beratung. In Abhängigkeit von Befundlage und Beratungsdauer liegen die Kosten zwischen 483 Euro bis 1.252 Euro je beratener Patientin. Für die Zeitangaben des Mittelwerts sind Kosten von 558 Euro bei einem negativen Testergebnis und 604 Euro bei einem positiven Testergebnis zu erwarten.

Tabelle 4-5: Kosten des Beratungszyklus

Zentrum	2	1	3	Mittelwert (1-3)	Median (1-10)	10
positiver Befund						
Zeitaufwand (h)	9,3	9,9	12,5	10,6	13,2	23,8
Personalkosten	389 €	425 €	534 €	449 €	564 €	953 €
Personalgemeinkosten	86 €	94 €	117 €	99 €	124 €	210 €
Material	30 €	30 €	30 €	30 €	30 €	30 €
Miete	21 €	23 €	28 €	24 €	30 €	54 €
Einrichtung	2 €	2 €	3 €	3 €	3 €	6 €
Summe	**528 €**	**573 €**	**713 €**	**604 €**	**751 €**	**1.252 €**
negativer Befund						
Zeitaufwand (h)	8,5	9,3	11,5	9,8	12,8	23,8
Personalkosten	354 €	398 €	494 €	413 €	547 €	953 €
Personalgemeinkosten	78 €	88 €	109 €	91 €	120 €	210 €
Material	30 €	30 €	30 €	30 €	30 €	30 €
Miete	19 €	21 €	26 €	22 €	29 €	54 €
Einrichtung	2 €	2 €	3 €	2 €	3 €	6 €
Summe	**483 €**	**539 €**	**662 €**	**558 €**	**729 €**	**1.252 €**

Aus dem Zeitaufwand der Referenzzentren werden in Tabelle 4-6 die Kosten der einzelnen Beratungsstufen ermittelt. Das erste Beratungsgespräch ist wegen des hohen Zeitbedarfs mit 301 Euro je Beratung am teuersten, gefolgt von der positiven und negativen Befundmitteilung mit Kosten von 186 Euro und 140 Euro. Die zweite Beratung kostet 113 Euro, das Eingangstelefonat rund 4 Euro. Zusätzlich sind die Kosten einer durchschnittlichen psychoonkologischen Kurzzeittherapie von 8 Stunden à 45 Minuten mit 338 Euro je Person angeführt.

Tabelle 4-6: Kosten einzelner Beratungsstufen (Referenzzentren)

	Telefon	1. Gespräch	2. Gespräch	pos. Befund-mitteilung	neg. Befund-mitteilung	Kurzzeit-therapie
Zeitaufwand (h)	0,1	5,5	2,0	3,2	2,3	6,0
Personalkosten	3,0 €	229 €	82 €	134 €	98 €	252 €
Personalgemeinkosten	0,7 €	50 €	18 €	29 €	22 €	55 €
Miete	0,3 €	12 €	4 €	7 €	5 €	14 €
Einrichtung	0,0 €	1 €	0 €	1 €	1 €	1 €
Material	0,0 €	7 €	8 €	15 €	15 €	15 €
Summe	**3,9 €**	**301 €**	**113 €**	**186 €**	**140 €**	**338 €**

Die Kosten der einzelnen Beratungsstufen ermöglichen die Berechnung der jährlich zu erwartenden Kosten. Hierzu wurden die Beratungszahlen der Zentren (vgl. Abschnitt 1.4) in Abbildung 4-1 in ein geeignetes Verlaufsschema übertragen, wodurch die Anzahl der in den einzelnen Beratungsprozessen betreuten Frauen abgeleitet werden kann. Auch wenn der Begriff "prädiktive Testung" definitionsgemäß für gesunde Frauen reserviert ist, sind hier zur Vereinfachung auch die Tests bei bereits erkrankten Angehörigen gemeint. Die kostenrelevanten Zellen wurden positioniert und sind in der Kalkulation der Tabelle 4-7 mit den entsprechenden Kosten aufgeführt. Die prädiktiven Tests von Verwandten, die teilweise parallel oder im Anschluss des Beratungszyklus erfolgen und daher nicht differenziert darzustellen sind, werden im Verlaufsschema gepunktet dargestellt.

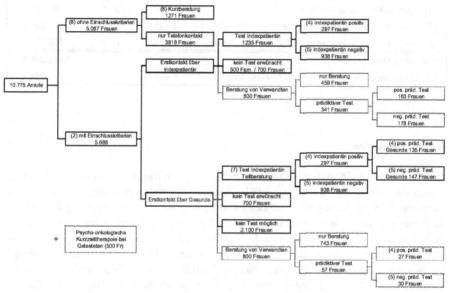

Abbildung 4-1: Verlaufsschema der Beratung

Ingesamt wurden über 10 000 Frauen (Position 1 in der Abbildung) telefonisch beraten, wodurch 5 688 Frauen (2) mit Einschlusskriterien zum ersten Beratungsgespräch eingeladen wurden. Die Anzahl der zweiten Beratungsgespräche entspricht annähernd dem Umfang an durchgeführten Tests und somit der Summe aus positiven und negativen Ergebnismitteilungen. Insgesamt wurden 919 Frauen (4) positiv getestet und 1 762 Frauen (5) negativ getestet, sodass 2.231 Frauen am zweiten Beratungsgespräch teilgenommen haben. 500 Frauen erhielten im Rahmen ihres Tests eine psychoonkolgische Kurzzeittherapie (6). Eine Teil- bzw. Kurzberatung erhielten die 1 235 Indexpatientinnen (7), die zur Risikoabschätzung der Gesunden getestet wurden, und weitere 1 271 Frauen (8), die die Einschlusskriterien nicht erfüllten.

Das gesamte Beratungsprogramm hätte in den Referenzzentren ca. 3 Mio. Euro für den Zeitraum zwischen 1997 und 2004 gekostet. Dies entspricht jährlichen Kosten von 677.457 Euro unter der Annahme von ca. 1 450 jährlichen Erstberatungen und 560 Screeningtests. Im Durchschnitt kostete die Beratung einer Frau mit Einschlusskriterien 514 Euro.

Tabelle 4-7: Kosten der genetischen Beratung je beratener Frau

Beratungsstufen	Anzahl	Kosten/ Person	Kosten
(1) Telefonat	10.775	4 €	42.478 €
(2) erstes Beratungsgepräch	5.688	301 €	1.709.580 €
(3) zweites Beratungsgespräch (4+5)	3.150	113 €	355.363 €
(4) positive Ergebnismitteilung	919	186 €	171.163 €
(5) negative Ergebnismitteilung	2.231	140 €	312.673 €
(6) psychoonkologische Therapie	500	338 €	168.752 €
(7) Teilberatung von Indexpatientinnen	1.235	150 €	185.595 €
(8) Kurzberatung von Frauen ohne Einschlusskriterien	1.271	81 €	102.951 €
Gesamtkosten			**3.048.556 €**
Kosten je beratener Frau mit Einschlusskriterien	**5.688**		**514 €**

4.3.2   Diskussion

Die Evaluation des Zeitaufwandes und die damit verbunden Kosten der genetischen Beratung weisen ein starkes Zeit- und Kostengefälle zwischen den einzelnen Zentren auf. Diese sind nicht ausschließlich auf ein beschränktes Beratungsangebot wie der Streichung des zweiten Beratungsgespräches zurückzuführen. So ist die Beratung des Zentrums mit dem geringsten Zeitbedarf unter den zweistufig beratenden Zentren um bis zu 2,6 Stunden kürzer als in Zentren mit nur einem prädiagnostischen Beratungsgespräch. Im Median sind für eine Beratung 4 Stunden Arbeitszeit für den Humangenetiker und Gynäkologen, 3,5 Stunden für den Psychoonkologen und bis zu 1,5 Stunden für eine Verwaltungskraft zu veranschlagen. Dies führt zu Kosten von 729 Euro bis 751 Euro je beratener und getesteter Person. Der Mittelwert über die drei Zentren mit dem geringsten Beratungsaufwand ermittelt einen Arbeitsaufwand für die Humangenetik von max. 4 Stunden, für die Gynäkologie von 2,5 Stunden, für die Psychoonkologie von 3 Stunden und 1,1 Stunden für die Organisation, wodurch die Beratungskosten zum Median um bis zu 171 Euro auf 558 Euro bis 604 Euro je getesteter Frau sinken. Diese Kosten liegen im Vergleich zu internationalen genetischen Beratungen im oberen Bereich. Die Kostenbandbreite für die genetische Beratung beim kolorektalen Karzinom liegt zwischen 132 Euro (Cromwell et al. 1998) und 819 Euro (Vasen et al. 1998). Lawrence et al. (2001) evaluieren eine in der Beratungsvielfalt ähnlich weit angelegte BRCA-Beratung in den USA, die mit einem Zeitaufwand von 4,2 Stunden von einem genetischen Berater durchgeführt wird. Hierbei entfallen knapp 50% des Arbeitsaufwands auf den persönlichen Kontakt mit der Patientin, in der deutschen Kostenanalyse ist der persönliche Kontaktanteil mit 56% etwas höher. Die Beratungskosten liegen in den USA bei 219 Euro, das sind 39% der deutschen Beratungskosten. Hierbei sind 82% der Einsparungen auf den verkürzten Beratungsaufwand und den Verzicht auf eine interdisziplinäre Beratung sowie zu 18% auf geringere Personalkosten zurückzuführen. Angesichts dieser Beratungskonzeption, lässt die punktuell stark voneinander abweichende Beratungsdauer einzelner Fachdisziplinen Effizienzpotentiale vermuten. Zeitunterschiede von mehr als 100 % zum Median sind in diesem Kontext ebenso schwer zu begründen wie eine zusätzliche Koordinationseinheit, die zu keiner signifikanten Arbeitsentlastung der beteiligten Fachärzte führt. Die Arbeitszeiten und Kosten der drei Zentren mit der geringsten Beratungszeit sind demnach allenfalls als eine Obergrenze zu interpretieren. Bei Änderungen des bisherigen Beratungskonzeptes ist aus ökonomischer Sicht in besonderem Maße der Umfang und Einsatz des ersten Beratungsgespräches zu diskutieren. Das erste Beratungsgespräch ist mit einem Kostenanteil von 70% an den gesamten Aufwendungen die kostenintensivste Beratungsphase.

4.4   Kosten der genetischen Diagnostik

4.4.1   Molekulargenetische Diagnoseverfahren

Die molekulargenetische Diagnostik beginnt mit der Isolierung und Reinigung der DNA (Desoxyribonucleic Acid) aus einer bereitgestellten Blutprobe. Mit der Polymerase-Kettenreaktion (PCR) werden anschließend die relevanten Gensequenzen aus der DNA herausgelöst und exponentiell vervielfältigt. Nach mehreren Aufreinigungs- und Kontrollschritten liegt die Gensequenz in einer ausreichend großen Menge und in einer erforderlichen Qualität vor, so dass die eigentliche Mutationssuche erfolgen kann. Hierfür können zwei Strategien zum Einsatz kommen. Die direkte Sequenzierung ermittelt die Anordnung der Gensequenz mit Hilfe eines Sequenzierautomaten, die anschließend automatisch und manuell mit einer Referenzsequenz einer Datenbank abgeglichen und auf eventuelle Abweichungen untersucht wird. Die DHPLC kann Veränderungen einer Gensequenz gegenüber einer unmutierten Referenzsequenz schneller aufzeigen, ohne jedoch den direkten Mutationsnachweis zu erbringen. Dieser ist stets im Anschluss der DHPLC mit einer direkten Sequenzierung der betreffenden Gensequenz zu führen.

Bei den BRCA-Genen handelt es sich um große Gene, deren wesentliche geneti-sche Informationen auf unterschiedlich langen Genabschnitten (sog. Exons) verteilt sind. Diese können teilweise von den Sequenzierautomaten oder den DHPLC-Systemen nicht in ihrer ganzen Länge analysiert werden können. Deshalb werden die 24 Exons des BRCA1-Gens und die 27 Exons des BRCA2-Gens in insgesamt 35 bzw. 43 geeigneten Teilsequenzen (Fragmenten) analysiert. Zur Erhöhung der Sensitivität wird die Abfolge der Nukleotiden bei der direkten Sequenzierung einmal vorwärts und einmal rückwärts analysiert (Doppelstranganalyse). Dies entspricht einem Gesamtdurchsatz von 156 Proben für eine Komplettsequenzierung. Mit der DHPLC werden die 78 Fragmente einfach analysiert. Anschließend werden derzeit im Durchschnitt 15 auffällige Fragmente direkt sequenziert (Angaben aus den bisherigen Versorgungszentren).

4.4.2 Kostenanalyse der molekulargenetischen Diagnoseverfahren

Zur Berechnung der Kosten der beiden analytischen Optionen „direkte Sequenzierung" und „DHPLC" mit anschließender Sequenzierung wurde eine Vollauslastung (6-Tage Woche) für die beiden wichtigsten Laborgeräte zugrunde gelegt. Dies entspricht einem jährlichen Analysepotential von 116 Personen pro Jahr für ein DHPLC-System und 250 Personen für einen 8-fach Kapillarsequenzierer.

Tabelle 4-8: Laborgeräte der BRCA-Diagnostik

Laborgeräte	Menge	Bruttopreis	Anteil an BRCA Analyse
Kühlzentrifuge	1	7.335 €	33 %
DHPLC-System	1	148.480 €	100%* / 0%**
Vakkumzentrifuge	1	5.322 €	33 %
Sequenzierer	1	132.264 €	24%* / 100%**
Thermocycler	1	13.219 €	50 %
Kühlschrank	1	717 €	33 %
Gel-Doc Kammer	1	8.449 €	33 %
Tiefkühlschrank	1	717 €	33 %
Zentrifuge für Mikrotiterplatte	1	7.000 €	33 %
Wasserbad	1	333 €	33 %
Schüttler	1	974 €	33 %
Vortex	1	180 €	33 %
Kleinzentrifuge	1	281 €	33 %
Elektrophoresekammer	1	377 €	33 %
Netzgerät Elektophoresekammer	1	450 €	33 %
Mehrkanalpipette (0,5-10µl)	1	365 €	100 %
Mehrkanalpipette (10-100µl)	1	534 €	100 %
Pipette (1-10µl)	2	202 €	100 %
Pipette (10-100µl)	2	189 €	100 %
Pipette (100-1000µl)	2	189 €	100 %

* DHPLC und direkte Sequenzierung
** Direkte Sequenzierung

Da dieses Analysepotential bei der BRCA-Diagnostik zu keiner Vollauslastung der vorhandenen Räumlichkeiten und übrigen Laborgeräte führt, wurden die betreffenden Kostenbereiche nur anteilig erfasst. In Tabelle 4-8 sind die für die Analyse benötigten Laborgeräte mit Preis und Menge und dem jeweiligen Anteil an der BRCA-Diagnostik aufgeführt.

Die Personal- und Verbrauchsmaterialkosten wurden in den einzelnen Prozessstufen probenbezogen erfasst und und verrechnet. Tabelle 4-9 weist die jeweils anfallenden Gesamtkosten einzeln nach den vorhandenen Prozesschritten und involvierten Mitarbeitern jre getesteter Indexperson aus.

Tabelle 4-9: Material- und Personalkosten je getester Indexperson in den einzelnen Prozessschritten der BRCA-Diagnostik

Kosten	DHPLC + direkte Sequenzierung		Direkte Sequenzierung	
	Material	Personal	Material	Personal
MTA				
DNA Exkraktion	7,5 €	18,6 €	7,5 €	18,4 €
PCR (DHPLC)	131,1 €	42,1 €	-	-
PCR (Sequenzierung)	18,9 €	24,0 €	95,3 €	51,4 €
Gel-Kontrolle	10,3 €	52,9 €	10,3 €	47,0 €
DHPLC	279,9 €	83,7 €	-	-
DHPLC Interpretation	-	36,7 €	-	-
1. Aufreinigung	12,8 €	26,9 €	66,4 €	51,4 €
Sequenzierungs-PCR	48,3 €	19,6 €	251,4 €	88,1 €
2. Aufreinigung	1,4 €	11,7 €	7,4 €	44,1 €
Sequenzierung	78,4 €	24,5 €	407,4 €	66,1 €
Sequenzierung Interpretation	-	29,4 €	-	249,7 €
Zwischensumme	*588,6 €*	*370,1 €*	*845,6 €*	*616,1 €*
Wissenschaftler				
Fehlersuche	-	16,0 €	-	19,6 €
Qualitätskontrolle	-	14,5 €	-	17,4 €
Ergebniskontrolle (DHPLC)	-	31,9 €	-	-
Ergebniskontrolle (Sequenzierung)	-	29,0 €	-	108,8 €
Interpretation / Befunderstellung	-	40,6 €	-	39,2 €
Zwischensumme	*-*	*132,0 €*	*-*	*185,0 €*
externe Wartung	17,2 €	80,1 €		60,1 €
Summe	**605,8 €**	**582,2 €**	**845,6 €**	**861,2 €**

Bei der Etablierung der analytischen Methodenentwicklung, der Wartung und den Laborgeräten war eine probenbezogene Kostenerfassung nicht möglich. Die Verrechnung der jährlichen Gesamtkosten erfolgte stattdessen über die Anzahl der jährlich analysierten Personen. Diese Kosten sind mit den zuvor angeführten Personal- und Materialkosten in Tabelle 4-10 zusammengefasst. Die Analysekosten liegen bei der DHPLC-Diagnostik mit anschließender Sequenzierung von ca. 15 auffälligen Fragmenten bei 1.848 Euro. Die alleinige Sequenzierung aller 78 BRCA-Fragmente ist mit Kosten von 2.070 Euro um 232 Euro teurer.

Tabelle 4-10: Kosten der BRCA-Diagnostik je getesteter Indexperson

Kostenbereiche	DHPLC + D. Sequenzierung Analysepotential: 120 Personen			Direkte Sequenzierung Analysepotential: 250 Personen		
	jährl. Gesamt-kosten	Kosten je Person	Anteil	jährl. Gesamt-kosten	Kosten je Person	Anteil
Personal						
Etablierung	8.818 €	73 €	4 %	2.520 €	10 €	0 %
Wartung	9.617 €	80 €	4 %	13.488 €	54 €	3 %
Analytik		334 €	18 %		403 €	19 %
Interpretation		168 €	9 %		398 €	19 %
Personalgemeinkosten	17.312 €	144 €	8 %	47.580 €	190 €	9 %
Zwischensumme		**800 €**	**43 %**		**1.055 €**	**51 %**
Verbrauchsmaterial		606 €	33 %		846 €	41 %
Laborgeräte	46.104 €	384 €	21 %	35.234 €	141 €	7 %
Miete + Austattung	6.928 €	58 €	3 %	6.928 €	28 €	1 %
Gesamtkosten		**1.848 €**	**100%**		**2.070 €**	**100%**

Die größten Kosteneinsparungen erzielt die DHPLC-Strategie gegenüber der Vollsequenzierung beim Verbrauchsmaterial und den Personalkosten. Dies ist auf den geringeren Probendurchsatz und die schnellere Auswertung zurückzuführen (siehe im Anhang dieses Kapitels Tabelle 2 und Tabelle 3 zum Arbeitsaufwand des MTAs und wissenschaftlichen Mitarbeiters). Die Vorteile der direkten Sequenzierung liegen in den Kostenbereichen, in denen die Kosten auf die Anzahl der analysierten Patienten verrechnet werden.

Die Kosten der DHPLC ohne anschließende Sequenzierung betragen rund 1.450 Euro, dies entspricht bei insgesamt 78 analysierten Fragmenten Kosten von 18,6 Euro je Fragment. Die direkte Sequenzierung ist bei Kosten von 26,2 Euro um 42% für jedes analysierte Fragment teurer.

Im Anschluss an die molekulardiagnostische Analyse eines Indexfalls (Screeningtest) wird bei der ratsuchenden gesunden Frau oder bei einer ratsuchenden Verwandten einer bereits erkrankten Indexpatientin ein prädiktiver Gentest durchgeführt. Hierbei wird lediglich mit einer Einzelsequenzierung der verdächtigen Gensequenz bei der ratsuchende Frau überprüft, ob die mutierte Gensequenz von der Indexpatientin an diese weitervererbt worden ist. Der diagnostische Aufwand wird von Mitarbeitern der befragten Labore auf zwei Stunden geschätzt, dies entspricht Personalkosten von 100 Euro, die Kosten der Analytik (DNA-Extraktion, PCR, direkte Sequenzierung) betragen ca. 68 Euro. Die prädiktive Testung kostet demnach ca. 168 Euro je Person.

Die molekulargenetische Diagnostik hat ca. 4,6 Mio. Euro für den Zeitraum zwischen 1997 und 2004 gekostet (Tabelle 4-11). Dies entspricht jährlichen Kosten von 1.039.920 Euro unter der Annahme von ca. 1 450 jährlichen Erstberatungen und 560 Screeningstests. Durch die vorgeschaltetete genetische Beratung entfallen auf eine positiv gestestete Familie drei Familien ohne Mutation. Die Kosten je entdeckter Indexfamilie liegen bei der DHPLC-Strategie bei 7.688 Euro und bei der direkten Sequenzierung bei 8.611 Euro. Unter Berücksichtigung der durch den günstigeren prädiktiven Test identifizierten Mutationsträgerinnen, sinken die durchschnittlichen Kosten auf 5.092 Euro je entdeckter Mutationsträgerin für die DHPLC-Strategie und 5.689 Euro für die direkte Sequenzierung.

Tabelle 4-11: Kosten der molekulargenetischen Diagnostik je entdeckter Indexpatientin und entdeckter Mutationsträgerin

	Anzahl	DHPLC + Seq.	Direkte Sequenzierung
Screeningtest	2.471	4.566.408 €	5.114.970 €
Kosten je entdeckter Indexpatientin	**594**	**7.688 €**	**8.611 €**
Prädiktiver Test	674	113.232 €	113.232 €
Gesamtkosten		**4.679.640 €**	**5.228.202 €**
Kosten je entdeckter Mutationsträgerin	**919**	**5.092 €**	**5.689 €**

4.4.3   Kosten molekulargenetischer Diagnoseverfahren in niedergelassenen Labors

Die Diagnostik erfolgte bislang in niedrigen Losgrößen von durchschnittlich 50 bis 60 Analysen im Jahr. Bei diesem geringen Analysepotential ist eine suboptimale Auslastung des Labors und des Personals denkbar. Höhere Analysezahlen ermöglichen den Einsatz leistungsfähigerer Geräte und die Entwicklung rationeller Arbeitsabläufe. Schon zum gegenwärtigen Zeitpunkt werden in den bisherigen Laboren zur Zeitersparnis Proben von bis zu 30 Patienten parallel analysiert. Zur Abschätzung derartiger Einsparmöglichkeiten und Einordnung der eigenen Kostenanalyse wurden Angebote zur direkten Sequenzierung der beiden BRCA-Gene von niedergelassenen Laboren eingeholt. Insgesamt wurden acht private molekularbiologische Labore telefonisch kontaktiert, die einen genetischen Sequenzierservice anbieten. Für das Verfahren der DHPLC konnte kein Anbieter recherchiert werden. Auf Nachfrage gaben die Labore an, dass sie die DHPLC wegen der aufwendigen Methodenentwicklung, der höheren Anschaffungskosten und der fehlenden Nachfrage als Analysedienstleistung derzeit nicht anbieten.

Alle acht kontaktierten Labore gaben ein rechtsverbindliches Angebot ab, welches den gesamten Analyseprozess sowie die anschließende Bereitstellung der Sequenzierergebnisse für die Mutationsdetektion beinhaltet. Optional konnten die Labore die Mutationsdetektion als weitere Leistung ihrem Angebot gesondert hinzufügen. Einige Labore bestanden allerdings darauf, nur ein Angebot mit der Detektionsoption abzugeben, da die Trennung von Sequenzierung und Interpretation nicht mit ihrem Qualitätsverständnis zu vereinbaren sei.

Tabelle 4-12: Brutto-Preise der direkten Sequenzierung in niedergelassen Labors

Labor	DNA-Extraktion	PCR	Sequenzierung	Mutations-nachweis	Preis pro Patient	Preis je Fragment
AGOWA (Berlin)	✓	✓	✓	✓	1.086 €	13,9 €
Labor für Medizinische Genetik (Martinsried)	✓	✓	✓	✓	2.297 €	29,4 €
SEQLAB (Göttingen)	✓	✓	✓	✓	2.308 €	29,6 €
Scientific Research (Oberursel)	✓	✓	✓	✓	2.784 €	35,7 €
Labor für DNA-Analytik (Freiburg)	✓	✓	✓	✓	3.132 €	40,2 €
GATEC (Konstanz)	✓	✓	✓	✓	3.190 €	40,9 €
Medigenomix (Planegg)	✓	✓	✓	✓	4.072 €	52,2 €
IMGM (Martinsried)	✓	✓	✓		1.612 €	20,7 €
Labor für Medizinische Genetik (Martinsried)	✓	✓	✓		1.717 €	22,0 €
SEQLAB (Göttingen)	✓	✓	✓		1.740 €	22,3 €
BioLux (Stuttgart)	✓	✓	✓		2.217 €	28,4 €
Medigenomix (Planegg)	✓	✓	✓		3.710 €	47,6 €

Um reale Einsparmöglichkeiten und Größenvorteile durch die Routineanalyse eines Großlabors adäquat erfassen zu können, erfolgte die Angebotseinholung unter der zusätzlichen Vorgabe eines jährlichen Analysepotentials von 500 Personen. Diese Zahl ist angesichts der 2 471 Indexfamilien, die zwischen 1997 und 2003 im Konsortium getestet worden sind und unter der Annahme einer erhöhten Nachfrage bei der Übernahme in die Regelversorgung, realistisch (vgl. Abschnitt 1.4). Tabelle 4-12 listet die eingegangenen Angebote aller acht kontaktierten Labore auf. Die Angebote zeigen, dass mindestens ein Anbieter durch das erhöhte Analysevolumen Größenvorteile für das Verfahren der direkten Sequenzierung bei einem Preis von 1.086 Euro erzielt und bereit ist, diese an den Kunden weiterzugeben. Der Größenvorteil liegt nach Angaben des günstigsten Anbieters bei mehr als 3.000 Euro gegenüber einer entsprechenden Einzelsequenzierung und ist neben Großsequenzierautomaten und Nutzung von Robotern auf Großrabatte beim Einkauf des Verbrauchsmaterials zurückzuführen. Neben den niedrigen Sequenzierkosten weist dieses Labor einen Mindestqualitätsstandard nach. Es ist nach ISO zertifiziert und hat erfolgreich an mehreren Ringversuchen der deutschen Gesellschaft für Humangenetik teilgenommen. Darüber hinaus sind unter Berücksichtigung des in den Angebotspreisen enthaltenen Gewinnaufschlages der Unternehmen sowie der im Angebotspreis enthaltenden Umsatzsteuer, mindestens zwei weitere Labore in der Lage, die Sequenzierung zu Kosten unterhalb der obigen Kostenanalysen durchzuführen.

4.4.4   Internationaler Kostenvergleich molekulargenetischer Diagnoseverfahren

England

In den Empfehlungen des National Institute for Clinical Excellence (NICE 2004) zum hereditären Brustkrebs werden die Kosten eines britischen BRCA-Tests mit 1.217 Euro für das Jahr 2003 angegeben. Nach Angaben des National Genetics Reference Laboratory in Manchester, welches diesen Test durchführt, basiert der Test auf einer direkten Sequenzierung beider BRCA-Gene. Allerdings werden bei dieser Sequenzierung wesentlich längere Fragmente analysiert, die zuvor mit einer Multiplex-PCR (Wallace et al. 1999) erstellt werden. Dieses Verfahren führt zu einer Rduktion der untersuchten Fragmentanzahl von 78 auf 26 und entsprechend längeren Genabschnitten. Humangenetische Experten aus den bisherigen Beratungszentren schätzen diese Technik als wesentlich fehleranfälliger als das gegenwärtige Verfahren ein und sehen dieses Vorgehen noch in der experimentellen Erprobungsphase. Diese Ansicht wird dadurch gestützt, dass neben der Publikation von Wallace bislang keine weiteren Studien zum Einsatz der Multiplex-PCR identifiziert werden konnten. Neben der Multiplex-PCR kommen in der englischen Kostenstudie im Analyseprozess zum Teil die gleichen biotechnischen Verfahren zum Einsatz wie in der deutschen Kostenanalyse. Da es sich hierbei um weltweit standardisierte Verfahren handelt, können diese Teil- und Nebenprozesse für einen Kostenvergleich der beiden Länder herangezogen werden.

Tabelle 4-13: Kostenvergleich der direkten Sequenzierung

Prozessschritte	Kosten/Fragment		Kosten/Patient	
	England*	Deutschland	England*	Deutschland
PCR	0,6 €	1,1 €	46 €	87 €
PCR Aufreinigung	0,6 €	0,8 €	46 €	65 €
Sequenzier-PCR	10,3 €	3,4 €	803 €	266 €
Reinigung	1,0 €	0,9 €	79 €	71 €
Sequenzierung	1,4 €	4,9 €	110 €	379 €
Zwischensumme	*13,9 €*	*11,1 €*	*1.083 €*	*868 €*
Auswertung	2,0 €	3,2 €	157 €	250 €
Interpretation	0,7 €	0,5 €	58 €	39 €
Qualitäts- und Ergebniskontrolle	3,7 €	3,3 €	290 €	257 €
Zwischensumme	*6,5 €*	*7,0 €*	*505 €*	*546 €*
Summe	**20,4 €**	**18,1 €**	**1.588 €**	**1.414 €**

* Deutsches Lohnniveau

Für den Kostenvergleich des englischen und deutschen Analyseprozesses wurden zunächst die Analysekosten eines Fragments ermittelt. Die englischen Arbeitskosten wurden hiefür auf das deutsche Lohnniveau transformiert, so dass Unterschiede allein auf abweichende Material- oder Gerätekosten sowie verschiedend hoch angesetzte Arbeitszeiten zurückzuführen sind. Anschließend wurden die Testkosten einer Person analog dem deutschen Sequenziervolumen von 78 Fragmenten nach den englischen und deutschen Kosten berechnet (siehe Tabelle 4-13).

Im Vergleich der beiden Kostenanalysen ist die deutsche Kostenkalkulation mit 1.414 Euro um 174 Euro günstiger. Kostenunterschiede existieren sowohl in den analytischen Prozessen wie in den Auswertungs- und Interpretationsschritten. Da in England ein Sequenzierer

gleichen Typs aber vom einem anderen Hersteller eingesetzt wird, resultieren die Preisdiffe-
renzen der analytischen Prozesse aus den unterschiedlich hohen Kosten des Verbrauchsmaterials. Die Herstellerreagenzien sind bspw. im Prozess der Sequenzierungs-PCR um 330% teu-
erer als in Deutschland, zugleich wird vergleichsweise mehr von der Reagenz eingesetzt, so
dass die Kosten allein für diesen Analyseschritt in England um 8 Euro je Fragment höher liegen. Die preislichen Abweichungen fallen in der Summe der Arbeits- und Materialkosten
noch moderat aus, da die Personalkosten für die Analytik wegen des in England niedriger an-
gesetzten Arbeitsaufwands günstiger als in Deutschland sind. Die Arbeitszeiten für die Auswertung, Ergebniskontrolle und Interpretation sind in England gegenüber den deutschen Zeiten etwas länger.

In der englischen Kostenanalyse werden neben weiteren notwendigen analytischen Prozessen für die direkte Sequenzzierung und wichtigen Arbeitsprozessen (Methodenentwicklung,
Qualitätskontrolle, Wartung) die anteiligen Personalgemein- und Raumkosten nicht erhoben.
Die Kosten des Vergleichs sind gegenüber den in Abschnitt 4.4.2 ermittelten Kosten von
2.070 Euro niedriger. Diese nicht berücksichtigten Kostenbereiche entsprechen in der deutschen Kostenanalyse einem Anteil von 31%. Übertragen auf die englische Kalkulation würden die Kosten nach der deutschen Diagnosestrategie auf 2.315 Euro ansteigen.

Frankreich

Sevilla et al. (2003) ermitteln innerhalb einer französischen Kosten-Effektivitätsanalyse die
Kosten der sieben unterschiedlichen Analyseverfahren HA, DHPLC, DGGE, SSCP, PTT,
FAMA und direkte Sequenzierung, die 1999 in den drei französischen Laboratorien Curie Institute, Gustave Roussy Institute sowie dem Paoli-Calmette Institute erhoben wurden. Aufgrund der Ergebnisse des systematischen Reviews (vgl. Kapitel 3) werden im Rahmen des
Kostenvergleichs nur die beiden Verfahren DHPLC und direkte Sequenzierung weiter betrachtet. Tabelle 4-14 enthält die in Frankreich erhobenen Kosten der beiden Verfahren.

Tabelle 4-14: Kosten biotechnologischer Verfahren in Frankreich (Kosten je Fragment in 2003er Euro)

Kostenbereiche	DHPLC	Direkte Sequenzierung
Material	1,3 €	16,4 €
Geräte	1,6 €	4,7 €
Personal	0,9 €	7,0 €
Gesamtkosten	**3,9 €**	**28,1 €**

Die französischen Gesamtkosten für eine der beiden Analysestrategien sind mit den angege-
benen Kosten je Fragment, der verfahrensspezifischen Anzahl von Fragmenten und einmali-
gen Kosten für die DNA-Extraktion von 7,7 Euro je Analyse zu berechnen. Für die BRCA1-
Diagnostik erweist sich die DHPLC-Strategie als die kostengünstigere Strategie mit Kosten
von 172 Euro je Person. Allerdings wird im Gegensatz zum deutschen Diagnoseschema lediglich ein Fragment zusätzlich sequenziert. Die Kosten für eine direkte Sequenzierung sind
mit 991 Euro um das Sechsfache höher.

Übertragen auf das deutsche Analyseschema von insgesamt 78 Fragmenten für die gesamte BRCA-Diagnostik durch DHPLC und direkter Sequenzierung, inkl. den 15 im Anschluss der DHPLC zu sequenzierenden Fragmenten, kostet die deutsche DHPLC-Strategie nach den französischen Kosten 732 Euro und die direkte Sequenzierung 2.198 Euro je Person. Verglichen mit den Ergebnissen der deutschen Kostenanalyse sind die Kosten in Frankreich für die DHPLC-Strategie um 1.116 Euro niedriger und die Kosten für die direkte Sequenzierung um 128 Euro höher.

Die französische Kostenanalyse liegt in detaillierter Form vor (Sevilla 2003). Sie ermöglicht den direkten Vergleich der einzelnen Kostenbereiche, soweit diese in beiden Modellen berücksichtigt worden sind. Tabelle 4-15 enthält den Kostenvergleich der beiden Verfahrensoptionen. Für den Vergleich wurden die französischen Personalkosten auf das deutsche Gehaltsniveau angehoben, hierdurch steigen die Personalkosten gegenüber den in Tabelle 4-14 angeführten Kosten an.

Tabelle 4-15: Kostenvergleich der DHPLC und der direkten Sequenzierung (Kosten je Fragment)

Kostenbereiche	DHPLC		Direkte Sequenzierung	
	Frankreich	Deutschland	Frankreich	Deutschland
Material	1,3 €	3,1 €	16,4 €	10,5 €
Geräte	1,5 €	3,3 €	4,7 €	1,8 €
Personal*	1,2 €	2,7 €	6,8 € (7,0 €)	4,5 € (7,7 €)
Summe*	**3,9 €**	**9,0 €**	**27,9 € (28,1 €)**	**16,8 € (20 €)**

* Angaben ohne (mit) den Personalkosten für die Auswertung

Die DHPLC ist in Frankreich um 57% je Fragment günstiger als in Deutschland, wobei die Kosten für alle Teilkostenbereiche niedriger sind. Der Kostenunterschied zwischen den Materialkosten ist auf niedrige Einkaufspreise des Verbrauchsmaterials zurückzuführen. Einkaufsrabatte für Laborreagenzien sind in der Regel stark von der Laborgröße und den daraus resultierenden Verbrauchsmengen abhängig. Zudem wurden aus Sicht deutscher Experten wichtige Reagenzien nicht berücksichtigt. Der Kostenunterschied bei den Gerätekosten ist auf die unterschiedliche Verrechnung der anteiligen Einsatzzeiten zurückzuführen. In Frankreich wurde die Einsatzzeit der verwendeten Geräte nach dem Stoppuhrprinzip ermittelt, in der deutschen Kalkulation wurden die verwendeten Geräte erst anteilig auf die BRCA-Diagnostik und anschließend auf das Analysepotential verrechnet. Die deutsche Aufstellung beinhaltet somit auch systembedingte Leerlauf- und wartungsbedingte Stillstandzeiten. Die unterschiedlichen Personalkosten basieren auf einem restriktiven Ansatz des benötigten Zeitbedarfes in Frankreich, wo für die einzelnen Prozessschritte 61% weniger Arbeitszeit angesetzt wird (vgl. Tabelle A-4 im Anhang des Kapitels).

Bei der direkten Sequenzierung sind die Kostenabweichungen zwischen den beiden Ländern gegenüber der DHPLC invertiert. Je nach Interpretation der anzurechnenden Arbeitszeiten sind die Kosten in Deutschland um 40% bzw. 29% niedriger als in Frankreich. Die Auswertung durch den MTA ist in Frankreich um 7,9 Stunden je Patient kürzer, so dass die deutsche Kostenanalyse bei Berücksichtigung der Auswertungszeit höhere Personalkosten ausweist. Es ist zu vermuten, dass in der französischen Kostenanalyse unter der Auswertung lediglich der rein technische Vorgang am Gerät und nicht der manuelle Vergleich des MTAs enthalten ist. Die Auswertungszeiten bleiben daher für den Kostenvergleich unberücksichtigt.

Bei den Gerätekosten sind in Frankreich höhere Kosten von 2,9 Euro je Fragment für den Sequenzierer angesetzt worden. Die Materialkosten sind analog der englischen Analyse auf eine besonders teure Reagenz im Prozessschritt der Sequenzierungs-PCR zurückzuführen, die die Kosten in Frankreich um 7,14 Euro je sequenziertem Fragment erhöhen.

Weiterhin bleiben zahlreiche Positionen der deutschen Kostenanalyse in der französischen Kostenanalyse unberücksichtigt. Neben den Personalgemein- und Raumkosten sind wichtige Arbeitsprozesse wie die Methodenentwicklung, die Qualitätskontrolle oder die Analyse und Interpretation durch den wissenschaftlichen Mitarbeiter in der Kostenanalyse nicht angesetzt worden. Diese nicht berücksichtigten Kostenbereiche entsprechen in der deutschen Kostenanalyse einem Anteil von 57% bei der DHPLC und 41% bei der direkten Sequenzierung. Übertragen auf die französische Kalkulation würden die Kosten nach der deutschen Diagnosestrategie bei der DHPLC auf 1.701 Euro und bei der direkten Sequenzierung auf 3.726 Euro ansteigen.

4.4.5   Testkosten des Patentinhabers Myriad Genetics

Das US-amerikanische Unternehmen Myriad Genetics unterhält weltweit Patente auf die beiden BRCA-Gene. Diese umfassen neben den eigentlichen Rechten an den Genen auch sämtliche Diagnose-Verfahren oder die Verwendung der Therapie und Herstellung von Arzneimitteln. Nach geltendem Patentrecht unterliegen Genpatente dem umfassenden Stoffschutz, der neben aktuellen und angewandten Anwendungen auch zukünftige, zum Zeitpunkt der Anmeldung noch unbekannte Anwendungen mit einschließt. In Europa existieren gegenwärtig zwei Patente von Myriad auf die BRCA-Gene. Das im Mai 2001 erteilte Patent EP 0705903 erstreckt sich auf verschiedene Genmutationen von BRCA1, das im November 2001 erteilte Patent EP 0705902 umfasst weitere Mutationen, sowie das Gen in der unveränderten Form. Ein weiteres im Januar 2001 zugelassenes Patent EP 699754 beanspruchte sämtliche Methoden der Diagnostik. Dieses Patent ist allerdings im Mai 2004 vom Europäischen Patentamt nach Einspruch mehrerer internationaler Forschungseinrichtungen zurückgenommen worden. Die Patentangabe im Erstantrag aus dem Jahre 1994 wies eine fehlerhafte Gensequenz aus, die noch vor der Korrekturangabe durch Myriad Genetics von anderen Forschungsgruppen veröffentlicht worden ist. Wegen der fehlenden „Neuheit" der betreffenden Gensequenz, ist ein Patentschutz nach Art 51. Abs. 1 Europäisches Patentabkommen nicht mehr begründbar und somit in Europa nicht existent. Der Patentschutz in außereuropäischen Ländern bleibt von der Entscheidung des Europäischen Patentamtes unberührt. Myriad Genetics steht es frei, innerhalb von vier Monaten nach Zugang der schriftlichen Entscheidungsmitteilung Einspruch gegen die Entscheidung einzulegen. Hier ist die Reaktion des Unternehmens abzuwarten, eine schriftliche Entscheidungsbegründung lag bislang nicht vor. Die Entscheidung über den Fortbestand der beiden anderen BRCA-Patente wird Anfang 2005 am Europäischen Patentamt verhandelt. Neben internationalen Forschungseinrichtungen zählt in diesen Verfahren auch Greenpeace Deutschland mit zu den Beschwerdeführern. Sämtliche Patente und Entscheidungen hinsichtlich der BRCA-Patente können im Rahmen der öffentlichen Akteneinsicht unter Angabe der Patentnummer unter (www.epoline.org), jederzeit eingesehen werden.

Soweit genetische Testverfahren nicht unter rein wissenschaftlicher Forschung durchgeführt werden, setzt Myriad Genetics die Eigentumsrechte an der BRCA-Diagnostik außerhalb Europas konsequent durch und führt die BRCA-Diagnostik ausschließlich in den eigenen Laboratorien in den USA durch. Ausländischen Kooperationspartnern wird lediglich die Probenlogistik und die Kontrollanalyse bei einem positiven Befund übertragen.

Myriad Genetics bietet in den USA neun verschiedene Testvarianten unter dem Label BRACAnalysis für den hereditären Brustkrebs an. Je nach Ausführung und Analysezeit kosten Mutations-Tests zwischen 365 Euro und 3.603 Euro (Preisliste Myriad Genetics Laboratories vom 15.02.2004). Die Vollsequenzierung beider Gene kostet derzeit 2.403 Euro, die Einzelanalysen kosten für BRCA1 1.215 Euro und 1.457 Euro für BRCA2. Zum Preis von 3.603 Euro ist die Sequenzierung beider Gene innerhalb eines Zeitraums von 10 Tagen erhältlich. Für Verwandte bekannter Mutationsträger wird die prädiktive Einzelmutationsanalyse für 283 Euro angeboten.

In Deutschland kostet die BRCA-Diagnostik beim hiesigen Kooperationspartner Bioscentia (Ingelheim) für die Vollsequenzierung der beiden BRCA-Gene 3.980 Euro, für BRCA1 1.995 Euro, für BRCA2 2.385 Euro und für den prädiktiven Einzelmutationsnachweis 210 Euro.

4.4.6   Diskussion

Die deutsche Kostenanalyse ermittelt für die Kombinationsanalyse durch DHPLC und anschließende Sequenzierung Kosten von 1.848 Euro und für die direkte Sequenzierung der beiden BRCA-Gene Kosten von 2.070 Euro je getesteter Person. Diese Kosten sind um 50 % niedriger als der bisherige Patentinhaber in Deutschland für die BRCA-Diagnostik verlangt. Die deutsche Kostenkalkulation erweist sich im internationalen Vergleich als stabil. Die Abweichungen zu den französischen Ergebnissen sind nachvollziehbar. Diese sind wegen den unberücksichtigten Interpretations- und Overheadkosten generell niedriger. Das Verfahren der DHPLC ist in Frankreich infolge niedrigerer Materialpreise und eines geringeren Gerätewie Personalansatzes günstiger. Günstige Einkaufsrabatte sind in Deutschland für größere Laboreinheiten durchaus zu realisieren. Allerdings ist fraglich, ob bei der Berechnung der anteiligen Gerätekosten die nicht anderweitig anrechenbaren Leerlauf- oder Unterbrechungsphasen wie in Frankreich unberücksichtigt bleiben sollten. Die Erhebung der Arbeitszeiten erfolgte in Deutschland anhand von Abschätzungen durch mehrere Labormitarbeiter aus drei bisherigen Versorgungszentren. Gegenüber einem Stoppuhrverfahren ist dieses Vorgehen zwar tendenziell ungenauer, eine ermittelte Abweichung von mehr als 250% ist aber eher unrealistisch. Beim Verfahren der direkten Sequenzierung sind die Unterschiede seitens des Personalaufwandes weniger gravierend. In Frankreich wird etwas mehr Arbeitszeit für die einzelnen Prozessschritte angesetzt. Wesentlich größer sind die Unterschiede bei der Verrechnung der Kosten des genutzten Sequenzierers und der benötigten Reagenzien, diese sind zum Teil durch den technischen Fortschritt bedingt. Heutige Kapillarsequenzierer sind kosteneffektiver als die zum Zeitpunkt der Kostenerhebung in Frankreich verwendeten älteren Gel-Elektrophorese-Systeme.

Die europäischen Kostenvergleiche zeigen, dass die unterschiedlichen Preisspannen beim Verbrauchsmaterial ein beachtliches Einsparpotential aufweisen. Diese sind mit einem Anteil an den Gesamtkosten von 31% bei der DHPLC-Strategie und 41% bei der direkten Sequenzierung der größte Kostenfaktor. Mit größeren Laboreinheiten sind durchaus deutliche Rabattmargen zu erzielen, wie die Angebotspreise der niedergelassenen Labore zur direkten Sequenzierung belegen. Gleichzeitig sind Arbeitsläufe bei einem größeren Analysepotential besser zu operationalisieren und bieten ein größeres Rationalsierungspotential.

Eine weitere Möglichkeit der Kostenreduktion bieten modifizierte Diagnoseschemata. So wird in der französischen Kostenanalyse von lediglich einem zusätzlich zu sequenzierenden Fragment nach der DHPLC ausgegangen. Dies erscheint angesichts der Möglichkeit auch unbedeutende Mutationen zu identifizieren als zu gering angesetzt. Allerdings ist zu hinterfragen, wie viele der derzeit 15 durchschnittlich sequenzierten Fragmente in den deutschen Versorgungszentren für den diagnostischen Aspekt notwendig sind und wie viele Fragmente rein der weiteren Erforschung dienen. Jedes nicht sequenzierte Fragment senkt die Analysekosten um 26,2 Euro. Darüber hinaus ist zu erwägen, die Fragmente in der Reihenfolge ihrer Mutationshäufigkeit nach direkt zu sequenzieren und die Diagnostik bereits nach der ersten eindeutig identifizierten Genmutation abzubrechen. So könnten 65,2% der bislang in Deutschland detektierten Mutationen bereits durch ein Vorscrenning von nur 12 Fragmenten nachgewiesen werden (German consortium 2002), wodurch die Kosten der direkten Sequenzierung auf durchschnittlich 1.730 Euro je Mutationträgerin sinken würden. Experten aus den bisherigen Versorgungszentren führen hier jedoch an, dass ein erhöhtes Erkrankungsrisiko bei Mehrfachmutationen nicht auszuschließen ist.

Große Deletionen können weder mit der DHPLC noch mit der direkten Sequenzierung erkannt werden, sie machen in Deutschland etwa 3-5% der BRCA-Mutationen aus. Der Einsatz eines Deletionsscreenings mittels der Multiplex Ligation Probe Amplification (MLPA) wird gegenwärtig an einigen Zentren erprobt. Die Materialkosten eines Testkits liegen bei 20 Euro, nach Aussagen der Zentren liegt der Arbeitsaufwand für den MTA bei 1,85 Stunden, dies entspricht Personalkosten (inkl. Personalgemeinkosten) von 92 Euro.

4.5   Gesamtkosten der genetischen Beratung und Diagnostik

Die Gesamtkosten setzen sich aus den Beratungskosten und den Analysekosten zusammen. Die Kostenanalyse zeigt einen unterschiedlich hohen Beratungsaufwand der einzelnen Zentren auf. Eine effiziente Umsetzung des Beratungskonzeptes wird bei den drei Zentren mit dem günstigsten Zeitaufwand vermutet. Im Durchschnitt sind hier Kosten, abhängig vom Testergebnis, von 558 bis 604 Euro für den umfassenden Beratungszyklus zu veranschlagen. Bei einem vorzeitigen Ausscheiden der Frauen aus der Beratung, wenn bspw. kein Test erwünscht oder möglich ist, sind die Kosten entsprechend der in Tabelle 4-7 bewerteten Beratungsstufen abzusenken, im Durchschnitt kostet die Beratung 514 Euro je Frau mit Einschlusskriterien. Die Kosten der genetischen Diagnostik hängen vom eingesetzten Verfahren ab. Für die bisherige Versorgung erweist sich die DHPLC-Strategie als das kostengünstigere

Verfahren. Nach dem bisherigen Diagnoseschema fallen Kosten in einer Höhe von 1.848 Euro je getesteter Indexpatientin an. Handelt es sich bei der Ratsuchenden um eine gesunde Frau, wird diese nur hinsichtlich der mutierten Gensequenz untersucht. Dieser prädiktive Test kostet 168 Euro je Beratener. Unter Berücksichtigung von Einsparpotentialen können die Analysekosten zumindest bei dem Verfahren der direkten Sequenzierung weiter gesenkt werden. Die diagnostische Analyse durch niedergelassene Labore ist ab einem Preis von 1.086 Euro möglich.

Die bisherige Versorgung in den Zentren kostete für den Zeitraum zwischen 1997 und 2004 insgesamt über 7,7 Mio. Euro. Dies entspricht jährlichen Kosten von 1.717.377 Euro unter der Annahme von ca. 1.450 jährlichen Erstberatungen und 560 Screeningtests. Im Durchschnitt kostete die Beratung und Testung 1.100 Euro je beratener Frau. Wegen des unterschiedlichen Beratungsbedarfs und der beiden unterschiedlichen Diagnosepfade (Screnningstest/Einzelmutationsnachweis) sind die Kosten der einzelnen Versorgungsgruppen differenzierter zu betrachten. Tabelle 4-16 weist die Verteilung der Frauen nach den Versorgungsprozessen aus, wobei die Anzahl der Frauen auf eine Referenzpopulation von 1.000 Kontakten bezogen ist. Die absolute Anzahl der bislang von 1997 bis 2004 versorgten Frauen und anfallenden Kosten sind mit dem Faktor 12, die jährlich zu erwartende Anzahl von Frauen und Kosten mit dem Faktor 2,67 zu berechnen. Neben den anfallenden Beratungs-, Diagnose- und Gesamtkosten sind die Kostenanteile sowie die durchschnittlichen Kosten je Frau und Beratungsprozess aufgeführt.

Tabelle 4-16: Gesamtkosten einzelner Versorgungsprozesse (bezogen auf 1000 Frauen)

	Frauen	Beratungs- kosten	Diagnose- kosten	Gesamt- kosten	Kosten- anteil	Kosten/ Frau
Gesunde						
Test positiv	19	12.654 €	3.233 €	15.887 €	2,5 %	826 €
Test negativ	28	16.966 €	4.660 €	21.626 €	3,4 %	780 €
Ohne Ergebnis*	255	77.724 €	-	77.724 €	12,1 %	305 €
Erkrankte Angehörige						
Test positiv	7	4.930 €	1.260 €	6.190 €	1,0 %	826 €
Test negativ	2	1.019 €	280 €	1.299 €	0,2 %	780 €
Ratsuchende Erkrankte						
Scanningtest positiv	25	16.270 €	45.723 €	61.992 €	9,6 %	2.506 €
Scanningtest negativ	78	47.789 €	144.404 €	192.193 €	29,9 %	2.460 €
Ohne Ergebnis**	58	17.780 €		17.780 €	2,8 %	305 €
Indexpatientin von Gesunder						
Scanningtest positiv	25	12.437 €	45.723 €	58.160 €	9,0 %	2.351 €
Scanningtest negativ	78	35.685 €	144.404 €	180.089 €	28,0 %	2.305 €
Frauen ohne Einschlusskriterien	425	10.260 €	-	10.260 €	1,6 %	24 €
Frauen mit/ohne Einschlusskriterien	1.000	253.513 €	389.686 €	643.199 €	100,0 %	643 €
Frauen nur mit Einschlusskriterien	575			632.939 €		1.100 €

* nicht gewünscht/ nicht möglich / nicht informativ
** nicht gewünscht

Erwartungsgemäß sind die Kosten der erkrankten Frauen, bei denen der Screeningtest durchgeführt wird, wegen der Diagnosekosten besonders hoch (2.305 Euro bis 2.506 Euro). Die Kostenunterschiede innerhalb dieser Gruppe sind rein auf die verschieden hohen Beratungszeiten zurückzuführen. Der Einzelmutationsnachweis senkt die Kosten hingegen je nach Be-

ratungsaufwand auf 780 Euro bis 826 Euro. Ist ein Test nicht erwünscht, der Einzelmutationsnachweis infolge keiner lebenden Indexpatientin nicht mehr möglich oder wegen eines negativen Indexfalls nicht sinnvoll, fallen reine Beratungkosten von 305 Euro je beratener Frau an.
Der größte Anteil der Kosten entfällt auf die Versorgung der negativ getesteten Indexpatientinnen mit 57,9%, gefolgt von den positiv getesteten Indexfällen mit 18,6% und den Frauen
ohne Ergebnismitteilung mit einem Kostenanteil von 14,9%.

Werden die Screnningskosten unter Verwendung der direkten Sequenzierung und unter der
Annahme eines Outsourcings der Analytik gesenkt, sinken die Gesamtkosten für die Versorgung der Indexpatientinnen entsprechend auf 1.543 Euro bis 1.744 Euro je nach erforderlichen Beratungsaufwand.

Aus Sicht des Kostenträgers sind neben den direkten Gesamtkosten auch die Testkosten je
entdeckter Mutationsträgerin von Bedeutung. Diese wurden bereits in der Kostenanalyse abgeleitet und betragen für die DHPLC-Strategie in den bisherigen Zentren bei 5.092 Euro. Die
Auslagerung der Analytik kann die Diagnosekosten auf 3.043 Euro je entdeckter Mutationsträgerin senken.

4.6   Zusammenfassung und ökonomische Schlussfolgerungen

• Die Kosten der genetischen Beratung sind vom Beratungsaufwand abhängig, der in den
  bisherigen Versorgungszentren zwischen 9 und 24 Stunden liegt. Eine effiziente Umsetzung des Beratungskonzeptes wird in den drei Zentren mit dem günstigsten Zeitaufwand vermutet. Demnach ist ein durchschnittlicher Zeitbedarf von 4 Stunden für die
  Humangenetik, 2,5 Stunden für die Gynäkologie, 3 Stunden für die Psychoonkologie
  und 1,1 Stunden für die verwaltungstechnische Arbeit aus ökonomischer Sicht anzu-
  streben. Die hieraus ableitbaren Beratungskosten liegen zwischen 558 Euro bei einem
  negativen Ergebnis und 604 Euro bei einem positiven Ergebnis, wobei das erste Beratungsgespräch mit 301 Euro je beratener Frau der zeit- und kostenintensivste Bera-
  tungsteil ist. Aus ökonomischer Sicht besteht Abklärungsbedarf ob eine derart zeitinten-
  sive Beratung durch die drei Fachdisziplinen in dem frühen Stadium der Beratung bereits Sinn macht und nicht Beratungsinhalte in die zweite Beratungsphase zu verlagern
  sind, in der weniger Frauen beraten werden. Im Durchschnitt kostet die Beratung einer
  Frau mit Einschlusskriterien 514 Euro.

• Die genetische Analyse von BRCA1 und BRCA2 mit der DHPLC-Strategie kostet ca.
  1.848 Euro je getesteter Person, wobei die Personalkosten mit einem Anteil von 43%
  der größte Kostenfaktor sind. Das Verbrauchsmaterial hat einen Kostenanteil von 33%,
  die Laborgeräte von 21% und die Raumkosten von 3%. Der prädiktive Test kostet
  168 Euro je Person.

• Die genetische Analyse von BRCA1 und BRCA2 durch die direkte Sequenzierung
  kostet in den Laboren der bisherigen Versorgungszentren 2.070 Euro je getesteter Person. 51% der Kosten entfallen auf das Personal, 41% der Ausgaben auf das
  Verbrauchsmaterial. Laborgeräte machen 7% und Raumkosten 1 % der Kosten aus. Der
  prädiktive Test kostet 168 Euro je Person.

- Der Preis der BRCA-Diagnostik liegt bei 3.980 Euro beim Kooperationspartner des Pateninhabers in Deutschland, in den Vereinigten Staaten liegt der aktuelle Preis der Vollsequenzierung der BRCA1- und BRCA2-Gene bei 2.403 Euro. Der prädiktive Test kostet in Deutschland 210 Euro und in den USA 283 Euro.

- Kosteneinsparpotentiale sind für beide Verfahren in den Bereichen Personal, Verbrauchsmaterial und Laborgeräte anzunehmen. Gegenwärtig erfolgt die Analyse in kleinen Fallzahlen von 50 bis 60 Analysen im Jahr. Ein größeres Analysepotential ermöglicht rationalisierte Arbeitsprozesse, zugleich können leistungsstärkere Analyseeinheiten eingesetzt werden und beim Einkauf des Verbrauchsmaterials größere Einkaufsrabatte erzielt werden. Die Angebote niedergelassener Labore zeigen, dass die Kosten der direkten Sequenzierung um bis zu 45% gesenkt werden können. Ein Outsourcing der bestehenden genetischen Analytik würde die Kosten entsprechend senken, zugleich aber die Beratungstätigkeit von der Diagnose trennen. Dies würde einerseits der latenten Gefahr einer angebotsinduzierten Nachfrageausweitung entgegenwirken, auf der anderen Seite die weitere Erforschung und Weiterentwicklung der bisherigen Versorgung jedoch erschweren. Kosteneinsparpotentiale aufgrund veränderter Diagnosestrategien, die die Anzahl der untersuchten Gensequenzen reduzieren, sind denkbar, müssen aber ggf. genauer medizinisch wie ökonomisch evaluiert werden, um eine entsprechende Aussage treffen zu können.

- Die Gesamtkosten der genetischen Beratung und Diagnostik belaufen sich im Rahmen der bisherigen DHPLC-Strategie auf ca. 2.400 Euro je beratener Indexpatientin und 800 Euro je gesunder Frau. Die Versorgungskosten der Indexpatientinnen können bei einem Outsourcing der Analytik auf ca. 1.630 Euro je beratener Frau gesenkt werden.

- Die Identifikation einer Mutationsträgerin kostet 5.092 Euro für die DHPLC-Strategie und ist bei einer Auslagerung der Analyse ab 3.043 Euro realisierbar.

Literatur

Bundesministerium der Finanzen (2004a): AfA-Tabelle für die allgemein verwendbaren Anlagegüter. Quelle: http://www.bundesfinanzministerium.de/dokumente/ix-..15472/Artikel.htm, letzter Zufgriff 27.08.2004

Bundesministerium der Finanzen (2004b): Sachkostenpauschale eines Arbeitsplatzes in der Bundesverwaltung. Quelle: http://www.bundesfinanzministerium.de/dokumente/ix-..1844/Artikel. htm, letzter Zufgriff 27.08.2004

Cromwell D.M (1998): Cost Analysis of Alternative Approaches to Colorectal Screening in Familial Adenomatous Polyposis. *Gastroenterology 114: 893-901*

Europäisches Patentamt (2004): "Myriad/breast cancer" patent revoked after public hearing. Pressemitteilung vom 18.05.2004. Quelle: http://www.european-patent-office.org/news/pressrel/ 2004_05_18_e.htm, letzter Zugriff 24.08.2004

German consortium of hereditary breast and ovarian cancer (2002). Comprehensive Analysis of 989 Patients with breast or ovarian cancer provides BRCA1 and BRCA2 mutation profiles and frequencies for the german population. *Int J Cancer 97: 472-480*

Grann VR, Whang W, Jacobson JS, Heitjan DF, Antman KH, Neugut AI (1999) Benefits and costs of screening Ashkenazi Jewish women for BRCA1 and BRCA2. *J Clin Oncol.* 17:494-500

Griffith GL, Edwards RT, Gray J (2004) Cancer genetics services: a systematic review of the economic evidence and issues. *Br J Cancer.* 90:1697-703

Institut für Arbeitsmarkt- und Berufsforschung (IAB) (2004) Kurzbericht Nr. 5 Quelle: http://www.iab.de/asp/internet/dbdokShow.asp?pkyDoku=k040315n01, letzter Zugriff 27.08. 2004

Lawrence WF, Peshkin BN, Liang W, Isaacs C, Lerman C, Mandelblatt JS (2001) Cost of genetic counseling and testing for BRCA1 and BRCA2 breast cancer susceptibility mutations. *Cancer Epidemiol Biomarkers Prev.* 10:475-81

National Institute for Clinical Excellence, London. (2004) NICE Clinical Guideline 14: Familial breast cancer. The classification and care of women at risk of familial breast cancer in primary, secondary and tertiary care.

Sevilla C (2003) Evaluation economique des innovations biomedicales: l'exemple de la diffusion des tests genetiques en oncologie. Diss. (Marseille)

Sevilla C, Julian-Reynier C, Eisinger F, Stoppa-Lyonnet D, Bressac-de Paillerets B, Sobol H, Moatti JP (2003) Impact of gene patents on the cost-effective delivery of care: the case of BRCA1 genetic testing. *Int J Technol Assess Health Care.* 19: 287-300

Tengs TO, Berry DA (2000) The cost effectiveness of testing for the BRCA1 and BRCA2 breast-ovarian cancer susceptibility genes. *Dis. Manag. Clin. Outcomes.* 1: 15-24

Vasen HF, van Ballegooijen M, Buskens E, Kleibeuker JK, Taal BG, Griffioen G, Nagengast FM, Menko FH, Meera Khan P (1998) A cost-effectiveness analysis of colorectal screening of hereditary nonpolyposis colorectal carcinoma gene carriers. *Cancer.* 82:1632-7

Wallace AJ, Wu CL, Elles RG (1999) Meta-PCR: A novel method for creating chimeric DNA molecules and increasing the productivity of mutation scanning techniques. *GenetTest.* 3: 173-83

Anhang Gesundheitsökonomie

Tabelle A-1: Zeitaufwand der Beratungszentren nach Beratungsschritten (gew. Mittelwert)

Beratungsschritte	Humangentik	Gynäkologie	Psycho-onkologie	Sekretariat
	min	min	min	min
Telefonische Anmeldung	1,2	1,8	1,3	10,1
Fragebogenauswertung	5,3	15,9	17,8	10,5
Einladung 1. Beratungsgespräch	2,2	2,4	0,7	9,6
1. Beratungsgespräch				
Minuten für die Vorbereitung	12,6	10,8	7,7	9,8
Minuten je Gespräch	55,4	47,7	39,8	19,2
Minuten für die Nachbereitung	49,1	29,1	15,3	40,8
Einladung 2. Beratungsgespräch	4,3	3,6	1,9	5,1
2. Beratungsgespräch				
Minuten für die Vorbereitung	9,4	11,0	6,6	13,4
Minuten je Gespräch	29,7	28,0	14,8	14,3
Minuten für die Nachbereitung	17,8	18,2	5,4	21,9
Einladung Ergebnismitteilung	3,1	3,7	0,8	9,0
Ergebnismitteilung				
Minuten für die Vorbereitung (positiv)	17,5	12,8	10,7	8,3
Minuten für die Vorbereitung (negativ)	12,8	11,3	8,4	6,7
Minuten je Gespräch (pos)	40,0	37,5	40,9	17,6
Minuten je Gespräch (neg)	33,5	35,6	34,1	17,6
Minuten für die Nachbereitung (pos)	28,9	24,0	11,8	17,2
Minuten für die Nachbereitung (neg)	25,4	18,8	11,5	16,9
Telef. Zw. den Beratungsgesprächen	3,9	3,4	3,4	4,8
Zusätzliche psychologische Beratung			65,1	
Summe bei pos. Befund (min)	280,4	249,7	243,9	211,6
Summe bei pos. Befund (h)	**4,7**	**4,2**	**4,1**	**3,5**
Summe bei neg. Befunf (min)	265,7	241,1	234,6	209,6
Summe bei neg. Befund (h)	**4,4**	**4,0**	**3,9**	**3,5**

Tabelle A-2: Arbeitsaufwand des MTAs in der BRCA-Diagnostik je Person

Prozessschritte	DHPLC + Sequenzierung	Direkte Sequenzierung
DNA-Extraktion	0,6 Stunden	0,6 Stunden
PCR	1,4 Stunden	-
Gel-Kontrolle	1,8 Stunden	1,6 Stunden
DHPLC	2,9 Stunden	-
PCR für Sequenzierung	0,8 Stunden	1,8 Stunden
1. Aufreinigung	0,9 Stunden	1,8 Stunden
Sequenzierungs-PCR	0,7 Stunden	3,0 Stunden
2. Aufreinigung	0,4 Stunden	1,5 Stunden
Sequenzierung (Vorbereitung)	0,8 Stunden	2,3 Stunden
Auswertung der Seq. (Gerät + Auge)	1,3 Stunden	8,5 Stunden
Auswertung der DHPLC	1,0 Stunden	-
Summe	**12,6 Stunden**	**21,0 Stunden**

Tabelle A-3. Arbeitsaufwand des wissenschaftlichen Mitarbeiters in der BRCA-Diagnostik je Person

Prozessschritte	DHPLC + Sequenzierung	Direkte Sequenzierung
Fehlersuche (Labor)	0,4 Stunden	0,5 Stunden
Qualitätskontrolle	0,3 Stunden	0,4 Stunden
Ergebniskontrolle DHPLC	0,7 Stunden	-
Ergebniskontrolle Sequenzierung	0,7 Stunden	2,5 Stunden
Interpretation / Befunderstellung	0,9 Stunden	0,9 Stunden
Evaluierung	3,0 Stunden	3,0 Stunden
Summe	**6,0 Stunden**	**7,3 Stunden**

Tabelle A-4: Arbeitsaufwand des MTAs in Frankreich und Deutschland je Person für die DHPLC

Prozessschritte	Frankreich	Deutschland
PCR	0,2 Stunden	1,4 Stunden
Gel-Kontrolle	1,5 Stunden	1,8 Stunden
DHPLC	0,3 Stunden	2,9 Stunden
Auswertung der DHPLC	0,8 Stunden	1,0 Stunden
Summe	**2,8 Stunden**	**7,1 Stunden**

Tabelle A-5: Arbeitsaufwand des MTAs in Frankreich und Deutschland je Person für die direkte Sequenzierung

Prozessschritte	Frankreich	Deutschland
PCR für Sequenzierung	1,2 Stunden	1,8 Stunden
Gel-Kontrolle	3,1 Stunden	1,6 Stunden
1. Aufreinigung	2,3 Stunden	1,8 Stunden
Sequenzierungs-PCR	4,7 Stunden	3,0 Stunden
2. Aufreinigung	1,5 Stunden	1,5 Stunden
Sequenzierung	4,5 Stunden	2,3 Stunden
(Auswertung)	0,4 Stunden	8,5 Stunden
Summe	**17,8 Stunden**	**11,9 Stunden**

5   Zusammenfassende Bewertung

Ansgar Gerhardus, Alexander Haverkamp, Henriette Schleberger und
Brigitte Schlegelberger

In Deutschland erkranken jährlich etwa 47 500 Frauen an Brust- und 10 000 Frauen an Eierstockkrebs. Bei etwa 2500-5000 Frauen oder 5-10% der Brustkrebsfälle wird ein erblicher
Hintergrund angenommen, ca. die Hälfte davon wird durch bekannte Mutationen der Gene
BRCA1/2 ausgelöst. Bei Eierstockkrebs sind 5-10%, also 500-1000 Fälle jährlich erblicher
Natur, der weitaus überwiegende Anteil entfällt auf BRCA1/2-Mutation (Arbeitsgemeinschaft
2004). Schätzungen für Deutschland zur Häufigkeit der BRCA-Mutationen in der allgemeinen Bevölkerung liegen bei etwa 1:345 Personen oder 115 000 Frauen, die von einer der beiden Mutationen betroffen sind (Schmutzler et al. 2003).

Das Risiko bis zum 70. Lebensjahr an Brustkrebs zur erkranken wurde für unselektierte
BRCA1/2-Mutationsträgerinnen in einer Metaanalyse für BRCA1 mit 65% (95%-
Konfidenzintervall: 51%-75%) und für BRCA2 mit 45% (33%-54%) berechnet, das Ovarialkarzinomrisiko mit 39% (22%-51%) bzw. 11% (2%-19%). In Abhängigkeit von der Familienanamnese (z.B. niedriges Alter bei Manifestation der Erkrankung, hohe Zahl der betroffenen Verwandten) kann das Erkrankungsrisiko jedoch auch deutlich höher liegen (Antoniou et
al. 2003).

Im Rahmen des Verbundprojekts „Familiärer Brust- und Eierstockkrebs" wurden von der
Deutschen Krebshilfe zwischen 1997 und 2004 zwölf universitäre Zentren gefördert, die eine
Beratung und ggf. Testung von Personen mit einem familiären Risiko für eine BRCA1/2-
Mutation vornahmen. Eckpunkte des konsentierten Konzepts sind ein mehrstufiger, interdis-
ziplinärer Beratungsprozess, eine Teststrategie mit einer Kombination aus einem Screening-
test (DHPLC) und der direkten Sequenzierung sowie einer in Abhängigkeit vom Mutationsstatus bzw. der Risikokonstellation stratifizierten Empfehlung zur Prävention/Früherkennung.
Teil des Konzepts ist auch, dass die genetische Testung in der Regel bei einer Erkrankten, der
sog. Indexpatientin, vorgenommen werden muss.

Mit dem Auslaufen der Förderung und der möglichen Übernahme in die Regelversorgung
wurde eine Bewertung der Beratung, der diagnostischen Strategie, der Testverfahren und der
Kosten notwendig. In Form eines interdisziplinären Health Technology Assessment wurden
die Bereiche „Beratungsprozess", „Diagnostische Genauigkeit verschiedener Testverfahren",
und „Kosten von Beratung und Testung" betrachtet.

Beratungsprozess

Im ersten Schritt des Beratungsprozesses wird eine Stammbaumanalyse vorgenommen, die
der Erfassung des Risikos der Ratsuchenden dient. Dieses a priori-Risiko bestimmt das weitere Vorgehen.

Für Deutschland hat das Verbundprojekt mit eigenen Daten neun Risikokonstellationen gebildet, von denen vier ein moderat erhöhtes Risiko bedeuten (Mutationsrisiko ca. 10-20%), während fünf Gruppen ein hohes Risiko (Mutationsrisiko >20%) aufweisen. Frauen mit moderatem und hohem Risiko wird eine molekulare Diagnostik der BRCA1/2-Gene angeboten. Bei einem niedrigen Risiko (Mutationsrisiko <10%), kann die Ratsuchende beruhigt und an die allgemeine Vorsorge verwiesen werden. In Einzelfällen (z.B. Feststellung des Risikos durch zu kleine Familien nur eingeschränkt möglich) steht auch Frauen, die die o.g. Kriterien nicht erfüllen, die molekulare Diagnostik offen.

Für die Beratungsgespräche gelten zunächst die allgemeinen Anforderungen, wie sie in den Richtlinien der Bundesärztekammer (1998) oder auch dem Eckpunktepapier des Nationalen Ethikrates formuliert wurden. Dazu gehören die differenzierte Erörterung des individuellen Risikos und die Darstellung der medizinischen, psychischen, familiären und sozialen Konsequenzen der denkbaren Testergebnisse. Die Beratung muss sowohl vor wie auch nach der Testung stattfinden, und das Beratungsteam muss die notwendigen interdisziplinären Fachkenntnisse aufweisen. Neben Ärzten für Humangenetik sind daher auch Gynäkologen und Psychotherapeuten involviert. Die Beratung erfolgt non-direktiv, d.h. die Ratsuchende soll nach ausreichender Information ohne Beeinflussung durch die Berater über eine Testung entscheiden können.

Im ersten Gespräch wird über das individuelle Risiko der Ratsuchenden gesprochen, das bei bereits Erkrankten auch die Frage eines möglichen Rezidivs oder einer zweiten Krebserkrankung betrifft. Oft steht auch die mögliche Vererbung an die Kinder im Vordergrund. Insbesondere wenn die Wahrscheinlichkeit der Weitergabe einer Mutation an die Kinder verstanden werden soll, ist ein Grundverständnis der Vererbungslehre erforderlich. Das individuelle Erkrankungsrisiko sollte auf mehrere Arten - möglichst auch quantitativ - kommuniziert werden. Wichtig ist auch, die verfahrensimmanenten Unsicherheiten, bzgl. des Mutationsstatus und der Erkrankungswahrscheinlichkeit sowohl vor als auch nach dem Test anzusprechen. In dem Gespräch werden auch die möglichen medizinischen Konsequenzen und Maßnahmen, wie Früherkennung und prophylaktische Operationen, angesprochen sowie eine psychologische Beratung angeboten. Die Ergebnisse des Beratungsgespräches werden der Ratsuchenden in einem ausführlichen Brief mitgeteilt.

Nach der Erstberatung wird eine mindestens vierwöchige Bedenkzeit eingehalten, während der sich die Ratsuchende für oder gegen eine molekulare Diagnostik entscheidet. In etwa der Hälfte der Fälle handelt es sich bei der Ratsuchenden um nicht-erkrankte Frauen, sodass auch die erkrankte „Indexpatientin" identifiziert und ihre Bereitschaft zu dem Test erfragt werden muss. Die bisherigen Erfahrungen zeigen, dass in etwa der Hälfte der Fälle eine molekulare Diagnostik durchgeführt wird. In ca. 30% der Fälle ist eine molekulare Diagnostik nicht möglich ist (z.B. wenn keine lebende Indexpatientin identifiziert werden kann) und in etwa 20% wird sie nach Beratung nicht gewünscht. Bei etwa 2% der Frauen besteht eine psychoonkologische Kontraindikation.

Das zweite Gespräch vor dem Test ähnelt strukturell dem Erstgespräch. Am Ende dieses Gesprächs erfolgt bei Einwilligung die Blutentnahme bei der Indexpatientin und bei der gesunden Ratsuchenden, die nur dann untersucht wird, falls bei der Indexpatientin eine Mutation gefunden wird. Sobald das Ergebnis vorliegt, erhält die Ratsuchende eine schriftliche Mitteilung darüber, verbunden mit dem Angebot zu einem dritten interdisziplinären Beratungsgespräch. In diesem Beratungsgespräch wird das Ergebnis der molekulargenetischen Untersuchung offengelegt und konkret geklärt, welche unmittelbaren Konsequenzen die Ratsuchende daraus zieht.

Bei Nachweis einer Mutation bei der Indexpatientin wird anschließend die gesunde Ratsuchende getestet. Dabei beschränkt sich die Suche auf die bereits identifizierte Mutation. Mutationsträgerinnen (gesunden wie bereits erkrankten) wird die Aufnahme in ein Präventions- und Früherkennungsprogramm empfohlen. Fällt der gezielte Test bei der Gesunden negativ aus, entspricht ihr Risiko dem der Normalbevölkerung, spezifische Maßnahmen sind nicht nötig. Lässt sich bei der Indexpatientin keine Mutation nachweisen, entfällt auch die Suche bei der gesunden Ratsuchenden. In diesem Fall wird zwischen Ratsuchenden mit hohem Risiko und moderat erhöhtem Risiko unterschieden. Frauen mit hohem Risiko wird wie den Mutationsträgerinnen die Teilnahme an dem Präventions- und Früherkennungsprogramm empfohlen, mit dem Unterschied, dass von einer prophylaktischen Mastektomie abgeraten wird. Diese Regelung gilt auch dann, wenn eine Testung nicht möglich ist, z.B. wenn die Indexpatientin(nen) verstorben ist (sind). Frauen mit moderat erhöhtem Risiko werden an die allgemeine Vorsorge verwiesen. Bei Frauen, die für den Test in Frage kommen, diesen aber ablehnen, wird - unabhängig von ihrem Risikostatus - eine Teilnahme an der spezifischen Prävention und intensivierten Früherkennung in einem Papier des Verbundprojekts nicht befürwortet (Verbundprojekt 2004). Diese Empfehlung ist jedoch umstritten, da in der Konsequenz das Ablehnen eines Gentests einen erheblichen Nachteil für die Ratsuchende bedeuten würde: sie hätte keinen Zugang zu einem intensivierten Früherkennungsprogramm, obwohl ihr a priori-Risiko deutlich erhöht ist. Dies würde das Prinzip der non-direktiven Beratung unterlaufen, die zum Ziel hat den Ratsuchenden eine eigenständige Entscheidung über den Umgang mit ihrem genetischen Risiko und eine informierte Zustimmung (informed consent) zum Gentest zu ermöglichen. Die non-direktive Beratung und der informed consent sind in der Richtlinie der Bundesärztekammer zur genetischen Beratung bei erblichen Krebserkrankungen (1998) verbindlich vorgeschrieben und werden auch im Eckwertepapier des Nationalen Ethikrats, von der Gesellschaft für Humangenetik und vielen anderen Beteiligten gefordert.

Diagnostische Genauigkeit der molekulargenetischen Testverfahren

Die direkte Sequenzierung ist der Goldstandard in der Diagnostik der BRCA1/2 Mutationen. Da sie als relativ aufwändig und kostenintensiv gilt, wird häufig eine kombinierte Strategie angewandt, bei der im ersten Schritt ein „Screening" durchgeführt wird, in Deutschland und anderen Ländern mittels der DHPLC. Erst bei auffälligen Befunden wird im zweiten Schritt gezielt das betroffene Fragment mittels der direkten Sequenzierung untersucht. Neben der DHPLC kommen grundsätzlich auch eine Reihe anderer Techniken als Screening-Verfahren in Betracht.

In einem systematischen Review wurde daher die diagnostische Genauigkeit verschiedener Testverfahren zur Identifikation von Mutationen in den Genen BRCA1 und BRCA2 evaluiert. Die eingeschlossenen Studien mussten die diagnostische Genauigkeit vergleichend mit dem Referenzstandard „Direkte Sequenzierung" evaluieren. Von zunächst 3 016 potenziell relevanten Publikationen wurden letztlich zehn Studien, die insgesamt zwölf Verfahren evaluierten, eingeschlossen. Gründe für die insgesamt mäßige Qualität der Studien waren insbesondere die unzureichende Berichtsqualität und die geringe Größe der Studienkollektive. Die zwölf untersuchten Verfahren wurden nach einer detaillierten Datenextraktion in die Gruppen „Experimentell" oder „Prinzipiell für die Routineversorgung geeignet" eingestuft.

Experimentelle Verfahren

Als experimentell galten Verfahren, wenn eines der folgenden Kriterien erfüllt war: (1) Es wurde nur in einer Publikation oder von einer Gruppe beschrieben, (2) weder das BRCA1- noch das BRCA2-Gen wurden mit dem Verfahren jemals komplett untersucht, (3) es wurden nur einzelne Patientenproben/Zelllinien untersucht, so das die Aussagekraft des Ergebnisses eingeschränkt ist, (4) die Methode stellt schwierige Anforderungen, die unter Routinebedingungen kaum zu erfüllen sind. Unter diese Methoden fielen Hefe-basierte Verfahren (*Stop-Codon-Assay*), der *Mikronukleus-Test*, automatisierte Varianten Gel-basierter Verfahren (*Flourescence-Conformation Sensitive Gel Electrophoresis* (F-CSGE), *Restriction Endonuclease Fingerprinting-Single-Strand-Conformation-Polymorphism* (REF-SSCP)), *RNA-basierte Verfahren,* und enzymatische Verfahren (*Enzymatic Mutation Detection* (EMD), *Multiple Dye – Cleavase Fragment Length Polymorphism* (MD-CFLP)).

Prinzipiell für die Routineversorgung geeignete Verfahren

Grundsätzlich für die Routineversorgung geeignet sind die Verfahren *Single-Strand-Conformation-Polymorphism* (SSCP), *Conformation Sensitive Gel, Electrophoresis* (CSGE), *Two-Dimensional-Gene-Scanning* (TDGS), *Protein Truncation Test* (PTT) und die *Denaturing High Performance Liquid Chromatography* (DHPLC). Die Verfahren *SSCP, CSGE, TDGS* wiesen jedoch in den eingeschlossenen Studien unakzeptabel niedrige Sensitivitäten zwischen 50% und 91% auf, sodass der Einsatz dieser Methoden nicht empfohlen werden kann. PTT ist auf die Entdeckung von trunkierenden Mutationen limitiert. Da auch nicht-trunkierende Mutationen pathogen sein können, ist dieses Verfahren als Screening-Test ebenfalls nicht geeignet.

Als einziges der evaluierten Verfahren kommt somit zum jetzigen Zeitpunkt die DHPLC als Screening-Methode in Frage. In vier Studien wurde für die DHPLC eine Sensitivität und Spezifität von 100% bzw. keine falsch negativen oder falsch positiven Ergebnisse ermittelt. Die Methode ist weitgehend automatisiert, entsprechend für hohen Durchsatz geeignet und relativ unabhängig von untersucherabhängigen Einflüssen. Dieses Ergebnis deckt sich mit der Befragung des Verbundprojekts: acht Zentren berichten über Erfahrungen mit anderen Screening-Methoden wie z.B. PTT, SSCP, DDF und EMD, die überall aufgrund der geringeren Sensitivität und des hohen Arbeitsaufwands verlassen wurden.

Alle Studien zur DHPLC betrachteten allerdings nur das BRCA1-Gen, sodass keine direkte Aussage zur Übertragbarkeit der Ergebnisse auf BRCA2 möglich ist. Grundsätzlich ist aber davon auszugehen, dass die Ergebnisse von BRCA1 auf BRCA2 übertragbar sind, da sich die einzelnen Exons des BRCA1-Gens in ihrer Sequenz mindestens so sehr voneinander unterscheiden wie von den Exons des BRCA2-Gens. Auch international werden in den Ländern, in denen ein Screening mittels DHPLC durchführt wird, namentlich in Frankreich, Belgien und Italien, sowohl BRCA1 als auch BRCA2 mittels DHPLC untersucht (Hopwood et al. 2003). Fünf von zehn Zentren des Verbundprojekts berichteten, dass sie einzelne Exons von vornherein sequenzieren und dabei auf ein Vorscreening mittels DHPLC verzichten. Dieses Vorgehen betrifft Exons auf beiden Genen.

Kosten der Beratung und Diagnostik bei BRCA-Mutationen

Der Aufwand der genetischen Beratung wurde mit einem standardisierten Fragebogen in den zwölf bisherigen Beratungszentren erhoben und erfasste den Zeitbedarf zuvor definierter Beratungsabschnitte der drei beteiligten Fach- und Arbeitsbereiche. Das Beratungskonzept wird in den einzelnen Zentren unterschiedlich zeitintensiv umgesetzt, die durchschnittliche Beratungsdauer variiert zwischen 9 und 24 Stunden. Im Median sind für eine Beratung jeweils 4 Stunden Arbeitszeit für den Humangenetiker und den Gynäkologen, 3,5 Stunden für den Psychoonkologen und bis zu 1,5 Stunden für eine Verwaltungskraft zu veranschlagen. Dies führt unter Berücksichtigung der anteiligen Raum-, Material- und Personalgemeinkosten zu einem Aufwand von 729 Euro bis 751 Euro je beratener und getesteter Person. Der Mittelwert über die drei Zentren mit dem geringsten Beratungsaufwand ermittelt einen Arbeitsaufwand von 9,7 bis 10,4 Stunden, wodurch die Beratungskosten zum Median aller Zentren um bis zu 171 Euro auf 558 Euro bis 604 Euro je getesteter Frau sinken. Das gesamte Beratungsprogramm hätte in den Referenzzentren ca. 3 Mio. Euro für den Zeitraum zwischen 1997 und 2004 gekostet. Dies entspricht jährlichen Kosten von 677 457 Euro unter der Annahme (abgeleitet aus den Leistungszahlen der vergangenen Jahre), dass jährlich ca. 1 450 Erstberatungen und 550 Screening-Tests vorgenommen werden.

Die Kosten für die molekulare Diagnostik wurden für die Kombinationsanalyse durch DHPLC und anschließende direkte Sequenzierung sowie die unmittelbare direkte Sequenzierung evaluiert. Der Arbeitsaufwand der Diagnostik wurde mit einem standardisierten Fragebogen erhoben, der neben den anfallenden Arbeitszeiten in den einzelnen Prozessschritten den Zeitaufwand für die Etablierung der Methodentechnik sowie anfallende Zeiten für Wartungsarbeiten und Fehlersuche erfasste.

Für die Kombinationsanalyse durch DHPLC und anschließende Sequenzierung wurden Kosten von 1.848 Euro, für die direkte Sequenzierung alleine Kosten von 2.070 Euro je getesteter Person ermittelt. Diese Kosten sind um 50% niedriger als der bisherige Patentinhaber in Deutschland für die BRCA-Diagnostik in Rechnung stellt. Die Kostenkalkulation erweist sich im internationalen Vergleich als stabil. Die Angebote niedergelassener Labore zeigten, dass die Kosten der direkten Sequenzierung um bis zu 45% gesenkt werden können, somit sind insbesondere durch Mengeneffekte Kosteneinsparpotentiale in den Bereichen Personal, Verbrauchsmaterial und Laborgeräte anzunehmen. Die molekulargenetische Diagnostik hat ca. 4,6 Mio. Euro für den Zeitraum zwischen 1997 und 2004 gekostet. Dies entspricht jährlichen Kosten von 1.039.920 Euro unter der Annahme von ca 1 450 jährlichen Erstberatungen und 549 Screening- sowie 151 gezielten prädiktiven genetischen Tests.

Die gesamte genetische Beratung und Testung in den bisherigen Versorgungszentren kostete mehr als 7,7 Mio. Euro für den Zeitraum von 1997 bis 2004. Dies entspricht einem jährlichen Aufwand von 1 717 377 Euro. Die durchschnittlichen Kosten belaufen sich im Rahmen der Kombinationsanalyse auf ca. 2 400 Euro je beratener Indexpatientin und beim Einzelmutationsnachweis auf 800 Euro je beratener Frau.

Bedingungen und Strategien für die BRCA-Diagnostik in Deutschland

Die Einschlusskriterien zur molekularen Diagnostik sollten unter Einbeziehung der beteiligten Gruppen konsentiert werden. Die empirische Basis liefern die Daten des Verbundprojekts, die weiter fortgeführt werden sollten, da einige Risikokonstellationen bisher notwendigerweise auf geringen Fallzahlen basieren und entsprechend große Konfidenzintervalle aufweisen. Eine Beschränkung auf die Hochrisikogruppe, wie beispielweise in Großbritannien praktiziert, würde nach den bisherigen Erfahrungen die jährliche Zahl der Screeningtests von etwa 600 auf 380 sinken. Der Verzicht auf die Testung der Gruppe mit moderatem Risiko würde bedeuten, dass bei ca. 23 Familien und 11 gesunden Frauen pro Jahr eine Mutation nicht erkannt würde, mit der Folge, dass diese Frauen nicht in Präventions- und Früherkennungsprogramme aufgenommen werden könnten.

Neben den festgelegten Risikokonstellationsgruppen sollte eine Möglichkeit zur flexiblen Handhabung in Einzelfällen weiterhin gewährleistet bleiben. Gleichzeitig muss dafür gesorgt werden, dass dies nicht zu einer - aufgrund des veränderten Erstattungsmodus zu erwartenden - ungewollten Indikationsausweitung führt.

Für den vollständigen Beratungsprozess sind in Deutschland für genetische Erkrankungen Standards vorgegeben, die - auch unabhängig von der Situation beim familiären Brust- und Eierstockkrebs - einen Großteil des Prozesses determinieren. Ein mehrstufiges Vorgehen, die notwendige interdisziplinäre Fachkenntnis und das Primat der nicht-direktiven Beratung erfordern Qualifikationen und Strukturen, die nur in bestimmten Zentren vorgehalten werden können. Inwieweit eine erste Risikostratifizierung auch von nicht-spezialisierten Bereichen übernommen werden könnte, wie es z.B. in der Leitlinie des NICE empfohlen wird, sollte diskutiert werden. Die bisherigen Erfahrungen lassen allerdings darauf schließen, dass der Aufwand für diesen Prozessschritt für die Zentren relativ gering ist. Aufgrund des erforderlichen Fachwissenes ist nicht klar, ob Ärzte, die nicht täglich damit umgehen, bei vertretbarem Aufwand vergleichbar zuverlässige Einstufungen vornehmen könnten. Bei der Weiterentwicklung des Beratungsprozesses ist es sicher wertvoll, systematische Rückkopplungen der Ratsuchenden einzuholen; erste Schritte finden sich bei Nippert et al. (2003). Die aktive Einbindung der Patientinnen wird zur Zeit noch dadurch erschwert, dass keine spezifischen Selbsthilfegruppen/Patientenvertreterinnen zum familiären Brust- und Eierstockkrebs identifiziert werden können.

Hinsichtlich der Teststrategien zeigt der sytematische Review eine Gleichwertigkeit von DHPLC + ergänzender direkter Sequenzierung und der unmittelbaren direkten Sequenzierung, mit der Einschränkung, dass die diagnostische Genauigkeit bzgl. BRCA2 für die DHPLC aus anderen Quellen extrapoliert werden musste. Der Kostenunterschied zwischen den Verfahren fiel deutlich geringer aus, als erwartet. Unter den gegenwärtigen Umständen würde man zwar aufgrund der etwas geringeren Kosten eine Empfehlung zugunsten des Screenings mittels DHPLC aussprechen, die von uns erhobenen Preise einzelner privater Labors deuten aber an, dass bei entsprechenden Mengen auch die direkte Sequenzierung preislich konkurrenzfähig ist. Abzuwägen bleibt auch, inwieweit eine Untersuchung bei der Detektion einer Mutation abgebrochen werden kann. Der Efffektivitätsgewinn würde nur bei den ca. 25% mutationspositiven Indexpatientinnen zum Tragen kommen, bei denen die Analyse durchschnittlich nach ca. 30-40% der Fragmente abgebrochen werden könnte, letztlich würden also etwa 10% weniger Fragmente untersucht. Dem steht die offene Frage eines möglicherweise erhöhten Risikos bei Mehrfachmutationen und der Verlust an versorgungsrelevanter Forschung entgegen.

Deletionen größerer Bereiche eines Genes werden weder mit den hier besprochenen Screening-Tests noch mit der direkten Sequenzierung, sondern nur mit der Multiplex Ligation-dependent Probe Amplification (MLPA) erkannt. Fünf der befragten Zentren untersuchten mit diesem Test die zuvor negativ getesteten Personen und fanden in 3-5% der Fälle eine große Deletion. Es erscheint denkbar, alle Proben, in denen keine Mutation im BRCA1- oder BRCA2-Gen nachgewiesen werden konnte, noch einmal auf größere Deletionen hin zu untersuchen. Zukünftig könnte dieser Test auch vorab durchgeführt werden, da in den Fällen mit Deletion die aufwändige Mutationssuche unterbleiben könnte. Einer Entscheidung für eine dieser Strategien sollte jedoch eine explizite Bewertung der diagnostischen Wertigkeit und der Kosten des Testverfahrens vorgeschaltet sein.

Unabhängig von der Wahl des Verfahrens sind eine Reihe von Maßnahmen notwendig, um eine adäquate Qualität zu garantieren: bei der Befragung der Zentren wurden u.a. ein standardisiertes Vorgehen bei der Labordiagnostik mit SOPs und ergebnisorientierter Qualitätskontrolle, das Mitführen von Positivkontrollen, eine ausreichende Validierung im Falle der DHPLC, Ringversuche, regelmäßiger Austausch zur Bedeutung von Unclassified Variants, ein regelmäßiges Literatur-Update und die Dokumentation von Mutationen in einer gemeinsamen, über das Internet abfragbaren Datenbank genannt. Eine Besonderheit der genetischen Diagnostik, die hier zum Ausdruck kommt, ist die ständige Weiterentwicklung der Definition von pathogenen und nicht-pathogenen Mutationen. Bei der Frage der Erstattung sollte daher u.a. zur Auflage gemacht werden, dass die Ergebnisse einer gemeinsamen Datenbank zur Verfügung gestellt werden.

Literatur

Antoniou A, Pharoah PD, Narod St al. (2003) Average Risks of breast and ovarian cancer associated with BRCA1 or BRCA2 mutations detected in case series unselected for family history: a combined analysis of 22 studies. *Am J Hum Genet* 72: 111-1130

Arbeitsgemeinschaft bevölkerungsbezogener Krebsregister (Hrsg.) (2004) Krebs in Deutschland – Häufigkeiten und Trends. Saarbrücken, 4. Aufl.

Bundesärztekammer (1998) Richtlinien zur Diagnostik der genetischen Disposition für Krebserkrankungen. *Dt Ärztebl* 95: A1396-1403

Hopwood P, van Asperen CJ, Legius E et al. (2003) Cancer genetics service provision: a comparison of 7 European centres. *Community Genet* 6: 192-205

Nippert I, Schlegelberger B and the members of the Consortium "Hereditary Breast and Ovarian Can-cer of the Deutsche Krebshilfe (2003) Women's experiences of undergoing BRCA1 and BRCA2 testing: organisation of the German Hereditary Breast and Ovarian Cancer Consortium survey and preliminary data from Münster. *Community Genet* 6: 249-258

Schmutzler R, Schlegelberger B, Meindl, A., Gerber, WD, Kiechle, M. (2003): Beratung, genetische Testung und Prävention von Frauen mit einer familiären Belastung für das Mamma- und Ovarialkarzinom. *Zentralbl Gynakol* 1225: 494-506

Verbundprojekt Familiärer Brust- und Eierstockkrebs der Deutschen Krebshilfe (2004): Kurzleitlinie zur Identifikation und Versorgung von Frauen mit einer familiä-ren Belastung für Brust- und Eierstockkrebs im Rahmen der Regelversorgung. Unveröffentlichtes Dokument

Anhang 1:   **Auswertung der Fragebögen der zwölf Zentren des Verbundprojekts „Familiärer Brust- und Eierstockkrebs"**

Teil 1: Genetische Beratung

Frage 1
Wie viele interdisziplinäre Beratungen bei Familien mit erblichem Brust- und Eierstockkrebs wurden von Ihnen in den Jahren 2002 und 2003 durchgeführt?

Frage 2
Zum Personalaufwand der Beratung: Wie viele Personen der nachfolgend genannten Berufsgruppen sind aktuell an der genetischen Beratung beteiligt?

Frage 3
Wie findet die Risiko-Ermittlung statt? Wie berechnen Sie die Mutations-bzw. die Erkrankungswahrscheinlichkeit? Nach welchem Modell?

Frage 4
Welche Relevanz hat die errechnete Erkrankungswahrscheinlichkeit für den Einschluss bzw. Ausschluss zum Gentest? Ab welcher Risikoziffer erfüllt eine Person das Einschlusskriterium für den Test?

Frage 5
Teilen Sie den Ratsuchenden ihr konkretes Risiko als Zahl mit? Ja; Nein
Falls ja: In welcher Form teilen Sie das Risiko mit (z.B. absolute oder relative Zahlenwerte; graphische Darstellung, etc.)?

Fragebogennummer	Frage 1: Anzahl interdisziplinärer Beratungen		Frage 2: Personalaufwand der Beratung				Frage 3: Art der Risikoermittlung (Berechnung und Modell)			Frage 4: Kriterien für Einschluss der Patienten		Frage 5: Risikokommunikation 9)			
	2002	2003	Humangen.	Gynäkolog.	Psycholog.	Sekret/And.	Cyrillic 2.1	Chang-Claude	Andere	Konsenspapier	Andere	Nein	Relativ	Absolute	Graph. Darstellung
1	218	214	2	6	3	2	X		X2)	X5)				X	
2	126	79	4	4	1	2	X	X	-	X			X	X	
3	167	121	1	1	1	1		X		X				X	
4	130	153	3	2	1	2	X			X				X	
5	53	59	1	2	0	2		X		X			X	X	
6	130	80	1	2	1	1		X		X				X	X
7	65	50	4	3	2	5		X		X		X			
8	50	50	1	1	1	1		X			X 7)	X			
9	39	19	1	2	1	1		X3)		X			X	X	
10	50	69	2	1	1	0	X			X			X	X	
11	157	123	2	2	1)	2	X			X				X	
12	108	120	1	3	2	2		X4)		X			X	X	
Ø	110	96	1,9	2,4	1,2	1,8	-	-		-		-	-	-	-
Σ	-	-	-	-	-	-	5	8	2	11	1	2	7	8	1

1) Mehrere Personen nach Bedarf
2) exakte Stammbaumanalyse
3) BRCA-PRO wenn Berechnung nach Claus/ Chang-Claude aufgrung der Fam.konstellation nicht adäquat
4) Ad hoc: Am Saarländischen Krebsregister adaptierte Claus-Tabellen
   Post hoc: gelegentlich mittels MLINK (Cyrillic 1.3) oder Parmegani-Verfahren
5) In Zukunft: empirisch
7) Doppeltes Lebenszeitrisiko
8) Familienbezogene EK (siehe Studienprotokoll)
9) bezieht sich auf die Mitteilung im Brief an die Ratsuchende, nicht auf die Diskussion des individuellen Risikos in der Beratungssituation
Ø = arithmetisches Mittel
Σ = Summe

Frage 6
Wie finden die Ratsuchenden den Weg in die Beratungssprechstunden? Bitte schätzen Sie den jeweiligen Anteil.

Frage 7
Halten Sie die gegenwärtigen Zugangswege für geeignet? Ja; Nein
Falls nein: Was könnte aus Ihrer Sicht verbessert werden?

Frage 8
Welche Voraussetzungen sollte eine Institution erfüllen (z.B. Struktur, Qualifikation der Berater; Zeitliche Vorraussetzungen pro Beratungsgespräch) um eine angemessene Beratungen durchführen zu können?

Frage 9
Sollte an der Beratungsstrategie und/oder den Beratungsinhalten des gegenwärtigen Beratungskonzepts des Konsortiums etwas geändert werden? Ja; Nein
Falls ja, welche Punkte wären das?

Fragebogennummer	Frage 6 Weg in die Beratungssprechstunde (Anteil in Prozent)							Frage 7 Eignung der Zugangswege		Frage 8 Vorraussetzungen einer Institution für angemessene Beratungen Qualifikation d. Personals (Facharzt für...)					Zeit pro Beratg.	Frage 9 Änderung der Beratung
	Hausarzt	Gynäkilogie	Familie / Bekannte	Medienberichte	Internetrecherchee	Selbsthilfegruppen	Andere	Ja	Nein	Humange	Gynäk.	Psycho.	Radiol.	Andere		Nein
1	30	40	20	5	5	kA	kA	X		X	X	X			60	X 3)
2	20	50	10	8	5	5	2	X		X	X		X		60	X
3	5	60	5	32	5	3	kA	X		X	X	X			60	X
4	20	50	10	10	1	10	kA	X		X	X	X	X		60	X
5	5	70	5	15	5	0	0	X		X	X	X			60-90	X
6	5	70	10	5	10	kA	kA	X		X	X	X5)			60-80	X
7	10	40	20	20	5	5	kA	X		X		X		6)	120	X
8	10	70	10	Insgesamt 10				X		X	X	X			90	X
9	20	35	10	15	20	kA	kA		X 1)	X	X	X			150-180	X 4)
10	15	70	3	2	10	0	0		X 2)	X	X	X			90	X
11	10	35	25	20	5	kA	5	X		X	X	X			50	X
12	10	60	20	8	1	1	kA	X		X	X	X		7)	90	X
Ø	14,1	54,1	12	12,5	6,3	3,25	1,8	-	-	-	-	-	-	-	72,5 (Median)	-
Σ	-	-	-	-	-	-	-	10	2	12	11	9	2	1	-	12

kA = keine Angaben
1) Bessere Vorinformationen der Betroffenen durch zuweisende Ärzte, Kassen und Medien
2) Kenntnis unter Niedergelassenen sollte verbessert werden, mehr Öffentlichkeitsarbeit
3) wünschenswert Weiterbetreuung von Patientinnen aus Hochrisikofamilien
4) Lediglich Optimierung durch neue Erkenntnisse
5) wünschenswert ist die Mitarbeit erines Psychologen
6) im Idealfall Assoziation an ein zertifiziertes Brustzentrum
7) Personal für zentrale Koordination und Dokumentation
Ø = arithmetisches Mittel
Σ = Summe

Teil 2: Früherkennung und prophylaktische Operationen bei gesunden Mutationsträgerinnen und Personen mit deutlich erhöhtem Risiko

Frage 10
Welches sind Ihre gegenwärtigen Empfehlungen hinsichtlich Fürherkennung bei gesunden Mutationsträgerinnen und Personen mit deutlich erhöhtem Risiko? Sprechen Sie auch über prophylaktische Operationen?

Frage 11
Haben Sie gegenüber den derzeitigen, im Leitlinien-Papier des Konsortiums festgelegten Empfehlungen hinsichtlich der Früherkennung und der operativen Prophylaxe Änderungsvorschläge? Ja; Nein
Falls ja, was würden Sie ändern (bitte mit Begründung und ggf. Verweis auf Evidenz für Änderungsvorschlag)

Fragebogennummer	Frage 10 a) Empfehlungen hinsichtlich der Früherkennung bei P. mit erhöhtem Risiko — a) Konsenspap.	b) Prophylaktische Operationen — b)Proph. OP	Frage 11 Änderungsvorschläge — Nein	Ja — Prä-vent.mus s	Ja — präzisiert werden	Ja — Andere
1	X	X)			X3)	
2	X	kA	X			
3	X	X 1)	X			
4	X	kA	X		X	
5	X	X	X			
6	X	kA	X 2)		X	
7	X	kA	X			
8	X	kA	X			
9	X	kA	X			
10	X	kA				X 4)
11	kA / X		X			
12	X	kA	X			
Ø	-	-	-		-	-
Σ	11	3	10		3	1

kA = keine Angaben
1) Empfehlung zur proph. OP modifiziert aufgrund neuer Literaturdaten
2) kont. Nachbetreuung der Ratsuchenden und Pat. sollte im Zentrum gewährleistet werden; ist bisher im Bogen nicht vorgesehen
3) Festlegung, ab welchen Erkrankungswahrscheinlichkeiten Früherkennungsuntersuchungen durchgeführt werden sollen
4) Empfehlungen für Männer und assoz. Tumoren
Ø = arithmetisches Mittel
Σ = Summe

Teil 3: Molekulargenetische Diagnostik

Frage 12
Wie viele Mutationsanalysen für BRCA1/BRCA2 haben Sie im Rahmen der Diagnostik (nicht für Studien) in den Jahren 2002 und 2003 durchgeführt?

Frage 13
Welche Verfahren setzen Sie zum Vorscreening bei der molekulargenetischen Diagnostik ein? Bitte unterscheiden Sie zwischen der / den im Routinebetrieb eingesetzten Methoden und experimentellen Methoden und zwischen der Diagnostik von BRCA1 und BRCA2.

Fragebogennummer	Frage 12 Anzahl der Mutationsanalysen für BRCA1/ BRCA2 (Diagnostik)		Frage 13 Verfahren zum Vorscreening bei der molekulargenetischen Diagnostik (Kein Unterschied zwischen BCRA1 und BRCA2))			
	2002	2003	DHPLC	MLPA	DS 2)	Andere
1	72	81	X	X 50%	X	
2	48	31	X			
3	59	65	X Routine	X Experimentell		
4	80	100	X			
5	50	50	X			
6	55	34				X 3)
7	31	18	X			
8	59	35			X	
9	31	44	X			
10	0	35	X Routine			X 4)
11	95	80	X Routine	X Experimentell		
12	55	66	X			
Ø	58 (1)	53	-	-	-	-
Σ	635	639	10	3		2

1) Zentrum 10 nicht berücksichtigt
2) Anstelle eines Vorscreenings wurde unmittelbar die direkte Sequenzierung durchgeführt
3) Restriktionsassay für 5382 ins C-Mutationen
4) PTT, wurde inzwischen wieder verlassen
Ø = arithmetisches Mittel
Σ = Summe

Frage 14
Werden Exons von vornherein direkt sequenziert? Ja; Nein
Falls ja, welche? BRCA1 und / oder BRCA2

Frage 15
Warum werden diese Exons direkt sequenziert?

Frage 16
Wie hoch ist die Rate an DHPLC-Analysen/ Sequenzierungen, die wiederholt werden müssen? Wie hoch ist sie bei anderen Verfahren?

Frage 17
Führen Sie nach unauffälligem Mutationsscreening noch eine Suche nach Deletionen durch, z.B. unter Verwendung des Multiplex Ligation Probe Amplification (MLPA) Tests?
Falls ja, wie hoch ist die Rate der Deletionen nach unauffälligem Mutationsscreening?

Fragebogennummer	Frage 14 Direkte Sequenzierung von Exons		Frage 15 Grund der direkten Sequenzierung	Frage 16 Höhe der Rate an DHPLC-Analysen/ Sequenzierungen — Rate der Wiederholungen (in %)			Frage 17 Suche nach Deletionen nach unauffälligem Mutations-screening			
	Exons BRCA1	BRCA2		DHPLC	Direkte Sequenzi.r	PCR	Immer	Anzahl der Fälle (in %)	Nie	Deletionsrate (in %)
1	Nein (früher 11.1)	Nein	Entfällt	<5	5–10	10-15		50		5
2	Nein	Nein	Entfällt	5-10	2		X			2,5
3	2, 5, 11H	3; 7, 11F, 11H, 15, 21	In DHPLC nicht optimal darstellbar; häufiger Polymorph.; keine Positivkontrolle vorhanden	7	10			X2)		3 3)
4	11.1	kA	Mit DHPLC keine reproduzierbaren Ergebnisse	5	15			40		
5	Nein	Nein	Entfällt	10	15				X	
6	Alle DS	Alle DS	Lt. Vorgabe der Krebshilfe für d. Zentrum z. Zweck der Evaluierung von DHPLC		5-20	10-15		50		6,82
7	Nein	Nein	Entfällt		5	5			X	
8	Alle DS	Alle DS	„Keine Vorscreening-Methode etabliert"		20				X	
9	Nein	Nein	Entfällt	<5	5-10			X 2)		5
10	2, 5, 11i, 12, 17, 24	10B, 10C, 17, 25	Hot-Spot Exone, Exone mit häufigen Polymorphismen	2	<5			30-40		2-3
11	2	Nein	Schwierigkeiten bei der Reprod. der DHPLC-Anal.	5-10	<3	5-10	X			5
12	Nein	Nein	Entfällt	<1	<5	<5	X 1)			0,6 4)
Ø	-	-	-	<5,6	<9	<8,5	3	43,8	3	3,8

1) nur BRCA1; Exon 13 und Exon 22 Deletionen
2) in Hochrisikofamilien
3) bei BRCA1
4) nur BRCA1 Exon 22 Deletion
Ø = arithmetisches Mittel

Frage 18
Haben Sie jemals andere Untersuchungsverfahren eingesetzt oder getestet (z.B. SSCP, PTT, FAMA, EMD)? Welche? Warum haben Sie diese wieder verlassen? Bitte um eine kurze Stellungnahme!

Frage 19
Welche Untersuchungsstrategie(n) (z.B. zunächst Untersuchung der Hot-Spot-Mutationen) mit welchem/n Testverfahren wären aus Ihrer Sicht zu bevorzugen? Bitte mit kurzer Begründung.

Frgebogennummer	Frage 18 — Einsetzen oder Testen anderer Untersuchungsverfahren					Frage 19 — Bevorzugte Untersuchungsstrategiern und Testverfahren
	Früherer Test				Begründung für Ende	
	SSCP	PTT	Nein	And.		
1	X				Sens. ist 10% geringer als DHPLC	Durch Reduzierung der zu test. Frauen von 40 auf 20 pro DHPLC-Runde ist Vorscreening nach Hot-Spot-Mutat. überflüssig -> Zeitersparnis
2	X	X		X ddf	DHPLC ist effektiver und sensitiver	1.Test auf häufige Mutat mit DHPLC 2.MLPA 3.Komplett-Analyse
3	X	X			SSCP: geringe Sens. PTT: zu aufwändig	1.Fragm. mit häufigen Veränderungen in BRCA1 2.Bei posit. BRCA1-Befund Unt. von BRCA2 3) 3.MLPA; DHPLC, Bestätigung von Mut. durch Sequenz, auch an 2. Blutprobe
4		X			Nur Teil der Mut, einige trunk. Mutat. Im Randbereich der Exons werden nicht entdeckt = geringe Sens.	1. Screening auf BRCA1; 15 und BRCA2; 7 2. Falls neg.: beide Gene mit DHPLC
5			X		-	Im Konsortium wurde komplette Analyse unabhängig von Mut.nachweis vereinbart da wiss. Interesse an Polymorphismen
6			X		-	1. Hot-spot Restriktionsassay für 5382 ins C-Mutationen sinnvoll 2. Komplette Sequenz.
7				X 1)	Hoher Zeit – und Kostenaufwand bei geringer Erfolgsquote	Step by Step, z.B. im 5er Pack; bei männl. Betroffenen zuerst BRCA2
8			X		-	„Suche auf Hot-Spot scheint nur für BRCA1 sinnvoll"
9		X			Zeitaufwändig; Detektiert nur Stop-Mutationen	Batchweise komplette Analyse; Beginn mit Hot-Spots
10	X	X			SSCP: geringe Sens. Radioaktivität PTT: geringe Sens. Im N- und C-terminalen Bereich, keine Detekt. von missense-Mutationen	Sequenzierung von Hot-Spot, da höhere Sens. als DHPLC
11		X			Zu aufwändig, eingeschränkte Aussagekraft	1. komplette Analyse mit DHLPC oder DS 2. DS: Hot-Spots; falls neg. komplette Analyse – zusätzlich MLPA
12		X		X EMD	PTT: nur trunk. Mut. detektierbar, nur BRCA1 Exon 11 und BRCA2 Exon 10/11 testbar EMD: Sens nicht ausreichend 2)	Vollständige BRCA1/2 Analyse mittels DHPLC, Bestät./Überprüf. der posit. DHPLC-Befunde mittels DNA-Sequenz. Hot-Spot nicht sinnvoll, da vollständige BRCA1/2 Analysen obligat
Σ	4	6	3	3	-	-

1) Southernblot zum Screening auf große Deletionen
2) Nur Screeningtechnik mit Sens. vergleichbar mit DNA-Sequenzierung (Gold-Standard) geeignet
3) da eine Familie mit BRCA1- und BRCA2-Mutation identifiziert wurde
Σ =Summe

Frage 20

Welche Vorraussetzungen sollten aus ihrer Sicht gegeben sein um eine qualitativ angemessene Diagnostik durchführen zu können?

a) Räume / Struktur (in Klammern: Häufigkeit der Antworten): Logischere Reihenefolge (zusammengefasst Labor, dann Geräte)

- Voll ausgestattetes Labor (7)
- PCR-Labor (1)
- Prä – und post PCR-Bereich getrennt (1)
- Auswertungsraum mit völliger Ruhe (1)
- Räumliche Nähe von Labor, genetischer Beratung und dem Brustzentrum (1)
- Ausreichend Geräte (6)
- Sequenziergeräte und Software (3)
- Automatisierte PCR; DHPLC, DNA-Sequenzer (1)
- Routinemäßige Zweitanalyse von Blutproben aus positiven Familien (4)

b) Personal (Qualifikation / Erfahrung)

- Molekulargenetiker
- Facharzt für Humangenetik
- MTA
-

9 von 12 Befragten weisen darauf hin, dass die Mitarbeiter durch langjährige Erfahrung oder durch Schulungen für diesen Bereich qualifiziert sind bzw. sein müssen.

c) Mindestmengen an Tests / Jahr

Fragebogen	1	2	3	4	5	6	7	8	9	10	11	12
Tests / Jahr	60-100	30-40	50	60	50	DHPLC:60 DS: 30-40	20	30	40-50	-	DHPLC:40 DS: 20	60

d) Sonstige

- Evaluierung von UVs durch Segregations-/ Tumoranalysen und putativen Splice-site Mutationen (mit Hilfe von Datenbanken und Literaturrecherche) muß gewährleistet sein
- Genomisches Deletionsscreening
- Akkreditierung nach ISO-Richtlinien

Frage 21

Welche Maßnahmen zur Qualitätssicherung sind in der molekulargenetischen Diagnostik aus Ihrer Sicht notwendig? Bitte listen Sie die Maßnahmen in der Reihenfolge ihrer Priorität auf.

Fragebogennummer	Ringversuche	Dokumentation	Qualitätskontrolle	Einsatz Fachpers.	(Absprachen & Diskussionen)	Standad.Analyse/ Interprett.	SOP's	Update
	Notwendige Maßnahmen zur Qualitätssicherung							
1	4	2	3				1	5 1)
2	2			1		3		
3	1							
4	4	2	3			5	1	6 1)
5	1							
6	1					2		
7	2					3	1	4
8	2			1				
9	1					2		
10	1							
11	1					3		2
12	2					3	1	
Ø	1,8	2	3	1		2,7	1	3

Erläuterung: Skala von 1 – 5: 1 = Höchste Priorität bis hin zu 5 = geringste Priorität

Ø = arithmetisches Mittel

1) Dokumentation der Genbefunde in einer zentralen Datenbank

Frage 22
Rechnen Sie die genetische Beratung und/oder die molekulargenetische Diagnostik ab?

Von den zwölf Befragten Zentren rechnen zwei sowohl die genetische Beratung als auch die molekulargenetische Diagnostik ab, vier Zentren nur die genetische Beratung, ein Zentrum nur die moelkulargenetische Diagnostik.

Frage 23
Gab es dabei Probleme mit der KV? Bestehen Probleme mit den Krankenkassen bei der Kostenübernahme der Früherkennungsuntersuchungen?

Vier der zwölf befragten Zentren geben an, dass es keine Probleme mit den KVn gab. Weitere vier gaben an, dass es Probleme gibt (siehe Auflistung; in Klammern: Zahl der Zentren)
- Früherkennung (4)
- MRT – Untersuchungen (3)
- Prophylaktische Mastektomie (1)
- Brustaufbau (1)

Frage 24
Falls abgerechnet wird: Wird als Pauschale oder über EBM / GOÄ abgerechnet?
a) Pauschale; b) EBM und GOÄ-Ziffern

a) Pauschale (in Klammern: Zahl der Zentren):
Genetische Beratung (1)
Gynäkologische und psychoonkologische Beratung (1)
Grüner Poliklinikschein, entspricht 35 Euro (1)

Falls Antwort b): Welche EBM und GOÄ-Ziffern werden in welcher Anzahl abgerechnet?

Zahl der Zentren	Leistung	GOÄ	EBM	Anzahl
1	Humangenetische Beratung und Begutachtung		173	Insgesamt im Jahr 2003: 79
	Humangenetische Beratung	21, 85		
1	Humangenetische Beratung		173	
1	Humangenetische Beratung		173	130 / Jahr
	Humangenetische Beratung	21, 85		20 / Jahr
1	Genetische Beratung	21	173	
	DNA-Isol.	3920	4977	1
	PCR (B1)	3922	4982	34
	PCR (B2)	3922	4982	43
	DHPLC analog (B1)	3926	4984	16
	DHPLC analog (B2)	3926	4984	21
	Sequenzierung (B1)	3926	4984	Ca 10
	Sequenzierung (B2)	3926	4984	Ca 10
1	PCR		4982	65
	Sequenzierung in eine Richtung		4984	11
	Brief wissen. Gutachten			1

Anhang 2:   Dokumentation der Literaturrecherche

Datenbanken

Datenbank	Oberfläche	Zeitraum	Treffer (ohne Duplikate)
Medline	Ovid	1966 – März 2004	1.951
Embase	WebSpirs Silverplatter	Bis März 2004	733
Biosis	Datastar	1993 –April 2004	140
Cancerlit	Datastar	1967 – 2003	157
Pascal	Datastar	1984 – April 2003	35
Cochrane Library	2004 Issue 3	Bis März 2004	0

Suchstrategie: „Medline"

1.	(brca1 or brca 1).ab, ti.	3.023
2.	(brca2 or brca 2).ab, ti.	1.659
3.	Exp genes, brca1/ or exp genes, brca2	1.836
4.	Exp brca1 protein/ or exp brca2 protein	1.893
5.	**1 or 2 or 3 or 4**	**3.998**
6.	Exp mutation/	330.277
7.	Exp genetic heterogeneity/	1.970
8.	Exp genetic predisposition to disease/	18.492
9.	Sequence alteration?.ab,ti.	709
10.	Sequence variation?.ab,ti.	3.414
11.	Muation$.ab,ti.	209.150
12.	Sequence change?.ab,ti.	1.745
13.	Heterogeneit$.ab,ti.	49.704
14.	Heterozygo$.ab,ti.	41.249
15.	**6 or 7 or 8 or 9 or 10 or 11 or 12 or 13 or 14**	**482.225**
16.	Exp sequence analysis, dna/ or exp dna mutational analysis/ or exp sequence analysis, protein/ or exp sequence analysis, rna/	68.003
17.	Exp heterozygote detection/	5.824
18.	Exp genetic screening/	10.383
19.	(detect$ or analys$ or diagnos$ or screen$ or test$).ab,ti.	3.279.941
20.	(genetic adj (technique? or method?)).ab,ti.	5.148
21.	(molecular adj (technique? or method ?)).ab,ti.	3.968
22.	**16 or 17 or 18 or 19 or 20 or 21**	**3.309.739**
23.	**5 and 15 and 22**	**2.023 (vor Duplikaten-Check)**